U0397327

正畸舌侧矫治技术
蘑菇型弓丝技术与舌侧托槽

著　者　Ryoon-Ki Hong, Hee-Moon Kyung

主　译　许　衍　王震东

副主译　马俊青　王晴竹　潘永初　顾永佳

译　者　（排名不分先后）

　　　　顾月光　耿　莹　李瑶琴　李青奕　李　强

　　　　李　媛　侯　伟　邵　胜　林汤毅　龚爱秀

　　　　聂敏媛　韶青华　张卫兵　严　斌

主　审　王　林

东南大学出版社
SOUTHEAST UNIVERSITY PRESS
·南京·

图书在版编目（CIP）数据

正畸舌侧矫治技术：蘑菇型弓丝技术与舌侧托槽／
（韩）景熙文著；许衍，王震东主译. —南京：东南
大学出版社，2014.12
　书名原文：Lingual orthodontic treatment: mushroom
archwire technique and the lingual bracket
　ISBN 978-7-5641-5176-8

　Ⅰ. ①正… Ⅱ. ① 景… ②许… ③王… Ⅲ. ①口腔
正畸学　Ⅳ. ①R783.5

中国版本图书馆CIP数据核字（2014）第209835号

江苏省版权局著作权合同登记
图字：10-2014-351

正畸舌侧矫治技术：蘑菇型弓丝技术与舌侧托槽

著　　者	Ryoon-Ki Hong, Hee-Moon Kyung
出版发行	东南大学出版社
地　　址	南京四牌楼 2 号 （邮编210096）
出 版 人	江建中
经　　销	江苏省新华书店
印　　刷	南京精艺印刷有限公司

开　　本	889mm ×1194mm　1／16
印　　张	16.25
字　　数	343 千
版　　次	2014年12月第 1 版
印　　次	2014年12月第 1 次印刷
书　　号	ISBN 978-7-5641-5176-8
定　　价	150.00元

前言

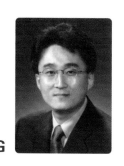

RYOON–KI HONG

这本书是我 2000 年编写的韩文版《蘑菇型弓丝技术和舌侧托槽》一书的最新版本。翻译成英文后，书中增加了很多新技术，对于广大正畸医生和正畸住院医生来说，可以帮助他们更好地理解舌侧矫治技术。

随着社会的发展，口腔患者不仅需要口腔疾病的治疗，同时也希望治疗能够更加隐蔽。为了满足这样的需求，各种美学方法，如复合树脂冠、全瓷冠或瓷贴面已经被应用于临床。

在正畸领域，随着托槽黏结技术的发展，Fujita 教授于 1979 年在《美国正畸学杂志》上首次发表了介绍舌侧托槽和隐形舌侧矫治技术的文章，引起了世界的轰动。但是由于矫治适应证的限制和矫治结果欠满意，这项技术被认为是一种非常规矫治手段。

在过去的 30 年里，韩国、日本、欧洲和美国发展了各种舌侧托槽、舌侧间接黏结技术和舌侧矫治技术，使得舌侧矫治效果可以与唇侧矫治结果相媲美，同时各种舌侧矫治禁忌证也纷纷消失。同时，为了满足患者的美学需求，正畸医生也开始关注并加入到舌侧矫治中来。但不可否认的是舌侧参考资料仍很缺乏。

本书可以满足正畸医生和住院医师这方面的需求，本书由三部分组成。

第一部分：包括第一章和第二章，介绍了舌侧矫治技术的必要性和舌侧托槽、蘑菇型弓丝。

第二部分：包括第三章和第四章，介绍了舌侧装置的制作黏结过程，即舌侧托槽的间接黏结技术和蘑菇型弓丝的间接弯制技术。

第三部分是本书的核心部分，包括矫治的主要过程，第五章是蘑菇型弓丝技术，作为舌侧矫治中最简单有效的方法，我通过各种错𬌗畸形的病例来展示。第六章和第七章，介绍了蘑菇型弓丝技术中使用微螺钉作为绝对支抗，控制牙齿三维方向的移动。第八章和第九章介绍了舌侧矫治相对于唇侧矫治的各种注意事项以及舌侧矫治后的保持。

最后我希望本书能够激发广大正畸医生对舌侧矫治的兴趣，从而促进舌侧矫治技术能够成为正畸治疗的必需技术。

致谢

首先我要感谢已经退休的韩国国立首尔大学的 Jung-Hoon Suhr 教授、日本神奈川大学的 Kinya Fujita 教授和日本鹤见大学的 Masahiko Tsuruta 教授。1986 年，作为我正畸住院医生培训的导师——Tsuruta 教授，带我开始了舌侧矫治的历程。他介绍了舌侧矫治的鼻祖——Fujita 教授给我认识，让我从 Fujita 教授那里学到了更多的舌侧矫治的知识。他们总是鼓励年轻、只有 25 岁的我从事舌侧正畸，并帮助我成为一名舌侧正畸专科医生。

我由衷地感谢住院总医生——Ami Kim 医生，他在繁忙的工作之余将我的韩文稿件翻译成英文，加拿大的 Paul Ling 医生编辑修改了英文稿件。还要感谢 Bong-Gyu Chang 医生制作了本书的插图和照片。

我要感谢本书的责任编辑 Chan-Sook Kim 先生和 Chong-A 口腔医院的员工和正畸同仁，感谢他们对我精神和物质上的帮助。

最后我仅以本书献给我的母亲，就是 In-Ae Kim 医生，她虽然早年寡居，但将我抚养长大。

目录

目录

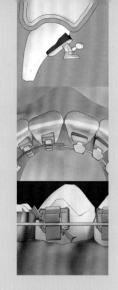

第一章 1

舌侧托槽

舌侧托槽

随着社会和科技的发展，患者不仅要求能够治疗疾病，而且也希望能够改善美观度。在口腔修复领域，为了满足这方面的需求，临床医生开展了复合树脂和瓷贴面技术。然而正畸领域也同样存在着这种融合美学的治疗方式。例如，为了满足患者的美学需求，唇侧迷你托槽和陶瓷托槽，以及舌侧托槽等矫治器已经出现。在这些设计中，舌侧托槽是美观效果最佳的托槽。

早期设计的舌侧托槽有严格的适应证，并且会产生许多负面效果。随着时代的发展，舌侧托槽的设计[1-16]、黏结方法[17-28]、治疗机制和相关的体系[29-59]已经取得了长足的进展。现在，舌侧托槽能够取得和唇侧矫治相似的效果。

优势

在整个矫治过程中，舌侧托槽在美观度方面具有超凡的优越性。

唇侧矫治过程中会有托槽周围牙齿脱矿等副作用，但在舌侧矫治中不会出现。造成这种差别的原因尚不清楚。有可能是因为大部分寻求舌侧矫治的患者是成人，他们跟儿童和青少年比起来更能保持良好的口腔卫生。另外，牙齿的唇面在矫治中更容易干燥，而舌侧面在治疗中则较少受到这种影响，唾液的自身清洁作用也是一个积极因素。

另外，舌侧矫治中患者的托槽不容易被看到，因此，在治疗过程中能增强患者的自信。

因为托槽位于牙齿舌侧，患者唇部不易受外伤。所以，这种治疗对于经常运动的人或运动员会更好。

缺点

在治疗刚开始阶段，舌侧正畸矫治器易引起短暂的发音异常[60-62]。患者发音受到的影响以及患者的适应周期因人而异。

在舌侧矫治的早期阶段，患者会感觉舌头很不舒服，而这种不舒服大多会在第一个月内消失[63-65]。

由于复杂的矫治机制和临床技巧，与唇侧矫治相比，舌侧正畸在大多数情况下治疗周期可能会更长。为了缩短治疗时间，操作者必须对舌侧矫治具备丰富的临床经验和专业知识。

舌侧托槽的分类

随着树脂黏结剂的发明，由 Fujita 首先发明并在 1979 年由 *American Journal of Orthodontics* 杂志介绍的舌侧托槽能提供最大的美观需求[5]。不久，Kurz 等人于 1982 年在 *Journal of Clinical Orthodontics* 杂志上介绍了他们的舌侧托槽[9]。1989 年 Creekmore 在 *American Journal of Orthodontics and Dentofacial Orthopedics* 杂志上介绍了他的托槽设计和相关的临床应用[13]。

舌侧自锁托槽近年来开始逐步发展[15]，并且，由于 CAD/CAM 软件的发展，已经可以为临床医生提供个性化定制的舌侧托槽[16]。

Fujita 的舌侧托槽包括一个殆方开口的槽沟、一个舌向开口的槽沟和一个辅助的垂直向槽沟。相比之下，Kurz 的舌侧托槽仅有一个舌向开口的槽沟，Creekmore 的设计只有一个殆方开口的槽沟。本质上，Fujita 的舌侧托槽配备有多个槽沟，相比于 Kurz 和 Creekmore 的单槽沟设计的舌侧托槽，可以发挥出更多生物力学性能。

对于每一个舌侧托槽，底板转矩因牙而异（表1-1）。在间接黏结过程中，虽然每个托槽设计的转矩不同，但这些差异可由黏结过程中的树脂底板厚度所代偿（见第三章）。因此，标准化制造的托槽底板转矩的差异并不是那么重要。

Kurz 舌侧托槽

这种托槽是单槽沟设计的，舌向开口，槽沟宽度 0.018 英寸 ×0.025 英寸（图1-1）。托槽的结扎可以使用结扎丝或结扎圈。由于结扎丝较难拆除，故结扎圈更好用。

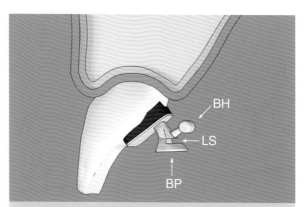

图 1-1 Kurz's 舌侧托槽，槽沟为 0.018 英寸 ×0.025 英寸，只有舌向开口的槽沟（LS），球形牵引钩便于结扎牵引，上前牙托槽可以作为固定殆板（BP）

表 1-1 上下颌托槽的转矩值

上颌托槽转矩值				
	Fujita	Kurz	Creekmore	Evolution SLT
中切牙	+50°	+68°	+64°	+60°
侧切牙	+50°	+58°	+55°	+60°
尖牙	+55°	+55°	+55°	+60°
第一双尖牙	+5°	+17°	+7°	+10°
第二双尖牙	+5°	+17°	+7°	+10°
第一磨牙	+5°	+9°	+7°	+10°

下颌托槽转矩值				
	Fujita	Kurz	Creekmore	Evolution SLT
中切牙	+45°	+46°	+42°	+60°
侧切牙	+45°	+46°	+42°	+60°
尖牙	+50°	+40°	+42°	+60°
第一双尖牙	+0°	+9°	+7°	+10°
第二双尖牙	+0°	+4°	+7°	+10°
第一磨牙	−10°	−9°	+7°	+10°

Kurz 上颌前牙舌侧托槽可以作为前牙的平面导板，对于深覆𬌗的患者很有利。关于深覆𬌗治疗的细节将在第五章讨论。

Creekmore 舌侧托槽

这种托槽也是单槽沟设计的，有着 0.022 英寸 ×0.016 英寸、𬌗方开口的槽沟（图 1-2A）。每个托槽根据结扎方法的不同，可以实现三种不同宽度的槽沟。这样保证了最大的托槽间距，使牙齿更有效地进行三维方向上的移动（图 1-2B）。然而迄今为止，有关这种托槽体系的病例报告并不多。

舌侧自锁托槽

这种托槽也是单槽沟设计的，有着前牙𬌗方开口和后牙舌向开口、0.018 英寸 ×0.025 英寸的槽沟（图 1-3）。因具有自动锁结的性能，这种托槽能有效地缩短椅旁时间。尽管如此，这一类型托槽总的临床效率仍需进一步的研究和长期的临床追踪。

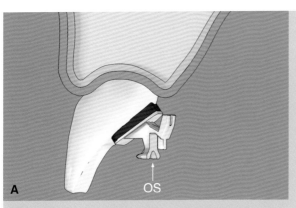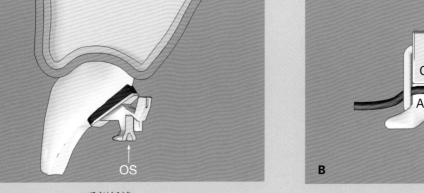

图 1-2 Creekmore 舌侧托槽
A. 单槽沟设计，有着 0.022 英寸 ×0.016 英寸、𬌗方开口的槽沟（OS）
B. 根据结扎方法不同实现不同的托槽宽度，从而发挥不同作用（A-B：倾斜控制；E-F：转矩控制；C-F 或 E-D：旋转控制）

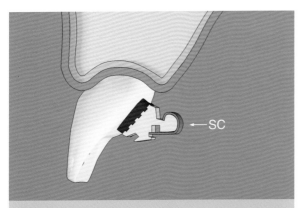

图 1-3 自锁舌侧托槽。单槽沟设计，有着前牙𬌗方开口和后牙舌向开口、0.018 英寸 ×0.025 英寸的槽沟，弓丝通过弹片实现自动锁结（SC）

个体化舌侧托槽

这种托槽也是单槽沟设计，有着𬌗方或舌向开口、0.018 英寸 ×0.025 英寸的槽沟（图 1-4）。这种托槽的底板根据每个患者的舌侧面进行个性化设计，托槽能够与牙齿紧贴而没有树脂底板。由于托槽的槽沟方向是倾斜的，因此，临床医生很难直接弯制弓丝而需依赖于机器进行弯制。

Fujita 舌侧托槽

这种托槽是多槽沟设计的，有着 0.019 英寸 ×

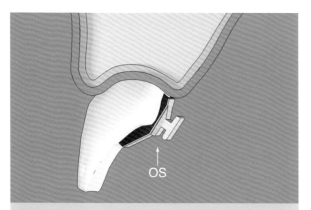

图 1-4　个体化舌侧托槽，单槽沟设计，有着殆方开口、0.018 英寸 ×0.025 英寸的槽沟，由于槽沟是倾斜的，很难直接弯制方丝

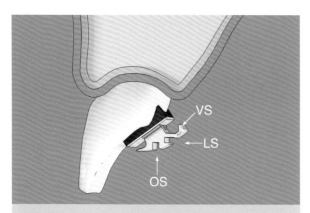

图 1-5　Fujita 舌侧托槽，多槽沟设计，0.019 英寸 ×0.019 英寸殆方开口（OS）和 0.018 英寸 ×0.018 英寸舌向开口（LS）的水平槽沟以及辅助的 0.016 英寸 ×0.016 英寸的垂直槽沟（VS）

0.019 英寸殆方开口和 0.018 英寸 ×0.018 英寸舌向开口的水平槽沟以及辅助的 0.016 英寸 ×0.016 英寸的垂直槽沟（图 1-5）。蘑菇型弓丝是用钢丝结扎或结扎圈固定在槽沟里的。可以通过选择合适的托槽槽沟，简单而有效的实现牙齿的三维方向移动。

槽沟的特征

就像前面提到的，各种槽沟是针对每种托槽

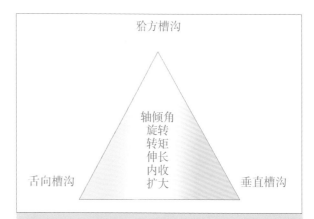

图 1-6　舌侧托槽槽沟的组合类型和多种牙齿移动的方式

体系进行个性化设计的。本节将进一步讨论每种槽沟的特征以及相应的牙齿移动（图 1-6）。

殆方开口的槽沟

临床上便于直视，弓丝能更精确的弯制，而且弓丝更容易入槽（图 1-7A）。

同样，弓丝的扎入和拆除也很方便，而且在其中弓丝也不易变形（图 1-7B）。

殆方开口的槽沟比舌向开口的槽沟更容易控制牙齿的旋转（图 1-7C）。这类似于唇侧矫治

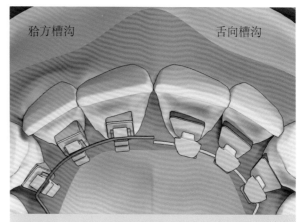

图 1-7　殆方开口槽沟的特点
A. 舌向开口的槽沟不能直接看到，因此不能精确的弯制弓丝；相反殆方开口的槽沟则很容易做到

中牙齿的近远中向的控制。

在前牙压低过程中，因为弓丝不会从槽沟中弹出，可以使用全尺寸弓丝，以利于实现矫治结果（图1-7D）。

同样在前牙内收过程中，弓丝不会滑出或弹出槽沟之外（图1-7E）。前牙整体内收时，如果使用舌向开口的槽沟，弓丝很容易从槽沟中脱出，结果导致前牙转矩失去控制。因此，对于前牙内收，最好使用𬌗方开口的舌侧托槽。

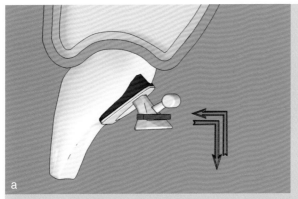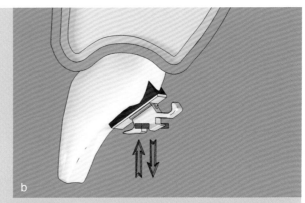

图1-7B 对于舌向开口的槽沟（a），取出和放置弓丝时容易变形，但是对于𬌗方开口的槽沟（b），则不会出现这类问题

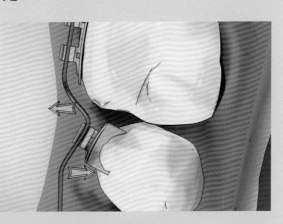

图1-7C 对于舌向开口的槽沟，需要采取其他的措施来控制扭转，如扭正结扎或使用扭转垫。尤其是对于下颌前牙的舌侧托槽，托槽宽度较窄，以上方法是必需的。而𬌗方开口的槽沟，由于垂直放置弓丝，在水平方向上是锁定的，可以较容易控制扭转。因此，在没有其他辅助装置的情况下，最好选用𬌗方开口的托槽来控制牙齿扭转

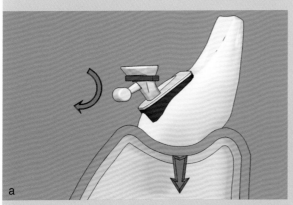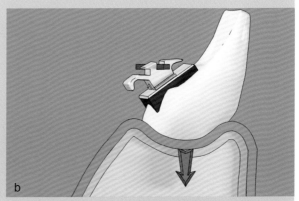

图1-7D 对于舌向开口的槽沟，如果希望压低前牙，弓丝可能会从槽沟中滑出，造成牙齿受力方向异常（a），因此，最好选用𬌗方开口的槽沟来压低前牙（b）

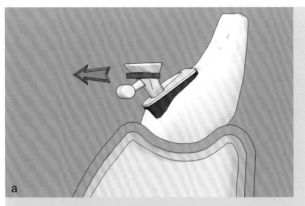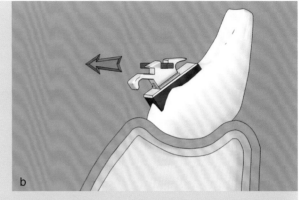

图 1-7E 利用舌向开口的托槽内收前牙时，弓丝可能会从槽沟中脱出，如果医生不能及时处理，会导致前牙转矩失控（a）。这时需要牢固的双重结扎，来保证弓丝不会脱出。然而，如果采用𬌗方开口的托槽，只需要常规的结扎就能够保证弓丝不会脱出（b）

舌向开口的槽沟

　　这种槽沟设计在滑动机制中是有利的，因为它能避免牙齿的倾斜移动（图 1-8 A）。

　　扩弓时弓丝不会滑出舌向开口的托槽，因此，在前牙区扩弓时，这种槽沟更有效（图 1-8 B）。

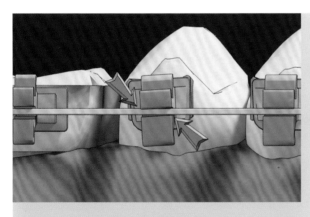

图 1-8 舌向开口槽沟的特点
A. 𬌗方开口的槽沟，很难防止牙齿滑动时的倾斜，然而对于舌向开口的槽沟，由于弓丝在垂直方向上是锁定的，可以防止牙齿的倾斜，因此，牙齿滑动时最好选择舌向开口的槽沟

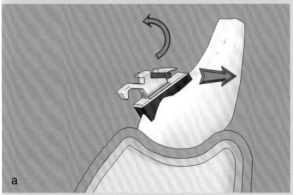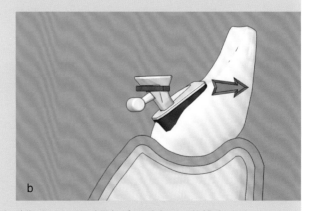

B. 前牙唇向扩展时，如果采用𬌗方开口的槽沟，弓丝容易𬌗方脱位（a），这时最好采用舌向开口的槽沟（b）

辅助的垂直向槽沟

不管是殆方开口还是舌向开口的槽沟都不能有效的控制牙齿的近远中倾斜，这是因为它们的槽沟宽度较小。因此，利用竖直簧嵌入垂直向的槽沟，可以简单而有效地控制牙齿的近远中轴向移动（图1-9）。这些辅簧经常在完成阶段使用（见第五章）。

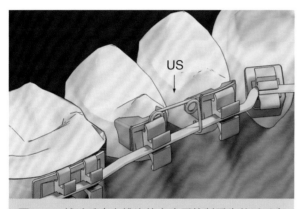

图1-9　辅助垂直向槽沟特点为了控制牙齿的近远中倾斜，可以在垂直槽沟中使用竖直簧（US），因为无论是殆方开口还是舌向开口的槽沟都不能有效控制牙齿的近远中向倾斜。同时，使用竖直簧时不需要拆除主弓丝，竖直簧弯制简单，插入也方便，不会影响主弓丝

不同槽沟对于控制牙齿三维位置的比较

扭转

唇侧矫治中，在治疗的后期经常看到下前牙的扭转，而扭转垫可以用来矫正此种畸形。

这种下前牙发生扭转的情况在舌侧矫治更常见。如果是使用舌向开口的托槽矫正这种扭转牙，那么需配合额外的方法，如扭正结扎。尽管如此，如果使用殆方开口的槽沟，仅需要较细的弹性弓丝就可以控制扭转，还允许全尺寸弓丝的表达（图1-10）。

轴倾度

在唇侧矫治中，一般采用重新黏结托槽和调整弓丝来控制牙齿的轴倾度。在舌侧矫治中，由于树脂黏结底板是与每个牙齿的舌侧面相适应的，因此，托槽的重新定位是不可能的，一般需弯制补偿曲来矫正牙齿的轴倾度。

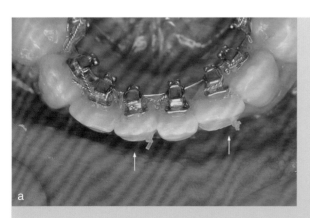
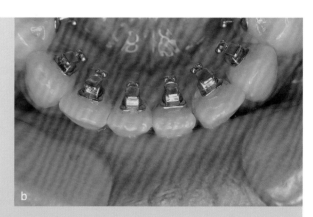

A

图1-10　比较殆方开口槽沟和舌向开口槽沟对牙齿扭转控制的作用
A. 对于舌向开口的槽沟，下前牙的扭转控制非常困难，需要辅助装置，如扭正结扎等。图中可见利用弹力线对下颌左侧侧切牙和右侧中切牙进行扭正结扎（箭头）
a. 矫治前的下颌左侧侧切牙和右侧中切牙
b. 矫治后的下颌左侧侧切牙和右侧中切牙

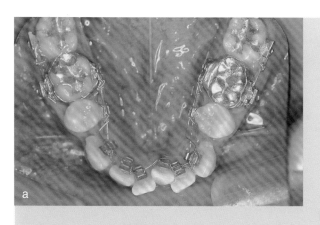
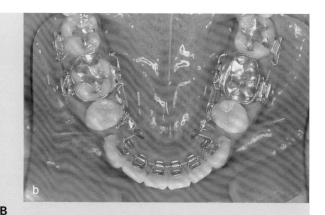

B

B. 对于𬜬方开口的槽沟，只要放置细弓丝，就可以轻松控制牙齿扭转，不需要其他辅助方法
a. 矫治前扭转的下颌前牙
b. 矫治后的下颌前牙

临床上，在舌侧蘑菇型弓丝上弯补偿曲是很困难的（图 1–11A）。而带垂直槽沟的舌侧托槽使得控制牙齿的轴倾度变得简单，因为它不必去除现有弓丝，也不需要在蘑菇型弓丝上弯制新的曲。在有垂直槽沟的托槽体系中，竖直簧较易弯制，方便使用，可以精确地调整牙齿的轴倾度（图 1–11B）。

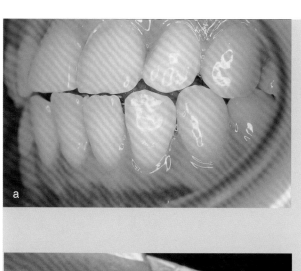
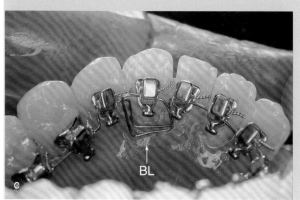
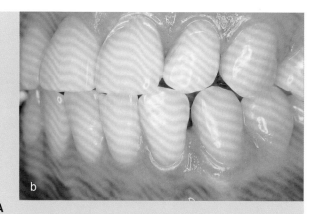

A

图 1–11 垂直槽沟对于近远中轴倾角的重要性
A. 对于没有垂直槽沟的托槽来说，需要弯制曲来控制轴倾角，如匣形曲，但要在蘑菇型弓丝上弯制这类曲非常困难。图中可见匣形曲的应用
a. 矫治前下颌左侧侧切牙的轴倾度
b. 矫治后下颌左侧侧切牙的轴倾度
c. 带有匣形曲的蘑菇型主弓丝（BL）

BL

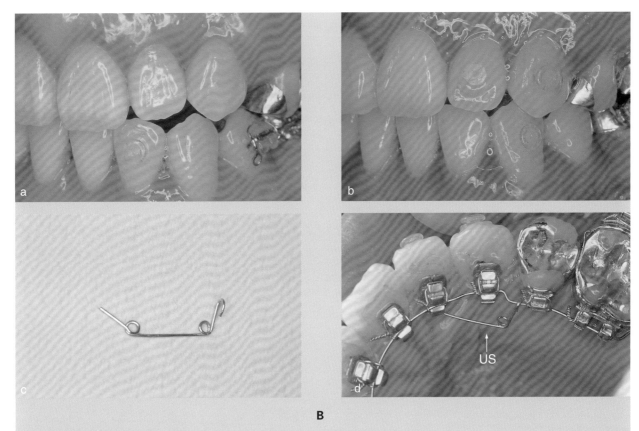

B. 对于带有垂直槽沟的托槽来说，只要在垂直槽沟中插入竖直簧，在不更换主弓丝的情况下就可以轻松纠正牙齿的轴倾度。图中可见利用竖直簧纠正上颌侧切牙的轴倾度
a. 矫治前上颌左侧侧切牙的轴倾度
b. 矫治后上颌左侧侧切牙的轴倾度
c 和 d. 插入竖直簧，固定在主弓丝上

转矩

在牙齿唇舌向转矩控制过程中，使用全尺寸的弓丝配合较轻且持续的矫治力是很重要的。只要使用带有必要弯曲的全尺寸的弓丝，配合较轻且持续的矫治力，任何尺寸和方向的槽沟都可以控制转矩（图1-12）。

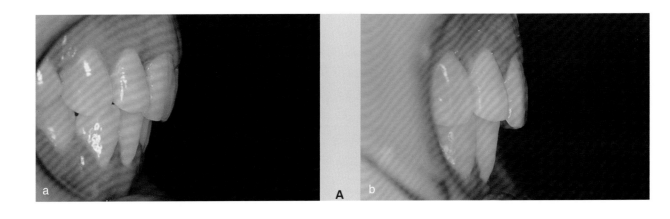

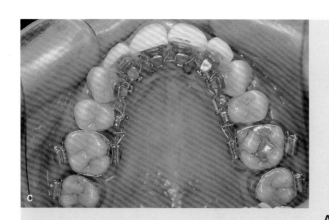
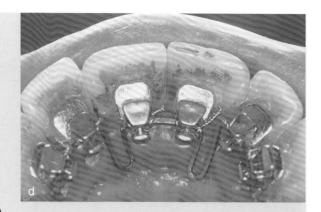

A

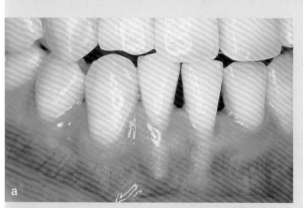
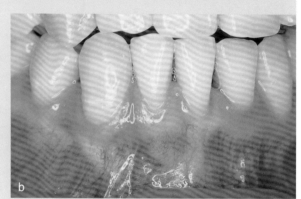

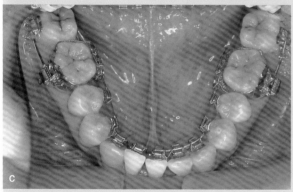
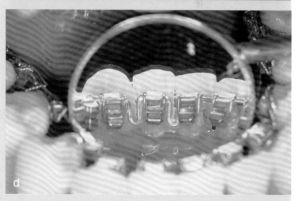

B

图 1-12 转矩控制。在牙齿唇舌向转矩控制过程中，使用全尺寸的弓丝配合较轻且持续的矫治力是很重要的。只要使用全尺寸的弓丝，配合较轻且持续的矫治力，任何尺寸和方向的槽沟都可以控制转矩

A. 带有舌向开口的单槽沟系统托槽，为了实现上颌中切牙的根舌向转矩控制，放置带有垂直曲的 0.017 英寸 ×0.025 英寸的全尺寸弓丝

a. 上颌中切牙施加根舌向转矩前

b. 上颌中切牙施加根舌向转矩后

c. 上颌殆面观

d. 近观

B. 多槽沟系统托槽，为了实现下颌右侧侧切牙的根舌向转矩，在殆方槽沟中放置带有垂直曲的 0.018 英寸 ×0.018 英寸的全尺寸不锈钢弓丝

a. 下颌右侧侧切牙施加根舌向转矩前

b. 下颌右侧侧切牙施加根舌向转矩后

c. 下颌殆面观

d. 近观

Fujita 舌侧托槽

一般而言，唇侧托槽的水平向槽沟对于牙齿三维方向的控制是足够的。与唇侧相比，由于舌侧牙齿间距离较窄，因此舌侧托槽宽度要比唇侧托槽窄一些（图1-13）。对于宽度较窄的托槽来说，仅使用单槽沟，往往不能实现有效的牙齿三维控制。因此，在舌侧矫治中，如果托槽的大小固定，那么无疑多槽沟的托槽综合性能要优于单槽沟托槽的性能。

第一个拥有三个不同槽沟（一个𬌗方的槽沟、

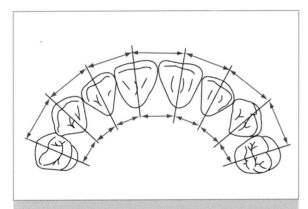

图1-13 由于牙齿的舌侧间距较唇侧窄，舌侧托槽设计的窄且托槽间距小

一个舌向的槽沟和一个垂直向的槽沟）的舌侧托槽是Fujita舌侧托槽，槽沟与托槽体融为一体；它也是唯一的一种多槽沟舌侧托槽。如前所述，根据牙齿移动的需要选择恰当的槽沟，矫治将变得简单而有效，而不必使用像扭正结扎或双重结扎那样的辅助方法（表1-2）。

Fujita舌侧托槽[47]的设计和特征将在下面详细地阐述。

托槽设计

在Fujita舌侧托槽体系中，每一个前牙、前磨牙和磨牙托槽都有特定的外形（图1-14）。磨牙带环焊接托槽而不是颊面管。托槽底板的转矩由托槽表达（表1-1）。

切牙和尖牙托槽

每一个托槽都是单翼设计并有着三个槽沟（𬌗方槽沟、舌侧槽沟和垂直向槽沟），近远中向2 mm宽度（图1-15）。托槽底板是平的并且上颌托槽底板较下颌的大。

表1-2 舌侧托槽槽沟形式与牙齿移动间的关系

牙齿移动形式	槽沟形式
轴倾度	VS
扭转	OS
转矩	OS 或 LS
升长	OS
压低	OS
内收	OS
扩弓	LS

* OS=𬌗方开口槽沟；LS=舌侧开口槽沟；VS=垂直槽沟

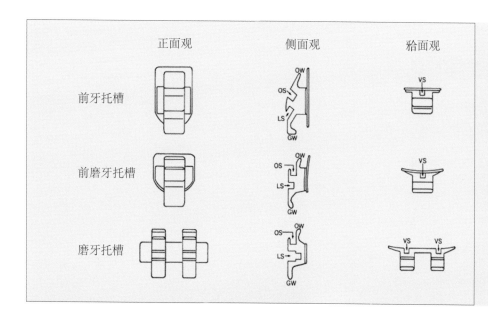

图1-14 Fujita舌侧托槽，OS代表殆方开口槽沟；LS代表舌向开口槽沟；VS代表垂直槽沟；OW代表殆方翼；GW代表龈方翼

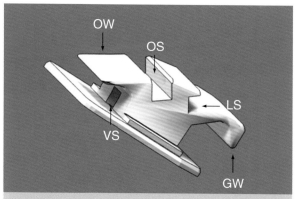

图1-15 Fujita前牙托槽，OS代表殆方开口槽沟；LS代表舌向开口槽沟；VS代表垂直槽沟；OW代表殆方翼；GW代表龈方翼

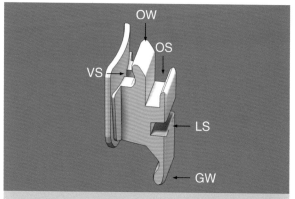

图1-16 Fujita前磨牙托槽，OS代表殆方开口槽沟；LS代表舌向开口槽沟；VS代表垂直槽沟；OW代表殆方翼；GW代表龈方翼

前磨牙托槽

单翼托槽，三个槽沟（殆方槽沟，舌向槽沟和垂直向槽沟），宽也是2 mm（图1-16）。托槽底板设计成曲面来与前磨牙舌侧面吻合。

磨牙托槽

双翼托槽，5个槽沟（1个殆方槽沟，2个舌向槽沟和2个垂直槽沟），近远中向的宽度是4.5 mm（图1-17）。

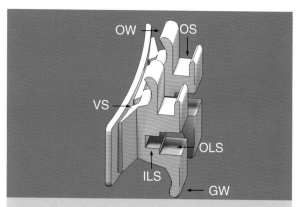

图1-17 Fujita磨牙托槽，OS代表殆方开口槽沟；OLS代表舌向开口的外侧槽沟；ILS代表舌向开口的内侧槽沟；VS代表垂直槽沟；OW代表殆方翼；GW代表龈方翼

磨牙舌侧托槽有一个特殊的、称为"槽中槽"的舌向槽沟。也就是说，一个大的槽沟中外侧是 0.028 英寸 × 0.022 英寸的槽沟，内侧是 0.018 英寸 × 0.018 英寸的槽沟。这样，可以在 0.028 英寸 × 0.022 英寸的外侧槽沟中放置一根圆形或方形横腭杆或舌弓，而蘑菇型的弓丝放在内侧槽沟中（图 1-18）。

托槽特点

殆方槽沟

这是经常使用的工作槽沟，槽沟尺寸 0.019 英寸 × 0.019 英寸。因为槽沟是殆方开放的，能够在直视下很精确地弯制弓丝，并且安装拆卸弓丝都很方便。可以有效地控制牙齿扭转，在前牙内收过程中，由于弓丝不会脱出槽沟之外，转矩的控制也很容易。在压低和伸长过程中也有很好的实用性（图 1-7）。

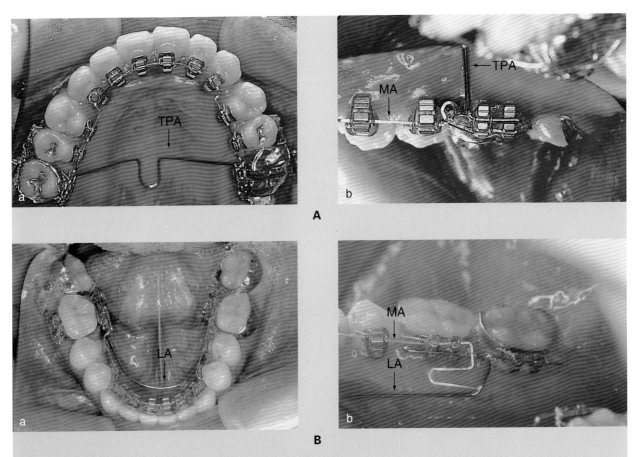

图 1-18 横腭杆和舌弓放置在磨牙托槽舌向开口的外侧槽沟中

A. 上颌扩弓后，0.7 mm 的不锈钢横腭杆（TPA）置于上颌第一磨牙托槽的舌向外侧 0.028 英寸 × 0.022 英寸的槽沟中，用来保持磨牙间宽度

a. 上颌殆面观

b. 上颌第一磨牙舌面的近观，蘑菇型主弓丝（MA）置于殆方开口的槽沟中，同时，横腭杆（TPA）置于舌向开口的外侧槽沟中

B. 为了颊向移动下颌右侧第二磨牙，带有 L 型曲的蘑菇型主弓丝（MA）放置于殆方的槽沟中。为了防止下颌右侧第一磨牙在此过程中的副作用，0.7 mm 的不锈钢舌弓（LA）置于托槽的外侧槽沟中以稳定右下第一磨牙

a. 下颌殆面观

b. 下颌第一磨牙舌面的近观，蘑菇型主弓丝（MA）置于殆方开口的槽沟中，同时，舌弓（LA）置于舌向开口的外侧槽沟中

舌向槽沟

槽沟的尺寸是 0.018 英寸 × 0.018 英寸，在滑动机制中，可以一定程度的防止牙齿的倾斜并且在扩弓的时候，弓丝也不易脱出槽沟之外。因此，这种槽沟可以在滑动内收过程或扩大牙弓的时候使用（图 1-8）。

垂直槽沟

垂直槽沟是 0.016 英寸 × 0.016 英寸大小的辅助槽沟。可以通过在垂直槽沟中插入竖直簧来控制牙齿的近远中倾斜度。当需要的时候，弹性牵引的牵引钩也可以插入此垂直槽沟中（图 1-9）。

总结

在已发表的病例中，舌侧托槽包括：Fujita，Kurz 和 Creekmore 舌侧托槽；自锁舌侧托槽；个性化定制的舌侧托槽。在这些托槽中，Fujita 舌侧托槽目前仅在韩国和日本使用。因为这一原因，同时使用 Fujita 托槽和其他舌侧托槽的正畸医生很少见。

作者曾使用过多种舌侧托槽体系来治疗各种病例，得出了以下的结论：舌侧矫治过程中，相对唇侧矫治窄的托槽间距限制了牙齿的各种移动。因此，在舌侧矫治中，多槽沟托槽明显优于单槽沟托槽。因此，本书将集中介绍使用蘑菇型弓形的 Fujita 托槽系统。

参考文献

1. Fujita K. Development of linguat bracket technique (1), (Esthetic and hygienic approach to orthodontic treatment). J Jpn Soc Dent Appar Mater 1978; 19:81–6.
2. Fujita K. Development of lingual bracket technique (2). J Jpn Soc Dent Appar Mater 1978; 19:87–94.
3. Fujita K. Development of lingual bracket technique (3). J Jpn Orthod Soc 1978; 37:381–4.
4. Fujita K. Brushing method for the lingual bracket technique with Fujita. J Jpn Orthod Soc 1978; 37:399–403.
5. Fujita K. New orthodontic treatment with lingual bracket mushroom arch wire appliance. Am J Orthod 1979; 76:657–75.
6. Fujita K. Lingual bracket and mushroom arch wire appliances (1), (Fujita technique). Dent Outlook. 1981 ; 57:729–40.
7. Fujita K. Lingual bracket and mushroom arch wire appliances (2), (Fujita technique). Dent Outlook. 1981; 57:905–15.
8. Fujita K. Multilingual–bracket and mushroom arch wire technique. A clinical report. Am J Orthod Dentofac Orthop 1982; 82:120–40.
9. Alexander CM, Alexander RG, Gorman JC, Hilgers JJ, Kurz C, Scholz RP, and Smith JR. Lingual orthodontics: a status report. J Clin Orthod 1982; 16:255–63.
10. JCO/interviews. Dr. Vincent M. Kelly on lingual orthodontics. J Clin Orthod 1982; 16:461–76.
11. Paige SF. A lingual light–wire technique. J Clin Orthod 1982; 16:534–44.
12. Kurz C, Swartz ML, and Andreiko C. Lingual orthodontics: a status report. Part 2. research and development. J Clin Orthod 1982; 16:735–40.
13. Creekmore T. Lingual orthodontics–its renaissance. Am J Orthod Dentofac Orthop 1989; 96:120–37.
14. Takemoto K, Scuzzo G. The straight–wire concept in lingual orthodontics. J Clin Orthod 2001; 35:46–52.
15. Macchi A, Tagliabue A, Levrini L, Trezzi G. Philippe self–ligating lingual brackets. J Clin Orthod 2002; 36:42–5.
16. Wiechmann D, Rummel V, Thalheim A, Simon J–S, Wiechmann L. Customized brackets and archwires for lingual orthodontic treatment. Am J Orthod Dentofacial Orthop 2003; 124:593–9.
17. Scholz RP, and Swartz ML. Lingual orthodontics: a status report. Part 3. indirect bonding–laboratory and clinical procedure. J Clin Orthod 1982; 16:812–20.
18. Diamond M. Critical aspects of lingual bracket placement. J Clin Orthod 1983; 17:688–91.
19. Kyung HM. Individual indirect bonding technique (IIBT) using set–up model. J Kor Dent Assoc 1989; 27:73–82.
20. Chumak L, Galil KA, Way DC, Johnson LN, Hunter WS. An in vitro investigation of lingual bonding. Am J Orthod Dentofac Orthop 1989; 95:20–8.
21. Hoffman BD. Appliance placement process, in syllabus of lingual orthodontics. Ormco, Orange, CA, 1989; 16–39.
22. Hong RK, and Soh BC. Customized indirect bonding method for lingual orthodontics. J Clin Orthod 1996; 30:650–2.
23. Hong RK, and Sunwoo J, and Park JH. Incisor inclination indicators for diagnostic setups. J Clin Orthod 1997; 31:620–3.
24. Hiro T and Takemoto K. Resin core indirect bonding system. Orthod Waves 1998; 57:83–91.
25. Fillion D. The thickness measurement system with the

DALI program in ljngual orlhodontics, ed. R Romano, BC Decker, Hamilton, 1 998, pp.175–184.

26. Kim T, Bae GS, and Cho J. New indirect bonding method for lingual orthodontics. J Clin Orthod 2000; 34:348–50.

27. Hong RK, Kim YH, and Park JY. A new customized lingual indirect bonding system. J Clin Orthod 2000; 34:456–60.

28. Kyung HM, Park HS, and Sung JH. The mushroom bracket positioner for lingual orthodontics. J Clin Orthod 2002; 36:320–8.

29. Gorman JC, Hilgers JJ, and Smith JR. Lingual orthodontics: a status report. Part 4. diagnosis and treatment planning. J Clin Orthod 1983; 17:26–35.

30. Alexander CM, Alexander RG, Gorman JC, Hilgers JJ, Kurz C, Scholz RP. and Smith JR. Lingual orthodontics: a status report. Part 5. lingual mechanotherapy. J Clin Orthod 1983; 17:99–115.

31. Kurz C, Gorman JC. Lingual orthodontics: a status report. Part 7A. case reports–nonextraction, consolidation. J Clin Orthod 1983; 17:310–21.

32. Smith JR. Lingual orthodontics: a status report. Part 7B. case reports–extraction. J Clin Orthod 1983; 17:464–73.

33. Forsberg CM. et al. The effect of a lingual arch appliance with anterior bite plane in deep overbite correction. Eur J Orthod 1984; 6:107–15.

34. Smith JR, Gorman JC, Kurz C, and Dunn RM. Keys to success in lingual therapy. Part I. J Clin Orthod 1986; 20:252–61.

35. Smith JR, Gorman JC, Kurz C, and Dunn RM. Keys to success in lingual therapy. Part 2. J Clin Orthod 1986; 20:330–40.

36. Moran KI. Relative wire stiffness due to lingual versus labial interbracket distance. Am J Orthod Dentofac Orthop 1987; 92:24–32.

37. Artun J. A post treatment evaluation of multibonded lingual appliances in orthodontics. Eur J Orthod 1987; 9:204–10.

38. Gorman JC. Treatment of adults with lingual orthodontic appliances. Dent Clin North Am. 1988; 32:589–620.

39. Fine HA. A fixed labial/lingual technique for rapid bite opening. J Clin Orthod 1991; 25:606–7.

40. Ronchin M. Aesthetics with lingual orthodontics: resolving Class II malocclusions with molar distalization. Pract Periodontics Aesthet Dent 1994; 6:51–8.

41. Kurz C. The use of lingual appliances for correction of bimaxillary protrusion (four premolars extraction). Am J Orthod Dentofac Orthop 1997; 112:357–63.

42. Miyawaki S and Koh Y. Correction of mesiolinguoversion of the upper lateral incisors with lingual appliances. J Clin Orthod 1997; 31:499–502.

43. Hong RK, Ahn JH, and Soh BC. Correction of anterior crossbite with a combination technique. J Clin Orthod 1998; 32:557–61 .

44. Echarri PA. Segmental lingual orthodontics in preprosthetic cases. J Clin Orthod 1998; 32:71 6–9.

45. Fukui T, Tsuruta M, Choi YB, and Kuwahara Y. Case report. Multilingual bracket treatment combined with orthognathic surgery in a skeletal Class III patient with facial asymmetry. Am J Ortho Dentofac Orthop 1999; 115:654–9.

46. Rummel V et al. Precision finishing in lingual orthodontics. J Clin Orthod 1999; 33:101–13.

47. Hong RK and Sohn HW. Update on the Fujita lingual bracket. J Clin Orthod 1999; 33:136–42.

48. Hong RK, Lee JG, Sunwoo J, and Lim SM. Lingual orthodontics combined with orthognathic surgery in a skeletal Class III patient. J Clin Orthod 2000; 34:403–8.

49. Yoshizawa Y, Tanaka K. Lingual segmented treatment in the maxillary arch. J Clin Orthod 2000; 34:547–54.

50. Park YC, Choy KC, Lee JS, Kim TK. Lever–arm mechanics in lingual orthodontics. J Clin Orthod 2000; 34:601–5.

51. Lee JS, Park HS, and Kyung HM. Micro–implant anchorage for lingual treatment of a skeletal Class II malocclusion. J Clin Orthod 2001; 35:643–7.

52. Hong RK, Hong HP, and Koh HS. Effect of Reverse Curve Mushroom Archwire on Lower Incisors in Adult Patients: A Prospective Study. Angle Orthod 2001; 71:425–32.

53. Paik CH, Woo YJ, Kim JS, Park JU. Use of miniscrews for intermaxillary fixation of lingual orthodontic surgical patient. J Clin Orthod 2002; 36:132–6.

54. Sung SJ, Baik HS, Moon YS, Yu HS, and Cho YS. A comparative evaluation of different compensating curves in the lingual and labial techniques using 3D FEM. Am J Orthod Dentofacial Orthop 2003; 123:441–50.

55. Geron S, Romano R, Brosh T. Vertical forces in labial and lingual orthodontics applied on maxillary incisors–A theoretical approach. Angle Orthod 2004; 74:195–201 .

56. Chaushu S, Becker A, Chaushu G. Orthosurgical treatment with lingual orthodontics of an infraoccluded maxillary first molar in an adult. Am J Orthod Deantofacial Orthop 2004; 125:379–87.

57. Kyung HM, Park HS, Bae SM, Sung JH, Kim IB. The lingual plain–wire system with micro–implant anchorage. J Clin Orthod 2004; 38:388–95.

58. Kawakami M, Miyawaki S, Noguchi H, Kirita T. Screw–type implants used as anchorage for lingual orthodontic mechanics: A case of bimaxillary protrusion with second premolar extraction. Angle Orthod 2004; 74:715–9.

59. Hong RK, Heo JM, Ha YK. Lever–arm and mini–implant system for anterior torque control during retraction in lingual orthodontic treatment. Angle Orthod 2005; 75:129–41.

60. Alexander CM, Alexander RG, and Sinclair PM. Lingual orthodontics : a status report. Part 6. patient and practice management. J Clin Orthod 1983; 17:240–6.

61. Sinclair PM, Cannito MF, Goates LJ, Solomos LF, and Alexander CM. Patient responses to lingual appliances. J Clin Orthod 1986; 20:396–404.

62. Hohoff A, Seifert E, Fillion D, Stamm T, Heinecke A, and Ehmer U. Speech performance in lingual orthodontic patients measured by sonography and auditive analysis. Am J Orthod Dentofacial Orthop 2003; 123:146–52.

63. Fillion D. Improving patient comfort with lingual brackets. J Clin Orthod 1997; 31:689–94.

64. Miyawaki S, Yasuhara M, and Koh Y. Discomfort caused by bonded lingual orthodontic appliances in adult patients as examined by retrospective questionnaire. Am J Orthod Dentofac Orthop 1999; 115:83–8.

65. Hohoff A, Stamm T, Ehmer U. Comparison of the effect on oral discomfort of two positioning techniques with lingual brackets. Angle Orthod 2004; 74:226–33.

正畸舌侧矫治技术蘑菇型弓丝技术与舌侧托槽

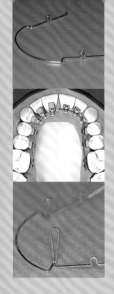

第二章 2

蘑菇型弓丝

- 蘑菇型弓丝的基本形态
- 蘑菇型弓丝的类型

蘑菇型弓丝

蘑菇型弓丝的基本形态

从舌侧面来看，在侧切牙和尖牙之间、在尖牙和前磨牙之间、在前磨牙和磨牙之间存在不同的唇舌向／颊舌向厚度的差异。Fujita 设计的舌侧弓丝加入了尖牙补偿、前磨牙补偿和磨牙补偿三个外展曲（图 2-1A）[1-7]。在这些补偿曲中，前磨牙的补偿曲是最突出的，因此舌侧弓丝类似于蘑菇型。

尽管如此，在实验室中制作间接黏结的树脂底板时，可以通过改变底板厚度来去除尖牙和磨牙的补偿曲，从而简化弓丝的弯制以缩短椅旁时间（图 2-1B）。实验室过程将在第三章讨论。

Fujita 先前曾研究蘑菇型弓丝直丝化的可能

性。为了使弓丝变直，前牙区托槽的厚度，包括尖牙区都会增加。如果托槽增厚，那么托槽间距将会变窄并且只能使用较细的弓丝达到最适的矫治力。同时，前牙托槽体积的增大将导致舌体的不适，牙面和槽沟距离的增大也会导致牙齿三维方向的控制更为困难。因此，蘑菇型弓丝的直丝化研究暂时停滞了（图 2-2）。

蘑菇型弓丝的类型

像唇侧正畸治疗一样，舌侧正畸治疗阶段分为排齐整平、间隙关闭和精细调整阶段。下面，将按每一阶段对蘑菇型弓丝进行讨论。

平直的蘑菇型弓丝

这种弓丝在排齐的早期使用。只弯制如图 2-1B 中最基本的前磨牙区内收弯（图 2-3）。

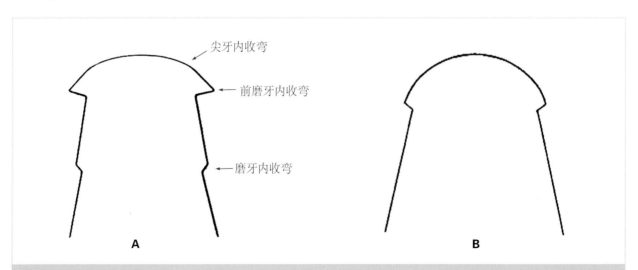

尖牙内收弯
前磨牙内收弯
磨牙内收弯

A　　　　　　　　**B**

图 2-1　蘑菇型弓丝的基本形状，与牙齿唇侧不同，舌侧的侧切牙和尖牙之间、尖牙和前磨牙之间、前磨牙和磨牙之间存在唇舌向／颊舌向厚度差异。需要在舌侧弓丝上弯制尖牙、前磨牙和磨牙三个内收弯，其中前磨牙的内收弯最明显，由此形成蘑菇型的舌侧弓丝
A. 基本蘑菇型弓丝
B. 取消了尖牙和磨牙内收弯的简化蘑菇型弓丝

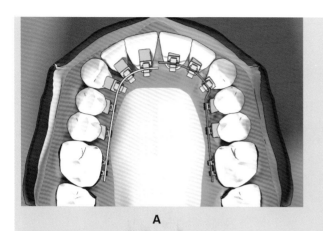 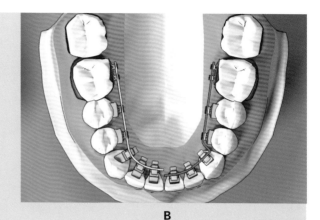

图 2-2 舌侧蘑菇型弓丝和直丝化的弓丝
如果托槽正常的黏结于牙齿舌侧面，由于尖牙和前磨牙在颊舌向宽度上存在差异，主弓丝呈蘑菇型。如果希望将蘑菇型弓丝直丝化，需要增厚切牙和尖牙的底板。这样托槽间距就会变窄，槽沟到牙齿的距离增加，从而更难控制牙齿的移动
A. 上颌
B. 下颌

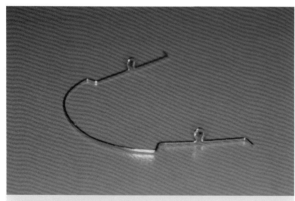

图 2-3 平的蘑菇型弓丝

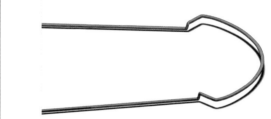

图 2-4 对于下颌前磨牙临床冠短的病例，在制作间接黏结托盘时，前磨牙托槽需要黏结得更偏龈方，这种前磨牙托槽和前牙托槽间高度的差异可以通过前磨牙区弯制向下的补偿曲来弥补

在临床上经常遇到下颌前磨牙临床牙冠较短的情况。这时，如果将前磨牙托槽和切牙托槽黏结在同一高度，前磨牙托槽底板的大部分将无法黏牢，托槽的黏结力将减弱并很容易脱落。为了防止这种情况发生，前磨牙区托槽要比前牙区更偏龈方黏结。在蘑菇型弓丝上，前磨牙区弯制向下的补偿曲来补偿前牙和前磨牙托槽黏结高度的差异（图 2-4 和图 3-33）。

反 Spee 曲的蘑菇型弓丝

这种弓丝在下颌矫治初期打开咬合时使用。在 0.016 英寸 × 0.016 英寸蘑菇型不锈钢丝的尖牙区和前磨牙区弯制 10° 后倾曲，这种反向弯曲弓丝用来压低下颌前牙（图 2-5）。

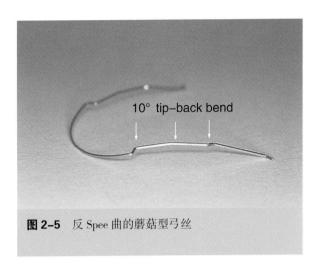

图 2-5 反 Spee 曲的蘑菇型弓丝

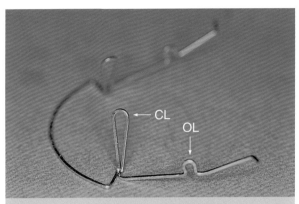

图 2-6 由 Fujita 设计带有关闭曲的蘑菇型弓丝，弓丝弯制有关闭曲（CL）和 omega 曲（OL）

关闭间隙的蘑菇型弓丝

早期（图 2-6）通过结扎最后磨牙近中的 omega 曲来激活关闭曲。如果拔牙间隙过大，omega 曲经过数次激活将接触最后一个托槽，这个时候关闭曲将不能再被激活。则需弯制新的蘑菇型弓丝来关闭剩余的拔牙间隙。

作者设计了一种新的关闭间隙的蘑菇型弓丝，它能够使用一根弓丝来完成间隙的关闭（图 2-7）。在关闭曲的后部放置牵引钩，而不是常规的 omega 曲，通过结扎牵引钩来加力。当向后结扎的牵引钩经过几次激活接触后面的托槽时，可以将牵引钩移向最后一个托槽的近中，则关闭曲可以再次激活（移动向后结扎的牵引钩）。

因为这种新设计的关闭间隙的蘑菇型弓丝能够用一根弓丝完全关闭拔牙间隙，这种弓丝克服了由 Fujita 发明的蘑菇型弓丝的缺点（图 5-32）。

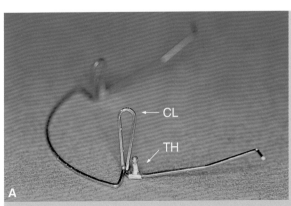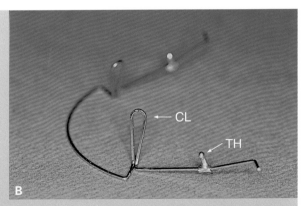

图 2-7 作者设计的改良关闭间隙的蘑菇型弓丝，基本结构类似于 Fujita 设计的弓丝，但应用牵引钩（TH）取代 omega 曲。如果向后结扎的牵引钩经过几次激活接触后面的托槽时，可以将牵引钩移向最后一个托槽的近中，则关闭曲可以再次激活（移动向后结扎的牵引钩）
A. 牵引钩的初始位置
B. 移动牵引钩后

个性化的蘑菇型弓丝

这种弓丝用于完成阶段的精细调整。0.016 英寸×0.016 英寸大小蘑菇型不锈钢丝上弯制垂直曲和水平曲来控制牙齿的唇舌向和𬌗龈向位置（图2-8）。

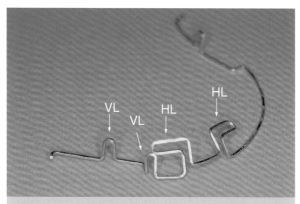

图 2-8 个性化蘑菇型弓丝，垂直曲（VL）用于控制牙齿的唇舌向位置；水平曲（HL）用于控制牙齿的𬌗龈向位置

参考文献

1. Fujita K. Development of lingual bracket technique (1), (Esthetic and hygienic approach to orthodontic treatment). J Jpn Soc Dent Appar Mater 1978; 19:81–6.

2. Fujita K. Development of lingual bracket technique (2). J Jpn Soc Dent Appar Mater 1978; 19:87–94.

3. Fujita K. Development of lingual bracket technique (3). J Jpn Orthod Soc 1978; 37:381–4.

4. Fujita K. New orthodontic treatment with lingual bracket mushroom arch wire appliance. Am J Orthod 1979; 76:657–75.

5. Fujita K. Lingual bracket and mushroom arch wire appliances (1), (Fujita technique). Dent Outlook. 1981; 57:729–40.

6. Fujita K. Lingual bracket and mushroom arch wire appliances (2), (Fujita technique). Dent Outlook. 1981; 57:905–15.

7. Fujita K. Multilingual–bracket and mushroom arch wire technique. A clinical report. Am J Orthod Dentofac Orthop 1982; 82:120–40.

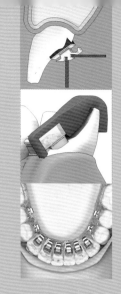

第三章 3

舌侧矫治中的间接黏结系统

舌侧矫治中的间接黏结系统

绝大多数的舌侧托槽都在槽沟中预置了个性化的轴倾角、转矩和唇舌向补偿。然而，牙齿的舌侧表面与唇侧不同，形态变异很大，很难直接靠肉眼定位黏结托槽。[1] 同时，舌侧托槽位置的轻微变化会造成牙齿轴倾角、转矩及唇舌向位置的明显改变（图3-1）。[2] 因此托槽必须精确定位，推荐使用间接黏结系统。

分类

舌侧托槽的间接黏结系统可以按照排牙模型方法和诊断模型技术进行分类（图3-2）。

使用排牙模型的系统

- IIBT（个性化间接黏结技术）[3]
- CLASS系统（个体化舌侧矫治器排牙系统）[4]
- CLIB系统（定制舌侧间接黏结系统）[5]
- RCIB系统（树脂核间接黏结系统）[6]
- CRC系统（可变树脂核系统）[7]
- 新CLIB系统 [8]

使用诊断模型的系统

- 使用TARG（转矩/轴倾角度参照系统）的系统[9]
- 使用TARG和厚度测定仪的系统 [10]

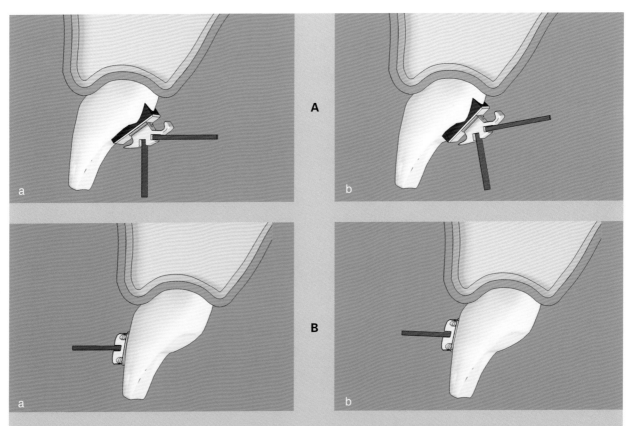

图3-1 与牙齿唇侧表面不同，舌侧表面上托槽位置的改变会引起转矩的明显改变
A. 舌侧托槽　　**B.** 唇侧托槽

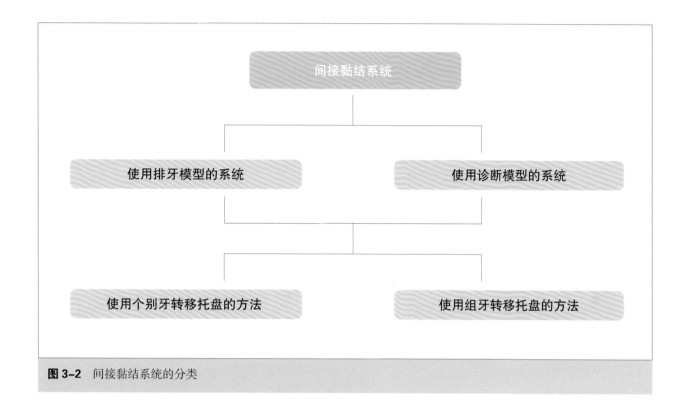

图 3-2 间接黏结系统的分类

通常，所有的使用 TARG 技术 [9, 10] 的系统都不需要排牙模型。根据最初的诊断模型推断出牙齿排齐后的唇面状态，由此确定理想的舌侧托槽位置。由于这一系统不需要排牙实验，减少了实验室的时间。但由于由此确定的托槽位置并不精确，这一方法并不像预期的那样好。研究发现，牙齿的唇舌侧表面并不完全相关，因此排齐的牙齿的唇侧表面并不能作为确定牙齿舌侧托槽位置的参考。

由于这个原因，间接黏结技术开始使用排牙模型来确定舌侧托槽的位置。首先根据诊断和治疗计划制作排牙模型，再依据模型确定舌侧托槽的位置，最后采用转移托盘口内黏结托槽。具备这样程序的系统是最好的，同时也代表了当前的趋势（图 3-3）。

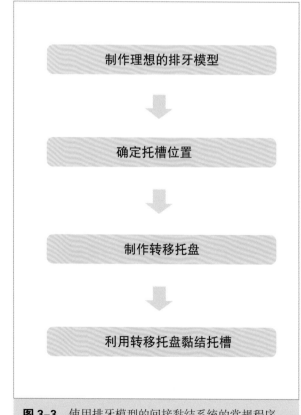

图 3-3 使用排牙模型的间接黏结系统的常规程序

使用排牙模型的间接黏结系统又可以根据采用的是个别牙转移托盘还是一组牙转移托盘进行分类（图3-4）。

采用个别牙转移托盘的系统

· IIBT（个性化间接黏结技术）[3]

· CLIB系统（定制舌侧间接黏结系统）[5]

· RCIB系统（树脂核间接黏结系统）[6]

· CRC系统（可变树脂核系统）[7]

· 新CLIB系统[8]

采用一组牙转移托盘的系统

· CLASS系统（个体化舌侧矫治器排牙系统）[4]

使用个别牙转移托盘的系统，与采取一组牙转移托盘的系统相比，实验室程序更简单，节约了实验室的时间，提高了精确度（图3-5）。有时，患者口腔内使用了类似于快速扩大器的装置（RME），这时，组牙转移托盘就不能再使用，而个别牙转移托盘则不受影响（图3-6）。如果矫治过程中托槽脱落，个别牙转移托盘可以更加便捷的重新黏结托槽，这是其一大优势（图3-7）。

个别牙转移托盘较组牙转移托盘的优点包括：

A. 简化的实验室程序

B. 缩短实验室时间

C. 提高精确性

D. 适用于所有病例

E. 每颗托槽的理想黏结位置具有可重复性

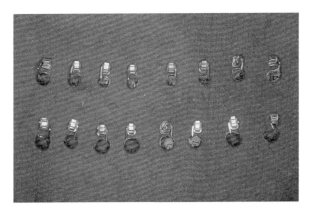

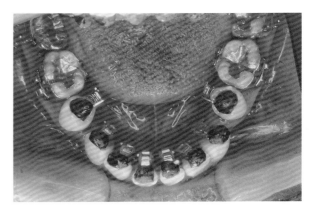
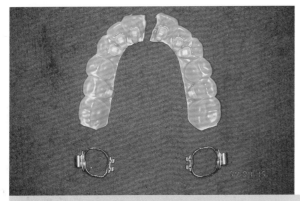
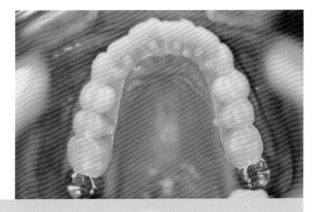

图3-4 个别牙转移托盘和组牙转移托盘
A. 由弓丝和树脂组成的个别牙转移托盘　　**B.** 由聚乙烯膜制作的组牙转移托盘

制作理想的排牙模型

↓

理想的排牙模型上放置成品托槽

使用个别牙转移托盘 | 使用组牙转移托盘

↓ ↓

在理想排牙模型上制作个别转移托盘 | 将成品托槽转移至初始诊断模型

↓ ↓

利用个别转移托盘将成品托槽黏结于牙齿 | 在诊断模型上制作组牙转移托盘

↓

利用组牙转移托盘将成品托槽黏结于牙齿

图3-5 使用个别牙转移托盘和组牙转移托盘的系统间比较

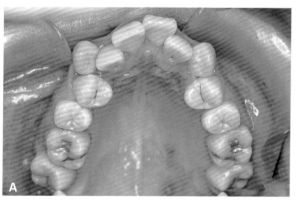
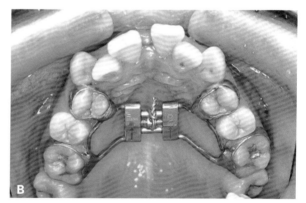
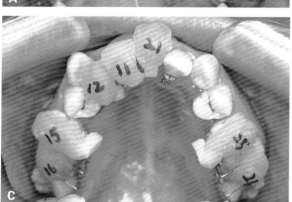
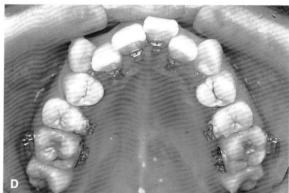

图3-6 一旦牙齿的位置发生了改变,组牙转移托盘就不能再使用,而个别牙转移托盘则不受影响。例如,使用口内快速扩大装置(RME)后,牙齿的位置发生了变化,个别牙转移托盘不受影响
A. 治疗前的上颌𬌗像 **B.** 上颌快速扩大
C. 使用个别牙转移托盘 **D.** 间接黏结后

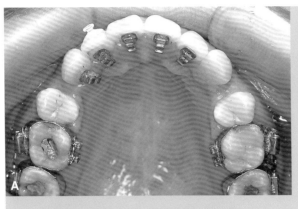

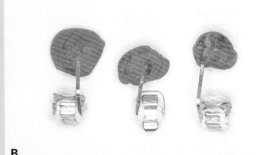

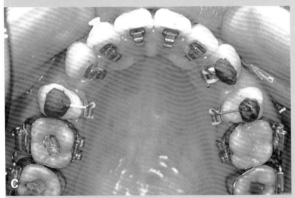

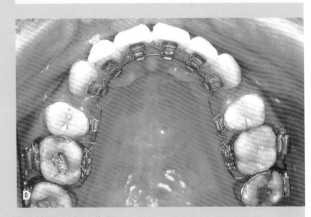

图 3-7 如果矫治中托槽松动，可以利用个别牙转移托盘将托槽黏结回原来的位置

A. 上颌左侧尖牙、第二前磨牙及右侧第二前磨牙托槽脱落
B. 托槽固定于个别牙转移托盘上
C. 间接黏结
D. 黏结完成

个别牙转移托盘

使用个别牙转移托盘的间接黏结系统最早由 Kyung 医师[3] 在 1989 年提出，其后又发展出各种个别牙转移托盘技术。

IIBT 系统个别牙转移托盘

这种托盘系统[3] 最早由 Kyung 医师提出，由重体和轻体硅橡胶构成（图 3-8）。但是，由于硅橡胶不透明，黏结托槽时看不清楚。另外，硅橡胶的弹性影响精确性。

CLIB 系统个别牙转移托盘

这种托盘系统[5] 由 Hong 医师提出，由弓丝和树脂组成，托槽通过结扎圈固定在托盘上（图 3-9）。这种托盘比较小，在口内黏结时可以看清。但是，托盘中的弓丝部分在实验室和临床使用时容易变形。

RCIB 系统个别牙转移托盘

这种托盘系统由 Hiro 医师提出，[6] 完全由树脂组成，黏结托槽时可以保证良好的视野及精确度（图 3-10）。但是，这种托盘与托槽底板相连，托槽黏结后需要磨除托盘。如果矫治过程中托槽脱落，这种托盘不能再次使用。

CRC 系统个别牙转移托盘

这种托盘系统[7]由 Bae 医师提出，也是由树脂构成（图 3-11），很容易固定和分离托槽。由

于很容易与托槽分离，椅旁时间得以缩短，托槽再黏结也没有问题。但是，制作树脂托盘需要更长的时间，因为托槽槽沟和翼沟下需要缓冲。

改良 CLIB 系统个别牙转移托盘

这种托盘系统[8]由 Hong 医师提出，克服了原先托盘中弓丝（图 3-9）容易变形的缺点（图 3-12）。托盘由托槽定位树脂（BIR）和牙齿定位树脂（TIR）两部分组成。如图 3-11 所示，制作托盘时需要磨除槽沟和翼沟中树脂，需要花费很长时间，而这种方法使用预置的托槽定位树脂，可以节省很多时间。

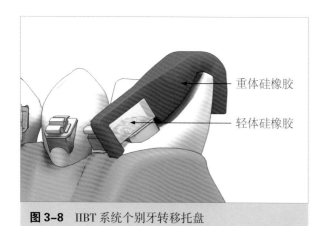

图 3-8 IIBT 系统个别牙转移托盘

（标注）重体硅橡胶
（标注）轻体硅橡胶

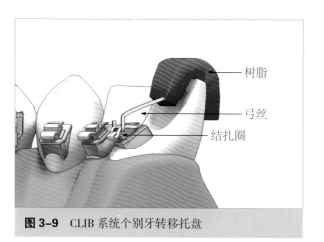

图 3-9 CLIB 系统个别牙转移托盘

（标注）树脂
（标注）弓丝
（标注）结扎圈

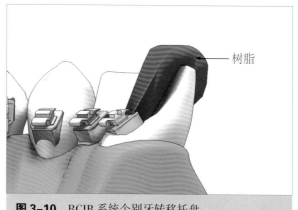

图 3-10 RCIB 系统个别牙转移托盘

（标注）树脂

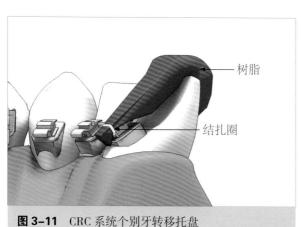

图 3-11 CRC 系统个别牙转移托盘

（标注）树脂
（标注）结扎圈

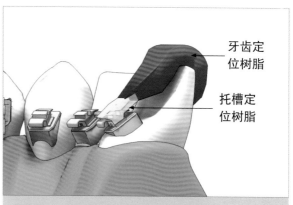

图 3-12 改良 CLIB 系统个别牙转移托盘

（标注）牙齿定位树脂
（标注）托槽定位树脂

CLIB 蘑菇型托槽定位系统和 BIR-TIR 个别牙转移托盘

实验室程序

制作排牙模型

由于托槽位置和转移托盘都需要在排牙模型上确定，因此模型必须依据正畸医生的要求仔细制作。牙齿按照以下要求排列固定于蜡基上，符合 Andrew's 六项殆标准（图 3-13）。

- 轴倾角：依据 Andrew's 标准，所有牙齿均近中倾斜；

- 转矩：除了上颌中切牙和侧切牙，所有牙齿都舌倾，转矩角度依据 Andrew's 标准，中切牙和侧切牙的转矩需要根据每个患者的具体情况进行调整。具体细节会在第五章进行讨论。（Prescribing Torque Using the Incisor Inclination Indicators）

- 上下颌牙齿的咬合关系根据以下标准排列：

  - 上颌第一磨牙的近中颊尖咬合于下颌第一磨牙的颊沟；

  - 上颌第一磨牙的远中边缘嵴咬合于下颌第二磨牙的近中边缘嵴；

  - 上颌第一磨牙的近中腭尖咬合于下颌第一

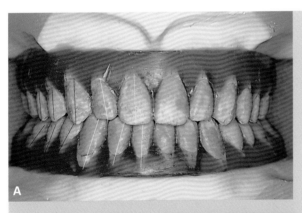
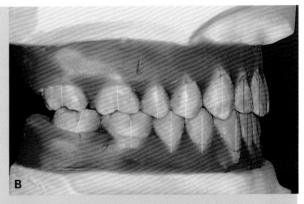
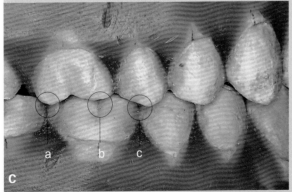
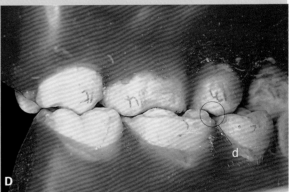

图 3-13 理想排牙模型
每颗牙齿具有理想的轴倾度（白线）和转矩（黑线），上下颌牙齿的殆关系要求前牙正常覆殆覆盖，后牙正确的：
（a）边缘嵴关系、（b）尖-沟关系、（c）牙尖交错关系和（d）尖窝关系
A. 前面观　　**B.** 侧面观　　**C.** 后牙颊面　　**D.** 后牙舌面

磨牙的中央窝内；

　　– 上颌前磨牙的颊尖与下颌前磨牙呈牙尖交错状态；

　　– 上颌前磨牙的舌尖与下颌前磨牙呈尖窝相对的关系；

　　– 上颌尖牙与下颌尖牙及第一前磨牙呈牙尖

交错状态；

　　– 上下前牙表现出正常的覆𬌗覆盖关系；

　　– 上下牙列中线一致。

　　另外，需要注意的是排牙模型的牙弓形态。Chuck 医生首先将牙弓的形态定义为尖圆形、方圆形和卵圆形，牙弓形态因人种和错𬌗类型而异。[11]

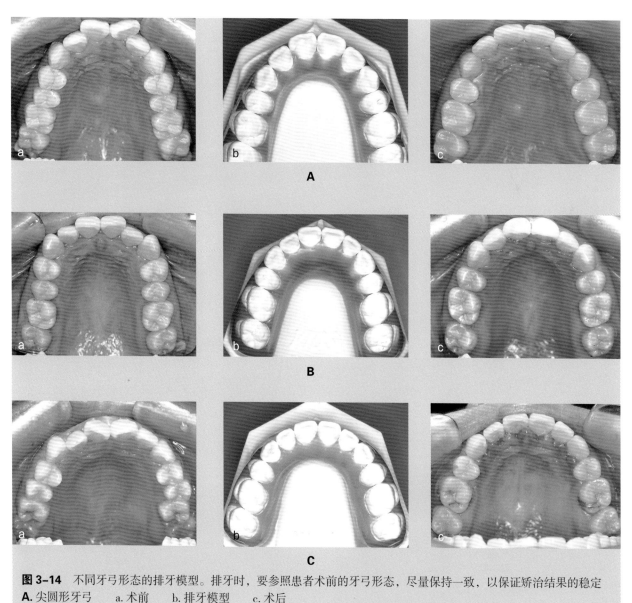

图3-14　不同牙弓形态的排牙模型。排牙时，要参照患者术前的牙弓形态，尽量保持一致，以保证矫治结果的稳定
A. 尖圆形牙弓　　a. 术前　　b. 排牙模型　　c. 术后
B. 方圆形牙弓　　a. 术前　　b. 排牙模型　　c. 术后
C. 卵圆形牙弓　　a. 术前　　b. 排牙模型　　c. 术后

根据现有的研究结果，人们的牙弓形态变异很大，如果改变了患者原有的牙弓形态，容易导致复发。[12, 13]因此，在制作排牙模型时要尽量保证牙弓形态与术前一致（图3-14）。

确定托槽位置

如图3-15，使用蘑菇型托槽定位器（Mushroom Bracket Positioner，MBP）确定舌侧托槽的位置。[14]

过程

· 排牙模型固定于模型托盘上（图3-16）。

· 将对应的托槽定位片固定在蘑菇型板上（图3-17）。

· 用结扎圈将托槽固定在定位片上，在排牙模型上选择理想的平面，以确定托槽的位置（图3-18）。

· 在托槽对应的牙面上涂分离剂（图3-19）。

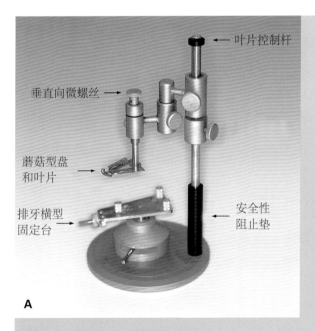

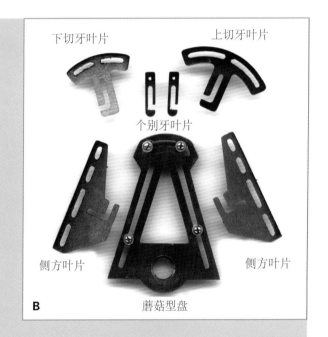

图3-15 蘑菇型托槽定位器（MBP）
A.体部　　**B.**蘑菇型盘和叶片

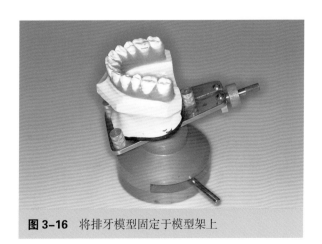

图3-16 将排牙模型固定于模型架上

· 这时，绝大多数托槽底板与牙齿舌面间存在空隙（图3-19），用光固化树脂填充空隙并固化，从而每个托槽位置得以确定（图3-20）。树脂底板表达了牙齿最终位置的转矩、轴倾角及唇舌向位置。

· 将带有树脂底板的托槽黏结后，移除结扎圈，去除托槽定位片。

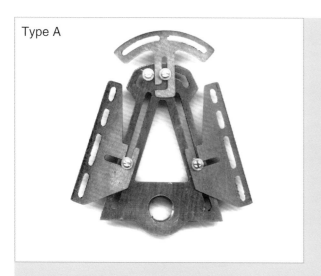
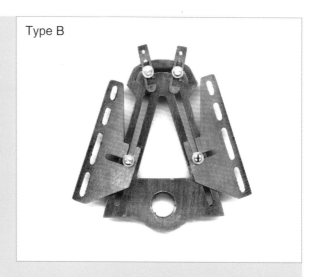

Type A

Type B

图 3-17 安装好叶片的蘑菇型托槽定位器

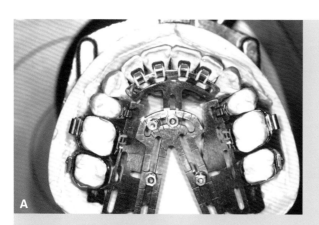
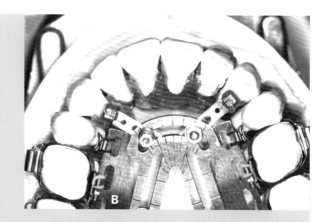

图 3-18 确定托槽的位置
A. 确定前牙和后牙的托槽位置
B. 确定尖牙的托槽位置

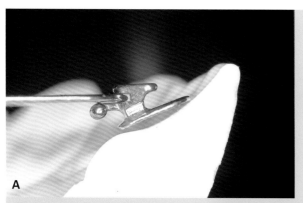
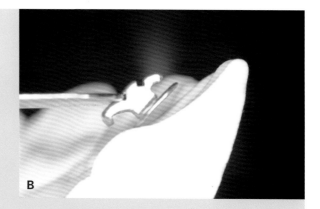

图 3-19 托槽底板和上颌前牙舌面间的间隙
A. Kurz 槽　　**B.** Fujita 槽

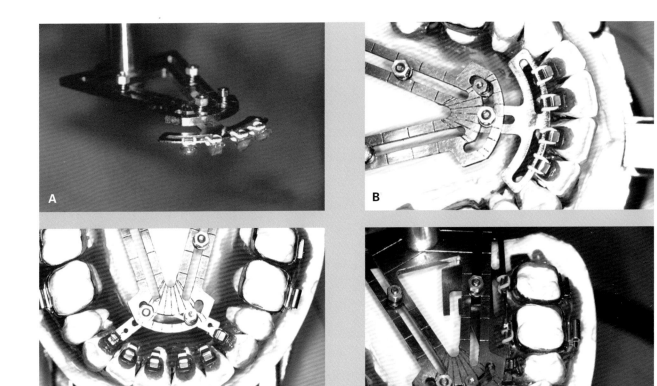

图3-20 在排牙模型上黏结托槽
A. 将光固化黏结剂置于托槽底板上
B. 将上颌切牙托槽固定在叶片上，再用光固化黏结剂固定在模型上
C. 尖牙托槽固定在独立叶片上，再用光固化黏结剂固定在模型上
D. 后牙托槽固定在侧方叶片上，再用光固化黏结剂固定在模型上

制作个体化转移托盘

将托槽固定于排牙模型上以后，需要制作个体化转移托盘，由托槽定位树脂（BIR）和牙齿定位树脂（TIR）组成（图3-21）。其中，最重要的是托槽定位树脂的制作。

过程

· 制作托槽定位树脂

填充槽沟和翼沟的倒凹，用化学固化树脂制作BIR（图3-22）。

· 制取硅橡胶模型

将BIR放置在塑料盒内，利用硅橡胶制取BIR阴模（图3-23）。

· 复制托槽定位树脂

向硅橡胶模型中注入化学固化树脂复制BIR（图3-24），不同牙位的BIR批量制作，单独保存以备以后使用。

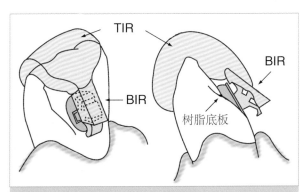

图3-21 CLIB系统中的个别转移托盘（BIR=托槽定位树脂；TIR=牙齿定位树脂）

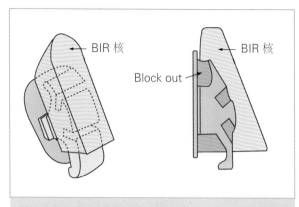

图3-22 封闭托槽槽沟和翼沟倒凹，用化学固化树脂制作托槽定位树脂

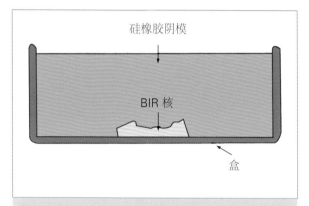

图3-23 将托槽定位树脂固定在塑料盒的底部，灌注硅橡胶制作标准托槽定位树脂的阴模

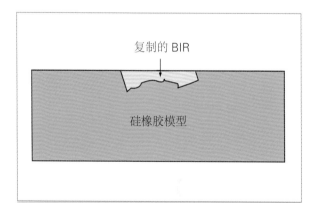

图3-24 在阴模中注入化学固化树脂，制作多个托槽定位树脂

- 个体化转移托盘

当托槽固定于排牙模型上以后，在托槽上放置预制的托槽定位树脂，再利用不同颜色的化学固化树脂制作牙齿定位树脂，将托槽定位树脂和牙齿相连（图3-25）。由于使用了预制的托槽定位树脂，实验室时间大为缩短。这种托盘制作技术对于正畸医生和口腔技师都有利。

- 定制的托槽

将个体化托盘和托槽从排牙模型上取下，每个牙齿最终位置的转矩、轴倾度和唇舌向位置都表达在托槽底板的树脂中（图3-26）。

将托槽直接黏结在牙面上（图3-27）。不使用带环的磨牙也可以用这样的方法直接黏结托槽。如果磨牙是冠修复，直接黏结会导致托槽脱落。这时，可以根据图3-28所示将托槽焊接在带环上。

将磨牙托槽底板的树脂磨除，带环固定在工作模型上，利用银焊材料将托槽焊接在带环上。这样，牙齿的轴倾角、转矩和唇舌向位置的数据就表达在焊接材料中（图3-29）。

临床过程

用喷砂机处理托槽的树脂底面1～2秒，以去除污染物。酸蚀吹干牙齿舌面，将光固化黏结液涂在树脂表面和牙齿表面。将带有托槽的个别托盘置于牙齿表面，光固化30～40秒（图3-30）。所有托槽黏结后，可以放置蘑菇型弓丝。

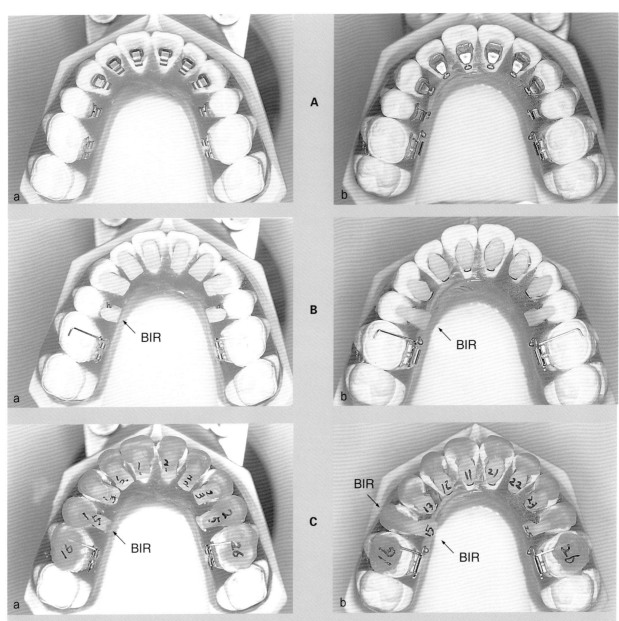

图3-25　托槽固定在排牙模型上，将预置的托槽定位树脂固定在托槽表面，再制作牙齿定位树脂，连接托槽定位树脂和牙齿。牙齿定位树脂由不同颜色的化学固化树脂制作

A. 所有托槽槽沟在一个平面上，每个托槽都固定在排牙模型上
　　a. Fujita 槽　　b. Kurz 槽
B. 将预置的托槽定位树脂固定在托槽表面
　　a. Fujita 槽　　b. Kurz 槽
C. 制作牙齿定位树脂连接托槽，定位树脂和牙齿
　　a. Fujita 槽　　b. Kurz 槽

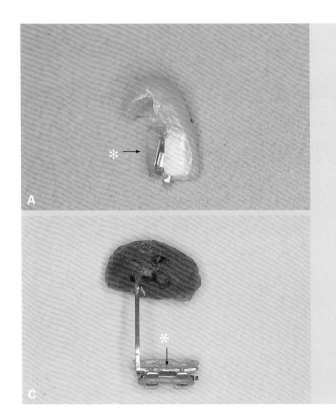

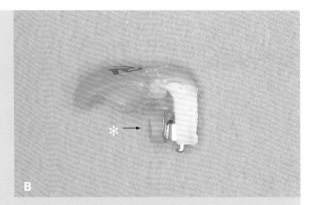

图 3-26 成品托槽固定在个别牙转移托盘上。每个托槽都有树脂底面（＊），其中包含每颗牙齿的轴倾角、转矩和唇舌向位置的信息
A. 成品前牙托槽和个别牙转移托盘
B. 成品前磨牙托槽和个别牙转移托盘
C. 成品磨牙托槽和个别牙转移托盘

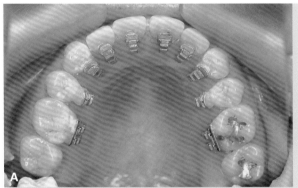

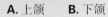

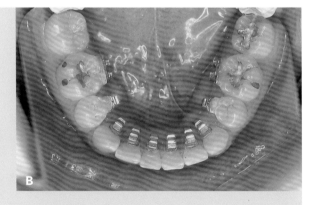

图 3-27 将所有托槽粘固于牙面 　　A. 上颌 　　B. 下颌

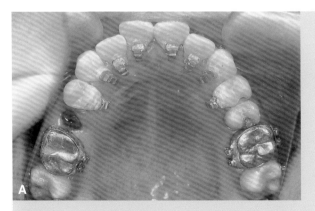

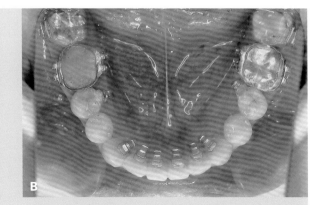

图 3-28 如果磨牙为冠修复，直接黏结会导致托槽脱落，需要将托槽焊接在带环上 　　A. 上颌 　　B. 下颌

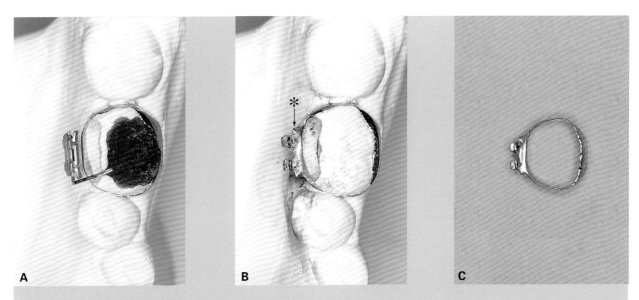

图 3-29 利用银焊材料将托槽焊接于磨牙带环上
A. 磨除托槽底板上的树脂，将带环固定在排牙模型上，再利用特别的转移托盘将托槽定位在排牙模型上
B. 银焊材料填补托槽底板和带环之间的间隙（＊）
C. 带有托槽的磨牙带环

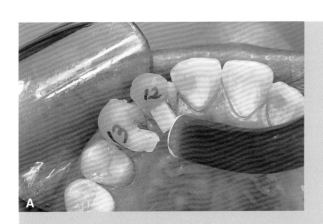

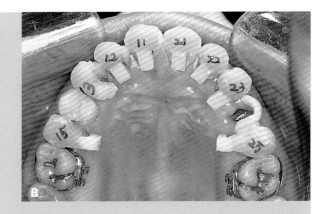

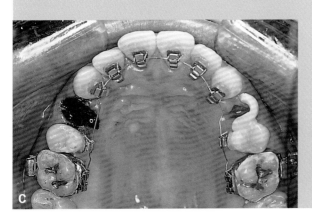

图 3-30 定制的舌侧间接黏结系统的临床过程
A. 在托槽的树脂底面和牙齿表面涂光固化黏结液
B. 利用个别牙转移托盘将托槽黏结，使用带环时，黏结带环
C. 去除转移托盘，放置定制的蘑菇型弓丝

优势

① 个体化：通过使用蘑菇型托槽定位装置，可以方便地将托槽定位于每颗牙齿；

② 可操作性：光固化树脂的使用保证了托槽定位不受时间的限制；

③ 精细度：树脂制作的转移托盘极少变形，保证了操作的精细程度；

④ 减少实验室时间：由于预制了托槽定位树脂，实验室程序得以简化，从而缩短了实验室时间；

⑤ 可重复性：如果矫治中托槽脱落，利用妥为保管的个别牙转移托盘可以重新黏结托槽。

个体化蘑菇型弓丝

由于个体间牙齿唇颊侧表面的曲线没有显著性的差异，因此唇侧矫治时可以使用平均弓形和预制的直丝化弓丝。但牙齿的舌面弓形变异很大，不仅需要定制的舌侧托槽，还需要定制的蘑菇型弓丝。因此，当托槽固定于排牙模型上以后，不是先制作转移托盘，而是先制作个体化理想弓丝（图3-31）。

Fujita描述的舌侧弓丝呈蘑菇型，具有三个内收弯：尖牙内收弯、前磨牙内收弯及磨牙内收弯。为了简化舌侧矫治中弓丝的弯制，最好使用直丝化的舌侧弓丝。

由于解剖形态的原因，前磨牙内收弯最明显。通过加厚前牙托槽的底板树脂厚度可以不必弯制前磨牙内收弯，其副作用前文已经阐述（图2-2）。而尖牙和磨牙区的内收弯比较小，可以通过定制

托槽时的方法加以掩饰。因此，舌侧矫治中最好保留前磨牙的内收弯，调节托槽底板树脂厚度消除尖牙和磨牙的内收弯（图3-32）。

临床上，有时前磨牙的牙冠舌侧面高度不足，如果将其托槽黏结在和前牙托槽一样的高度时，托槽将不能完全黏结在牙齿舌面。如果这样黏结的话，可能会造成舌体的不适，同时也会影响托槽的黏结强度。这时，最好将前磨牙和磨牙的托槽向龈方黏结，前后牙齿槽沟高度上的差异则通过在弓丝上前磨牙内收弯的部位弯制垂直向补偿曲来弥补（图3-33）。

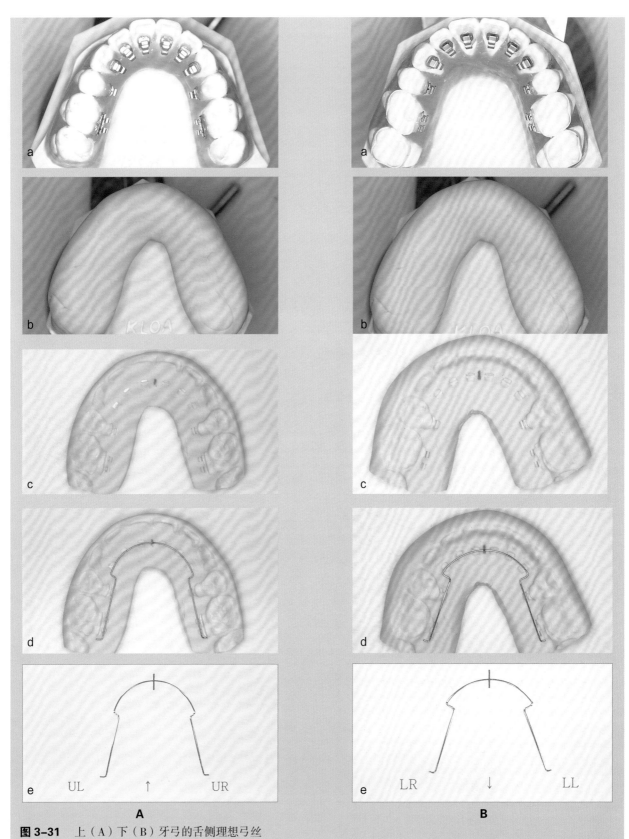

图3-31 上（A）下（B）牙弓的舌侧理想弓丝

托槽固定在排牙模型上以后，利用硅橡胶制取带有托槽槽沟的阴模（a和b）。用小刀将阴模修整，依据槽沟印迹弯制弓丝（c和d）。弓形利用扫描或拍照做成弓形图（e）。矫治中依据弓形图弯制弓丝

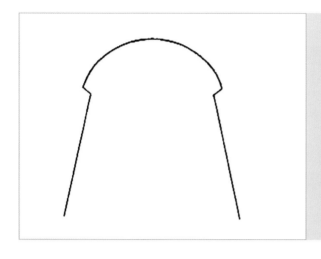

图 3-32 消除尖牙和磨牙补偿曲的理想蘑菇型弓丝

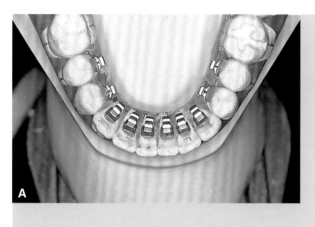

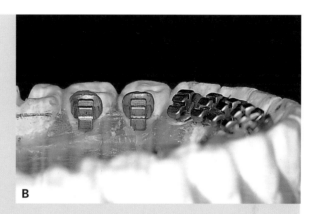

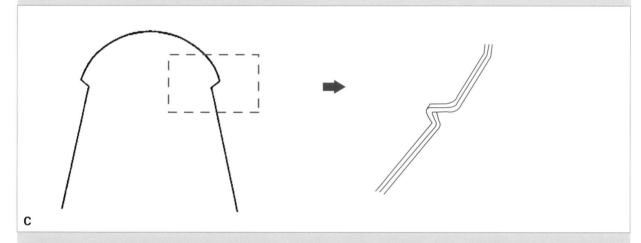

图 3-33 有时，下颌前磨牙牙冠舌面非常短，这种情况下，前磨牙托槽位置比前牙托槽要更偏向龈方。前后牙齿托槽槽沟间的高度差异通过弓丝的前磨牙内收弯处的垂直向补偿曲来弥补

A. 下颌托槽定位后在排牙模型上的𬌗面观

B. 下颌托槽定位后前牙、前磨牙托槽的舌面观，可见二者槽沟间的高度差异

C. 在弓丝的前磨牙内收弯处弯制垂直向补偿曲

参考文献

1. Kurz C, Swartz ML, and Andreiko C. Lingual orthodontics: a status report. Part 2. research and development. J Clin Orthod 1982; 16:735–40.

2. Diamond M. Critical aspects of lingual bracket placement. J Clin Orthod 1983; 17:688–91.

3. Kyung HM. Individual indirect bonding technique (IIBT) using set-up model. J Kor Dent Assoc 1989; 27:73–82.

4. Hoffman BD. Appliance placement process, in syllabus of lingual orthodontics. Ormco, Orange, CA, 1989; 16–39.

5. Hong RK, and Soh BC. Customized indirect bonding method for lingual orthodontics. J Clin Orthod 1996; 30:650–2.

6. Hiro T and Takemoto K. Resin core indirect bonding system. Orthod Waves 1998; 57:83–91.

7. Kim T, Bae GS, and Cho J. New indirect bonding method tor lingual orthodontics. J Clin Orthod 2000; 34:348–50.

8. Hong RK, Kim YH, and Park JY. A new customized lingual indirect bonding system. J Clin Orthod 2000; 34:456–60.

9. Scholz RP, and Swariz ML. Lingual orthodontics : a status report. Part 3. indirect bonding-laboratory and clinical procedure. J Clin Orthod 1982; 1 6:812–20.

10. Fillion D. The thickness measurement system with the DALI program. In: Romano R, ed. Lingual Orthodontics. Hamilton-London, UK: BC Decker; 1998: 175–184.

11. Chuck GC. Ideal arch form. Angle Orthod 1934; 4:312–27.

12. De La Cruz AR, Sampson P, Little RM, Artun J, Shapiro PA. Long-term changes in arch form after orthodontic treatment and retention. Am J Orthod 1995; 107:518–30.

13. Felton MJ, Sinclair PM, Jones DL, Alexander RG. A computerized analysis of the shape and stability of mandibular arch form. Am J Orthod 1987; 92:478–83.

14. Kyung HM, Park HS, and Sung JH. The mushroom bracket positioner for lingual orthodontics. J Clin Orthod 2002:36:320–8.

正畸舌侧矫治技术蘑菇型弓丝技术与舌侧托槽

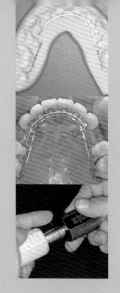

第四章 **4**

蘑菇型弓丝间接弯制方法

- 间接弯制方法
- 间接弯制的优势

蘑菇型弓丝间接弯制方法

在椅旁直接弯制蘑菇型弓丝很难做到精确，因为弓丝不易接触到牙齿的舌侧面，而且很难在直视条件下进行。另一个直接弯制蘑菇型弓丝的

困难是需要患者经常的开闭口；为了达到直视，对正畸医生的体位也很有挑战性。为了解决这些问题，Tsuruta[1] 推荐使用蘑菇型弓丝的间接弯制。

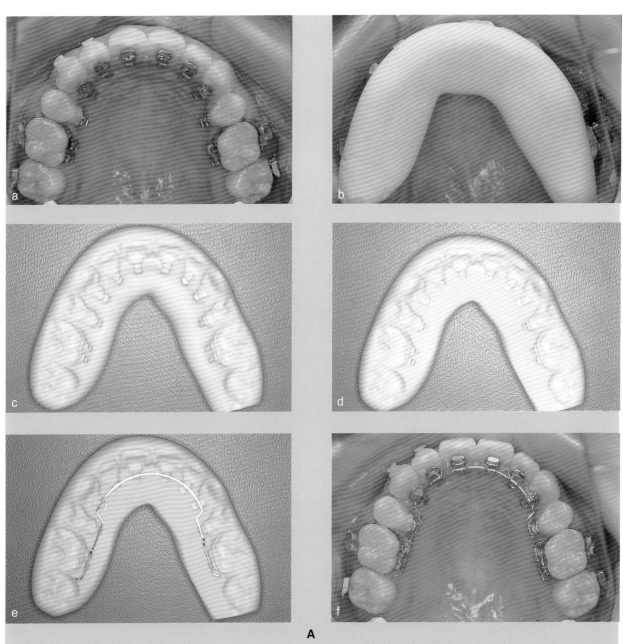

A

图 4-1 几种蘑菇型弓丝的间接弯制法
A. 平直蘑菇型弓丝

间接弯制方法

图 4-1 显示了在舌侧矫治过程中，使用间接方法弯制蘑菇型弓丝的几个病例：普通的蘑菇型弓丝、带关闭曲的蘑菇型弓丝和变异的蘑菇型弓丝。

· 去除现存的蘑菇型弓丝（图 4-1Aa ~ Ca）。

· 使用硅橡胶印模材料取带有托槽槽沟的印模（图 4-1Ab ~ Cb）。

· 一旦凝固取下硅橡胶印模材料（图 4-1Ac ~ Cc）。

· 使用小刀修整印模；使用硅橡胶上的槽沟印记作为弯制新弓丝的标记（图 4-1Ad ~ Cd）。

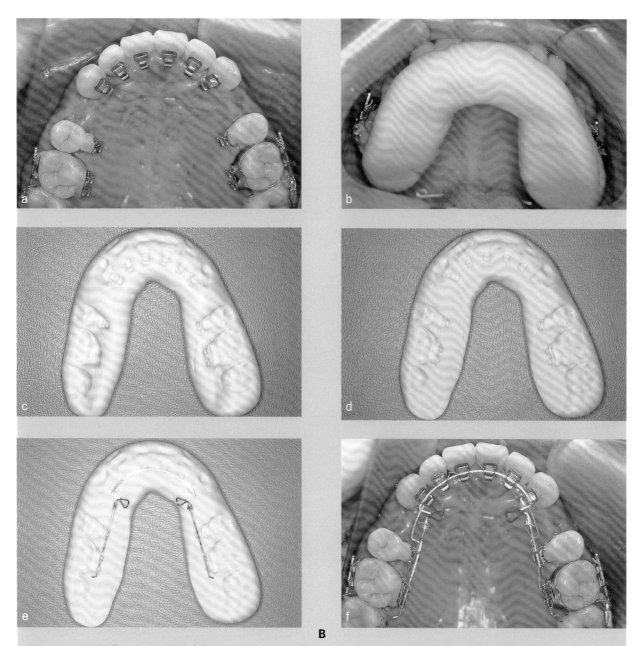

B

图 4-1　几种蘑菇型弓丝的间接弯制法
B. 带关闭曲的蘑菇型弓丝

· 按照硅橡胶上的槽沟来弯制弓丝（图4-1Ae ~ Ce）。

· 间接弯制的弓丝置入槽沟中（图4-1Af ~ Cf）。

有各种预成的舌侧弓丝用于舌侧正畸治疗。然而，由于每个病人前牙的曲率是不同的，大多数预成的舌侧弓丝需一定程度的调整来与现有的前牙曲率吻合（图4-2）。由于这个原因，作者一般使用预成的唇侧弓丝来弯制蘑菇型舌侧弓丝。因为唇侧预成弓丝的前牙曲度明显宽于舌侧，需要减小前牙区的曲度，例如对于圆丝，通过手指的转动来实现；对于方丝，则使用弓丝成型器来减小前牙的曲率（图4-3和图4-4）。

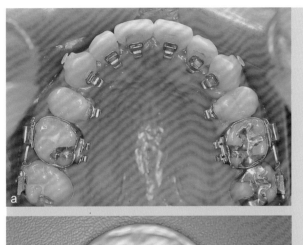

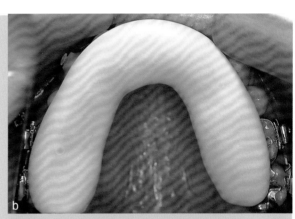

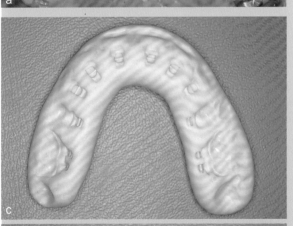

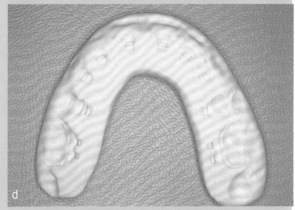

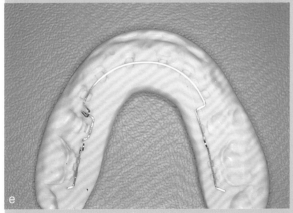

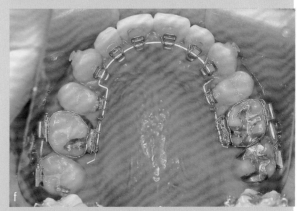

C

图4-1 几种蘑菇型弓丝的间接弯制法
C. 变异的蘑菇型弓丝

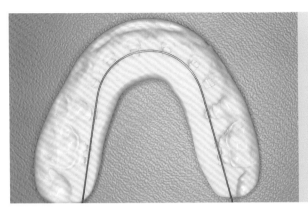

图 4-2　由于患者间前牙区曲度的差异，预成的舌侧弓丝不能直接使用。从图中可见，预成的舌侧弓丝前牙区的曲度与阴模[采用硅橡胶制取（如前所述）]上的槽沟曲线并不一致

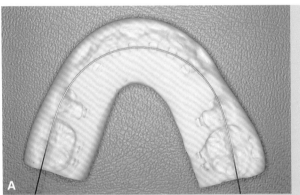

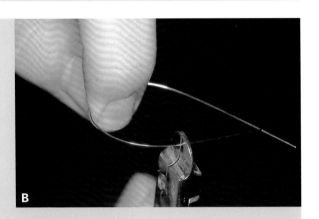

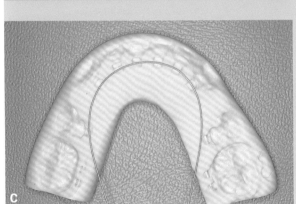

图 4-3　采用预成唇侧弓丝弯制蘑菇型弓丝的方法。由于唇侧预成圆丝的前牙曲度明显宽于舌侧，通过手指的旋转来减小前牙的曲度
A. 调整前
B. 旋转
C. 调整后

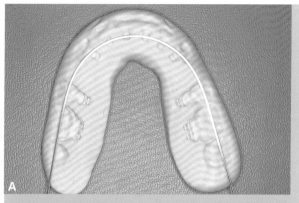
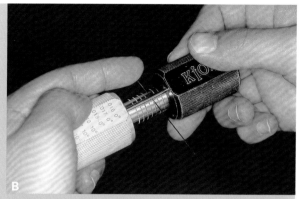
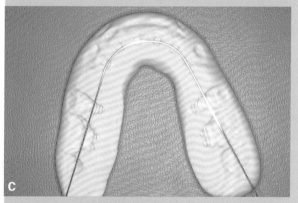
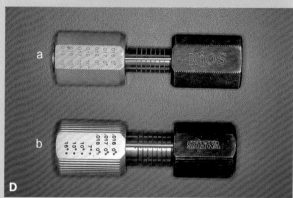

图 4-4 改变唇侧预成方丝曲度，弯制舌侧蘑菇型弓丝的方法。由于唇侧预成方丝的前牙曲度明显宽于舌侧，可以通过舌侧专用弓丝成型器来减小弓丝前牙的曲度

A. 调整前

B. 利用舌侧专用弓丝成型器调整

C. 调整后

D. 舌侧（a）和唇侧（b）弓丝成型器，舌侧弓丝成型器的半径比唇侧的要小

间接弯制的优势

· 间接弯制使蘑菇型弓丝更精确。

· 病人只有在弓丝去除和放入的时候开闭口，这样提高了病人的舒适度。

· 医生在保持良好体位的情况下弯制弓丝更方便。

· 缩短了椅旁时间。

参考文献

1. Tsuruta M, Hong RK, and Echarri P. Metodo de ajuste indirecto de arcos en tecnica lingual .Ortodoncia Clinica 2006; 9:18–20.

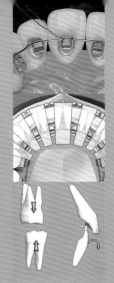

第五章 5

蘑菇型弓丝矫治技术（MAT）

蘑菇型弓丝矫治技术

蘑菇型弓丝矫治技术（MAT）是一种充分利用了 Fujita 舌侧托槽的多槽沟特点及其相关蘑菇型弓丝的舌侧矫治技术。应用这种技术，医师可以减少弓丝的使用数量、简化临床操作、缩短矫治疗程，再配合适当的矫治力，可以达到对错殆畸形简便而高效的矫治。

此技术的临床治疗分为三个阶段：排齐整平、关闭间隙和最后的精细调整。每个阶段有各自完全不同的矫治目标，必须确保该阶段顺利完成才能按序进入下一阶段的治疗。各阶段需要相应的蘑菇型弓丝、常规矫治器械和一些额外的辅助装置。

Fujita 舌侧托槽含有两个槽沟，殆方槽沟和舌向槽沟。其中，舌向槽沟较殆方槽沟更偏龈方。由于两者开口方向的差异，置入弓丝的方向也不同。殆方开口的槽沟为垂直方向置入弓丝，而舌向开口的为水平置入。两种槽沟特征及区别在后面章节会进一步阐述。

结扎

在舌侧矫治中有三种结扎方式：普通的方丝弓结扎、双重结扎（DOTs）和利用垂直向槽沟结扎。结扎笔的使用能为结扎过程提供便利（图 5-1）。

方丝弓结扎方法

该方法与唇侧矫治中的结扎方法类似（图 5-2）。因为这种方法弓丝入槽和去除都较方便，因此在大部分情况下，无论弓丝放在殆方还是舌向槽沟，都推荐使用这种结扎方式。

双重结扎法

当将关闭间隙的弓丝纳入舌侧托槽的舌向槽沟内收前牙时，弓丝由于水平向的作用力容易脱出槽沟（参见图 1-7E），在这种情况下就需要使用双重结扎方法来固定弓丝（图 5-3），但这种方法结扎和松开都比较复杂，所以尽可能使用普通的方丝弓结扎方法。在需要关闭间隙时，临床上可以将弓丝纳入殆方的槽沟，再使用方丝弓结

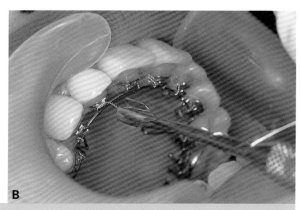

图 5-1 **A.** 结扎笔　　**B.** 舌侧矫治中使用结扎笔便于弓丝固定和结扎

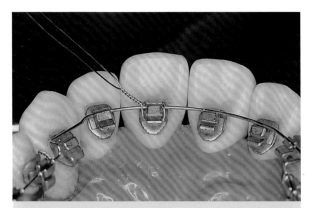

图5-2　方丝弓结扎法
这种方法与唇侧矫治一致，弓丝置入槽沟，使用结扎
丝或结扎圈固定

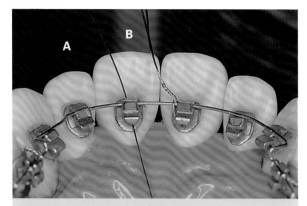

图5-4　利用垂直向槽沟结扎
将弓丝放置于槽沟内，结扎丝穿过垂直槽沟（A）。
末端可以位于托槽的近中或远中（B）

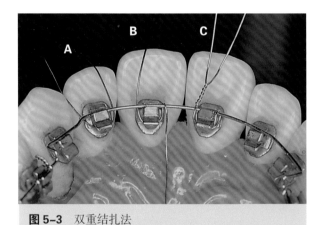

图5-3　双重结扎法
结扎丝悬挂在托槽的龈方翼下方。弓丝置于槽沟内，
结扎丝穿行于主弓丝下（A）；一端折返，跨过弓
丝（B）；之后从龈方翼下方绕过，实现双股结扎
丝同时位于托槽龈方翼沟内；对折的结扎丝将弓丝
固定（C）

扎，这样就可以避免复杂的双重结扎，节约时间
且易于医师操作。

利用垂直向槽沟结扎

　　当前面两种结扎方式都不适合时，可以使用
此种方法固定弓丝（图5-4）。

常用蘑菇型弓丝使用顺序

　　MAT技术中，在排齐整平阶段最先使用0.012
英寸的镍钛丝。舌侧矫治时因托槽间距离较唇侧
矫治窄，0.012英寸的镍钛丝可以施加更合适的矫
治力，对于拥挤病例还可以稍微扩大牙弓。在0.012
英寸的镍钛丝之后，可以使用0.012英寸、0.014
英寸、0.016英寸的不锈钢丝中的任一种继续排齐
和整平。

　　常使用0.018英寸×0.018英寸的不锈钢丝来
关闭拔牙间隙。在此之前，可使用0.016英寸×
0.016英寸的不锈钢丝进行转矩控制。

　　间隙关闭后，用弯制有各种曲的0.016英寸×
0.016英寸的不锈钢丝做最后的精细调整。

　　这样看来，舌侧矫治中的弓丝大多使用不锈钢
丝和镍钛丝，最常使用的是0.012英寸、0.014英
寸和0.016英寸的圆丝和0.016英寸×0.016英寸、
0.018英寸×0.018英寸的方丝（表5-1）。

表 5-1 蘑菇型弓丝技术中弓丝使用顺序

0.012 英寸镍钛丝	早期排齐整平
0.012 英寸、0.014 英寸、0.016 英寸不锈钢丝，0.016 英寸 ×0.016 英寸不锈钢丝	进一步排齐整平
0.018 英寸 ×0.018 英寸不锈钢丝	间隙关闭
0.016 英寸 ×0.016 英寸带曲不锈钢丝	精细调整

基本蘑菇型弓丝应用概述

最基本的矫治器包括上下颌从一侧第一磨牙到另一侧第一磨牙的全部舌侧托槽，以及黏结在上下颌第一、第二磨牙颊侧的方丝弓托槽。蘑菇型弓丝纳入舌侧托槽内，后牙颊侧为片段弓丝（图 5-5）。

至于为什么用磨牙方丝弓颊面管而不是直丝弓颊面管，将会在本章"横向弓丝弯曲副作用"章节中叙述。

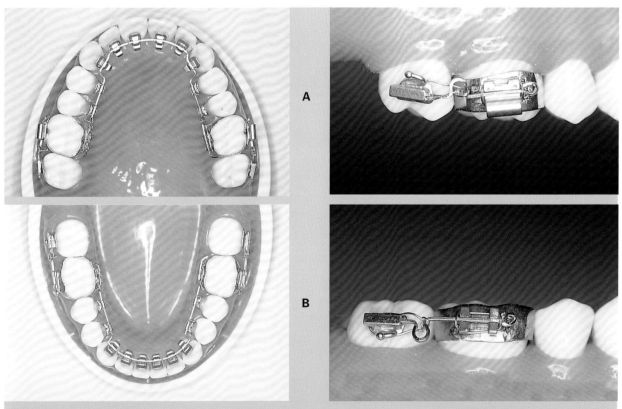

图 5-5 基本 MAT 装置
上下颌从一侧第一磨牙到另一侧第一磨牙的全部舌侧托槽，上下颌第一、二磨牙颊侧的方丝弓颊面管和片段弓。上颌第一磨牙颊侧为双管颊面管，下颌第一磨牙颊侧为加宽方丝弓托槽，上下第二磨牙为单管颊面管。上颌第一磨牙颊面管可以使用口外弓
A. 上牙弓　**B.** 下牙弓

MAT 的第一阶段

无论是何种类型的错殆畸形，至少有些牙齿是排列不齐的。还有很多病例都伴有不同程度的深覆殆，导致下颌 Spee 曲线过大，上颌的纵殆曲线常呈反向曲线。MAT 第一阶段的目标是排齐上下牙列，通过整平牙弓来纠正垂直向的不调。

排齐牙齿

在此阶段可使用上文罗列的典型的弓丝序列排齐牙齿，也可着手开始部分的尖牙远移和前牙区的扩弓。

典型的弓丝序列

在有轻度拥挤的拔牙和非拔牙病例中（例如在排牙模型上所有牙齿都能黏结托槽的病例），开始阶段排齐牙齿的工作大多可依据下文所述的典型的弓丝序列：最先在殆方开放的槽沟中纳入 0.012 英寸的蘑菇型镍钛丝（图 5-6A），然后按顺序使用 0.012 英寸、0.014 英寸、0.016 英寸的不锈钢丝，仍然置入殆方开放的槽沟（图 5-6B），之后可以在舌向槽沟中纳入 0.014 英寸、0.016 英寸的不锈钢丝用以整平牙弓（图 5-6C）。一旦殆方和舌向槽沟内都置入 0.016 英寸不锈钢丝，牙弓整平排齐后，便可在殆方槽沟内置入 0.016 英

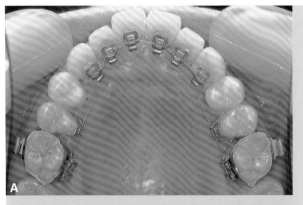
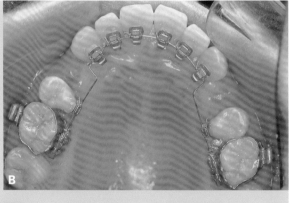
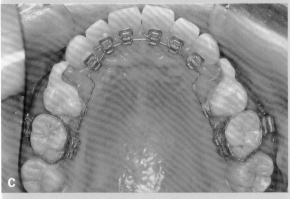
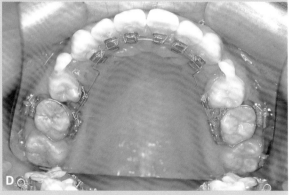

图 5-6 MAT 第一阶段典型的弓丝使用顺序

A. 0.012 英寸镍钛丝作为初始弓丝置于殆方槽沟中

B. 0.016 英寸不锈钢丝置于殆方槽沟中

C. B 阶段后，0.016 英寸不锈钢丝置于舌向槽沟中

D. 在殆方和舌向槽沟中依次放置到 0.016 英寸不锈钢丝，牙弓排齐整平后，使用 0.016 英寸 × 0.016 英寸的不锈钢丝放置在殆方槽沟中以控制转矩，最后使用 0.018 英寸 × 0.018 英寸的不锈钢丝关闭间隙

寸 ×0.016 英寸的不锈钢丝来控制转矩，之后才能着手间隙关闭（图 5-6D）。

医生必须了解殆方槽沟（弓丝垂直方向入槽）与舌向槽沟（弓丝水平方向入槽）的区别、各自的特点及作用。

尖牙部分内收远移

与唇侧矫治相比，对于中度到重度拥挤的病例，很有可能在初始阶段不能将所有的托槽黏结到牙齿舌面（图 5-7A）。在前磨牙拔除的病例中，尖牙部分远移可以在一定程度上解除拥挤，为之前无法黏结舌侧托槽的牙齿提供空间。

在治疗的起始阶段，先将托槽黏结至有足够黏结面积的牙齿上，开始牙弓的排齐（图 5-7B）。牙齿基本排齐后就可以开始尖牙部分的远移，以获得间隙（图 5-7C）。之后就可以黏结余下的托槽（图 5-7D），如上所述，按顺序使用弓丝，以实现 MAT 的第一个阶段的矫治目标（图 5-7E）。

利用镍钛推簧或者弹性材料（例如弹性线）部分远移尖牙。常用 0.016 英寸的不锈钢圆丝作为舌侧主弓丝，以避免在尖牙内收过程中的倾斜移动（见图 1-8A）。

前牙区扩弓

对于伴一定程度拥挤的非拔牙病例来说，前牙区的少量拥挤同样也会妨碍部分舌侧托槽的黏

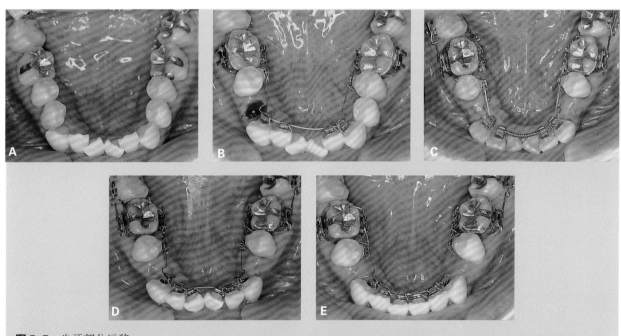

图 5-7 尖牙部分远移
A. 由于下前牙区中度拥挤，下颌中切牙不能黏结托槽，这种情况在唇侧矫治中则可以黏结托槽
B. 除中切牙外所有的牙齿黏结托槽，0.012 英寸镍钛丝作为初始弓丝置于殆方槽沟中
C. 牙齿基本排齐后，使用 0.016 英寸不锈钢丝扎入舌侧槽沟，利用链圈远移尖牙，镍钛推簧（OCS）推侧切牙向远中
D. 一旦间隙足够，下中切牙黏结托槽，重新使用 0.012 英寸镍钛丝排齐
E. 拥挤完全解除后，在殆方槽沟中放置 0.016 英寸不锈钢丝

结，此时就需要通过前牙区牙列的扩展来获得黏结托槽的空间，实现牙列的排齐整平。常用的前牙区扩展的方法有前牙扩展型蘑菇状弓丝（图5-8）或前牙扩展型舌弓（图5-9）。

蘑菇型弓丝扩弓方法

由于牙列拥挤，一开始不可能将所有的托槽都黏结至牙面，但也应该尽可能多地黏结托槽，这对早期部分牙齿的排齐是有效的。

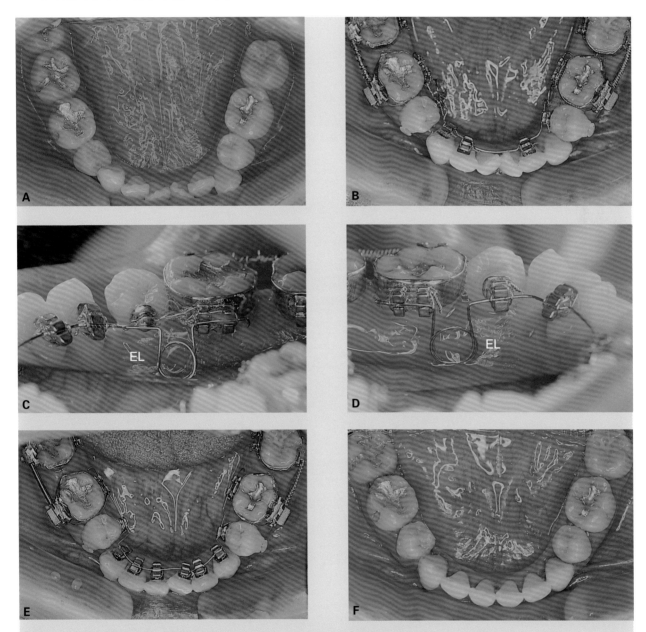

图5-8　使用蘑菇型弓丝进行前牙扩弓

A. 严重拥挤病例前牙区部分复发，下颌中切牙和左侧尖牙舌侧托槽无法黏结

B. 除去严重拥挤的所有牙齿黏结托槽，部分排齐后，使用0.014英寸带有前牙扩弓作用的不锈钢蘑菇型弓丝，扎入舌向槽沟中，中切牙区弓丝与牙齿的近中舌面接触

C和D. 扩弓弓丝的舌面观，扩大曲（EL）紧贴后牙托槽的近中

E. 前牙唇倾获得间隙后，可以在拥挤区牙齿上黏结托槽，使用0.012英寸镍钛丝扎入殆方槽沟

F. 矫治后照片

之后，使用弯制有前牙弓扩大曲的蘑菇型弓丝可以进一步缓解拥挤并推前牙向唇侧移动。在获得足够的黏贴托槽的空间后，在剩余的牙位黏贴舌侧托槽，并按照前文所述的弓丝使用顺序排齐牙列，完成第一阶段的矫治（图 5-8）。

该弓丝大多由 0.014 英寸的不锈钢丝弯制，并包含一个扩大曲。通常插入舌向槽沟内，以减少其从殆面槽沟内脱落的可能性，可以有效唇倾牙齿（参见图 1-8B）。

舌弓扩弓的方法

同样可以早期使用舌弓来扩大前牙弓以缓解拥挤。一旦间隙足够，便可以结扎所有牙齿，依据典型的弓丝序列便可逐步完成第一阶段排齐扭转牙齿的目标（图 5-9）。

这种方法中，托槽是在获得间隙后才能黏结于牙面；然而，也有个显而易见的优势，就是可以避免弯制较有难度的扩大前牙弓的蘑菇型弓丝。

后牙区树脂殆垫

在前牙反殆的病例中，上颌前牙和下颌前牙的舌侧托槽之间会存在殆干扰，这种情况下，可以暂时在上颌和 / 或下颌磨牙的殆面放置树脂垫来消除殆干扰，打开咬合（图 5-10）。

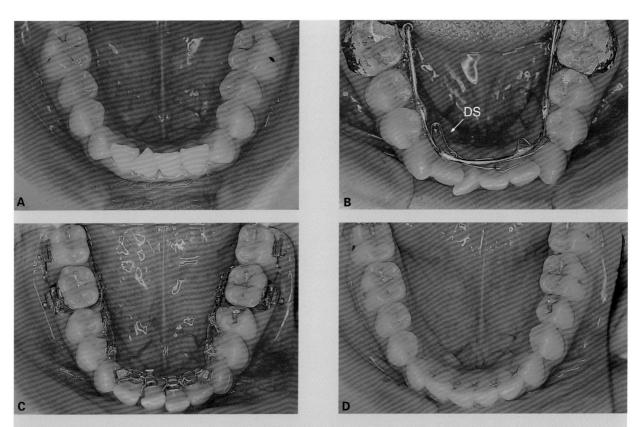

图 5-9 舌弓

A. 矫治前，前牙区拥挤

B. 利用焊接在舌弓上的双簧（DS）将下颌前牙唇向移动

C. 下颌前牙区拥挤部分解除后，黏结托槽，使用 0.012 英寸的镍钛蘑菇型弓丝作为初始弓丝，放置于殆方槽沟中

D. 矫治后，黏结舌侧保持丝

黏结托槽，排齐牙齿解除前牙反𬌗。随着矫治的推进，𬌗干扰减小，可以逐渐调磨树脂垫直至完全去除。

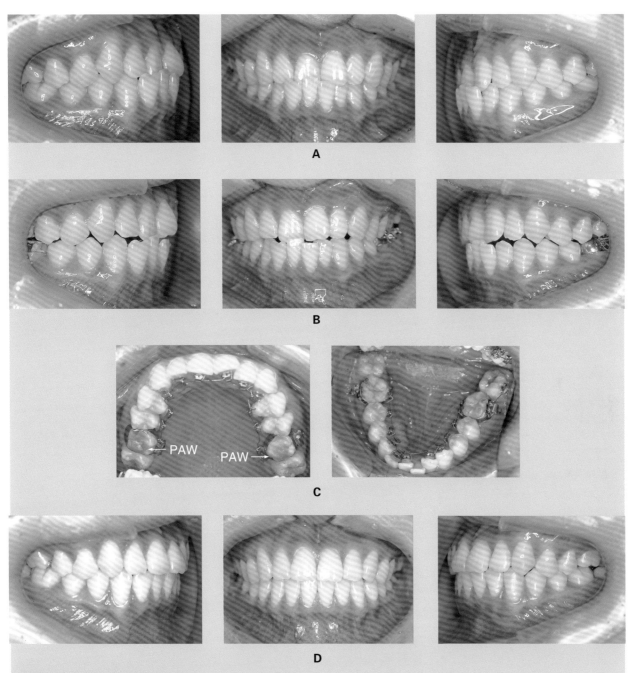

图5-10 后牙区树脂垫

对于前牙反𬌗病例，上颌前牙的切缘会影响下颌前牙舌侧的托槽，在后牙𬌗面黏结树脂，可以暂时性打开咬合，这种树脂被称为后牙树脂𬌗垫

A. 矫治前，下颌舌侧托槽与上前牙间的𬌗干扰会造成后牙不能咬合

B和**C.** 通过黏结上颌后牙𬌗面的树脂𬌗垫（PAWs），可以避免𬌗干扰。前牙反𬌗矫治后，逐步磨除𬌗垫

D. 矫治后

牙弓整平（打开咬合）

深覆𬪩的矫治是正畸治疗过程中常见的问题。为了整平患者的牙弓，必须决定是压低前牙还是升高后牙或者是两者同时进行。仔细分析每个病例，选择合适的打开咬合的方法。

我们必须充分评估牙弓前后向的关系、垂直面型、上颌前牙和唇的关系以及微笑时的软组织暴露程度来决定治疗方案。[1-7]

在舌侧矫治中，有两种广泛应用的针对深覆𬪩病人打开咬合的方法：一种由 Gorman 等人[8]提出的，另一种由 Fujita 提出。[9]

Gorman 等人提出的打开咬合的方法

为了解决深覆𬪩的问题，Gorman 认为应该在上颌前牙舌侧黏结托槽，这样下前牙的切端就咬在了上前牙的舌侧托槽上，托槽就能作为一个黏结式的𬪩垫，使两侧的后牙脱离咬合接触，从而诱导后牙伸长并可轻微压低前牙（图 5-11 和图 5-12）。

这种方法更适合短面型深覆𬪩患者的矫治，但是不适用于骨性安氏Ⅱ类，伴有均角面型或者长面型的深覆𬪩类型。原因就在于伸长后牙过程中不可避免的下颌顺时针转动，这将会加重骨性Ⅱ类错𬪩患者上下颌骨近远中关系的不调，使得理想的治疗目标更难实现。另外，矫治结果的稳定性也存在问题。

这种打开咬合的方式不仅影响正常的咀嚼功能，而且易导致下前牙的𬪩创伤，也较难确定下颌的稳定位置，甚至会诱发颞下颌关节的问题。

Fujita 提出的打开咬合的方法

在深覆𬪩病例中，上颌前牙的舌侧托槽和下颌前牙之间会存在𬪩干扰，导致很多的副作用。

常规的唇侧矫治中，因为施加在唇侧托槽上压低前牙的力不能直接作用在前牙的阻抗中心，所以无法真正做到压低前牙。然而，当压低前牙的力施加在舌侧托槽上时，可直接作用于或非常接近于前牙的阻抗中心，可切实压低前牙，且不产生前文提及的伸长后牙机制中可能出现的副作用（图 5-13）。[5]

Fujita 在舌侧矫治中推荐使用这种直接的压低前牙的矫治力来矫治深覆𬪩。由于上颌前牙的舌侧托槽与下前牙会产生𬪩干扰，所以刚开始只黏结下颌牙齿托槽。在压低下前牙，消除了𬪩干扰后，再黏结上颌托槽。

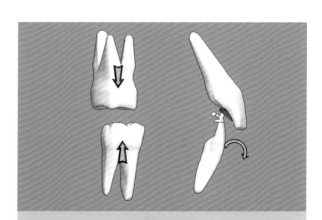

图 5-11 Gorman 打开咬合的方法
对于深覆𬪩患者，矫治初期上下颌牙齿黏结托槽，由于下颌前牙咬在上颌舌侧的托槽上，可以产生类似于平面导板的作用

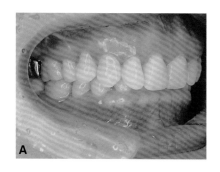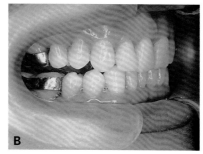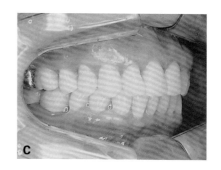

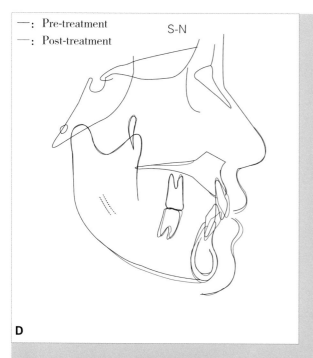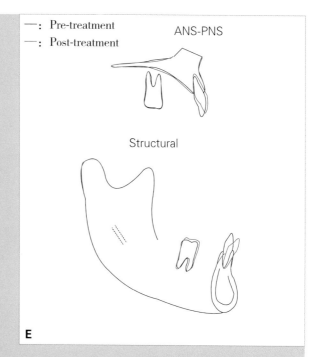

图5-12　Gorman 打开咬合方法的病例（CH Paik 提供）
A. 矫治前：一个非拔牙的深覆𬌗病例
B. 黏结舌侧托槽后，后牙区没有咬合接触
C. 矫治后，正常覆𬌗
D 和 E. 矫治前后头影测量重叠图。可以看到明显的下颌前牙唇倾，下颌磨牙轻度伸长，上颌切牙少量压低。由于下颌后牙的伸长，下颌骨轻度顺时针旋转

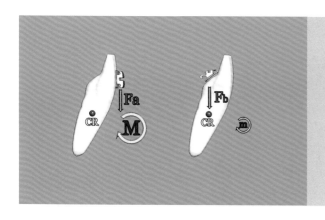

图5-13　压低力和下颌切牙阻抗中心的关系
在唇侧矫治系统中，压低下前牙的力量（Fa）位于牙齿阻抗中心（CR）的前方，压低过程中会造成牙齿的唇倾。舌侧矫治系统中的压低力（Fb），更加接近牙齿的阻抗中心，能够有效地压低牙齿，少量的牙齿唇倾

有多种方法可压低下前牙：带有反 spee 曲的蘑菇型弓丝；生物渐进技术中的多用途弓；片段弓技术中的压低簧。[10-12]

这些方法的优缺点将在下文中详述。

第一种方法：带有反 spee 曲的蘑菇型弓丝

包括下颌带有反 spee 曲的蘑菇型弓丝，以及纳入下颌第一和第二磨牙颊侧托槽的起稳定作用的片段弓丝（图 5-14）。

0.016 英寸 ×0.016 英寸的不锈钢丝先弯制成蘑菇型，然后在尖牙和前磨牙区远中弯制 10°～15° 的后倾曲（图 5-15）。弓丝纳入𬌗方槽沟，发挥压低下前牙的作用（图 5-14A）。

为了对抗压低前牙过程中可能出现的后牙伸长的副作用，可在下颌第一和第二磨牙的颊面安放 0.016 英寸 ×0.022 英寸的不锈钢丝片段弓（图 5-14B）。

用这种方法可以切实压低下前牙，获得如图 5-16 所示的效果。

有时尖牙的压低量会少于 4 个切牙，使得上尖牙托槽与下尖牙间的𬌗干扰继续存在（图 5-17）。这时候，需要延长该阶段的矫治时间，采用合适的方法继续压低下尖牙。

第二种方法：多用途弓

基本组成与生物渐进技术中的多用途弓类似（图 5-18）。应用于舌侧矫治时又进行了下文所述一些特别的调整。

0.016 英寸 ×0.016 英寸的不锈钢丝第一磨牙近中处弯制 15° 后倾曲（图 5-19）。末端纳入第一磨牙舌侧托槽舌向内侧槽沟（Fujita 托槽的特殊设计），前牙区弓丝纳入四个切牙的𬌗方槽沟内（图 5-18A）。

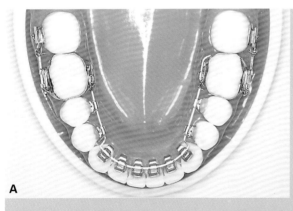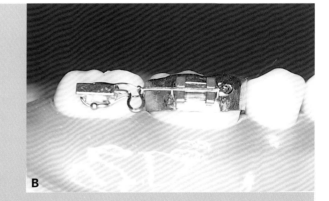

图 5-14 带有反 spee 曲的蘑菇型弓丝打开咬合的基本组成
A. 0.016 英寸 ×0.016 英寸带有反 spee 曲的蘑菇型弓丝置入下颌托槽的𬌗方槽沟
B. 0.016 英寸 ×0.022 英寸的不锈钢丝片段弓放置在下颌第一和第二磨牙的颊侧托槽中，可以抵抗反 spee 曲弓丝的副作用

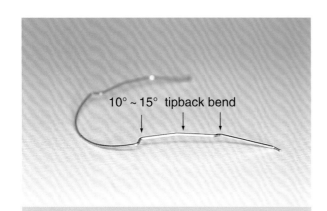

后牙区部分也由 0.016 英寸 ×0.016 英寸的不锈钢丝弯制，纳入后牙的殆面槽沟内（图5-18A）。

当使用多用途弓压低前牙时，可用 0.016 英寸 ×0.022 英寸的不锈钢丝弯制片段弓纳入下颌第一和第二磨牙颊侧的托槽内起加强作用，也同时可以防止磨牙的远中倾斜（图 5-18C）。其作用效果与反 spee 曲的蘑菇型弓丝类似。

图 5-15　带有反 spee 曲的蘑菇型弓丝
0.016 英寸 ×0.016 英寸不锈钢弓丝的尖牙和前磨牙远中弯制 10° ~ 15° 的后倾曲

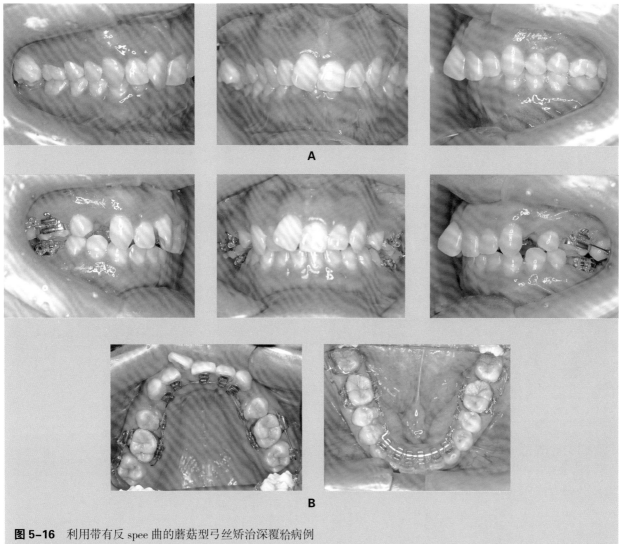

图 5-16　利用带有反 spee 曲的蘑菇型弓丝矫治深覆𬌗病例
A. 矫治前深覆𬌗严重
B. 下颌先黏结托槽，利用带有反 spee 曲的蘑菇型弓丝压低下前牙后，上颌再黏结托槽

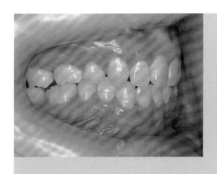
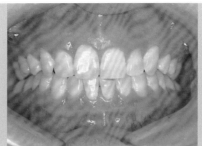
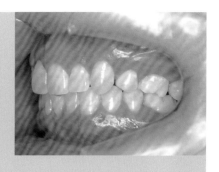

C

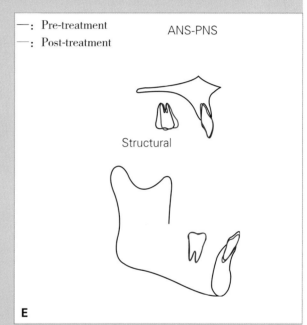

C. 矫治后，深覆𬌗被过矫治成前牙对刃

D 和 E. 咬合打开前后的头影测量重叠图，可以看到明显的下颌前牙被压低

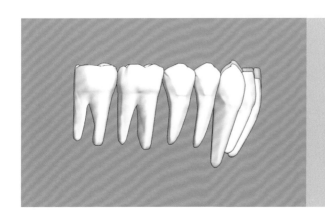

图 5-17 利用反 spee 曲的蘑菇型弓丝压低下颌六颗前牙

利用反 spee 曲的蘑菇型弓丝压低下颌六颗前牙时，尖牙的压低量小于其他四颗前牙，因此需要花费更多的时间来压低尖牙

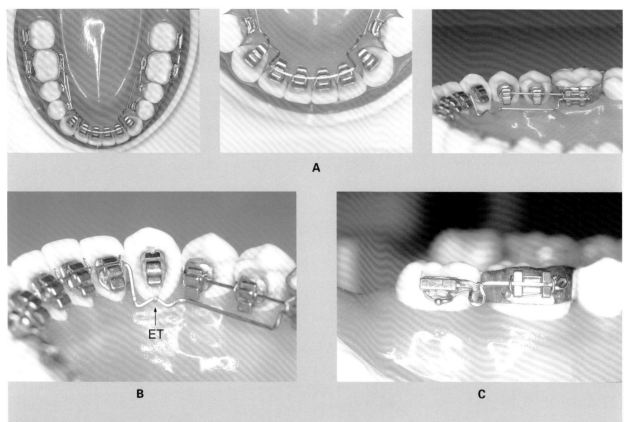

A

B　　　　　　　　　　　　　　　　　　　　**C**

图 5-18　利用舌侧多用途弓打开咬合装置的基本组成

A. 0.016 英寸 ×0.016 英寸不锈钢片段弓丝置入后牙托槽的殆方槽沟中，0.016 英寸 ×0.016 英寸不锈钢多用途弓丝的末端置于第一磨牙的舌向槽沟中，前部置于前牙托槽的殆方槽沟中

B. 前牙压低后，利用弹力线（ET）压低尖牙

C. 下颌第一、二磨牙的颊侧放置 0.016 英寸 ×0.022 英寸的不锈钢片段弓，可以对抗压低前牙时的副作用

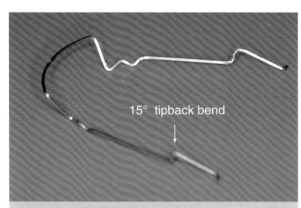

15° tipback bend

图 5-19　舌侧多用途弓
在第一磨牙近中增加 15° 后倾曲激活弓丝

与生物渐进技术一样，打开咬合分为两步，首先，压低四个切牙，然后依据需要压低尖牙（图 5-20）。然而不同于切牙，压低尖牙的力被传递到阻抗中心的舌侧，可能导致尖牙舌倾（图 5-21）。

由于压低前牙分为两步，所以需要更多的矫治时间，而且在压低尖牙的阶段其舌倾的可能性更大（图 5-22）。

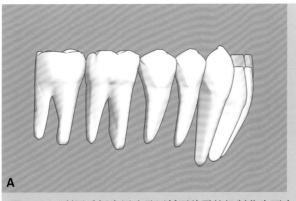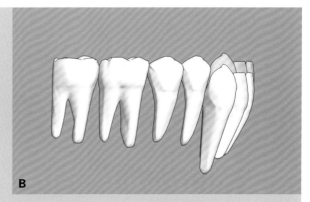

图5-20 利用舌侧多用途弓压低下前牙的机制分为两步，首先是四颗前牙的压低（A），然后压低尖牙（B）

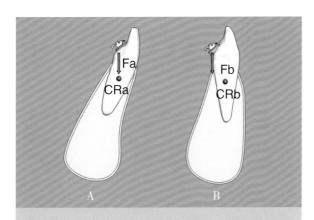

图5-21 舌侧压低力与牙齿阻抗中心的关系
A. 切牙舌侧压低力量（Fa）直接通过或靠近切牙的阻抗中心（CRa），有效的压低牙齿
B. 尖牙区的压低力量（Fb）通过尖牙阻抗中心的舌侧（CRb），尖牙更容易舌倾

第三种方法：压低簧和片段弓技术

基本上与Burstone的片段弓技术中压低牙齿的机制相同（图5-23），但也有下文所述的一些特别之处。

压低簧由0.017英寸×0.025英寸的钛钼合金（TMA）丝弯制。在第一磨牙近中打第一序列弯曲以避免与前磨牙的托槽相接触（图5-24）。在第一序列弯曲的基础上弯制15°的后倾曲；末端弓丝置于第一磨牙托槽的舌向槽沟内，前端钩在尖牙和侧切牙之间的弓丝上（图5-23A）。

前后片段弓都由0.016英寸×0.016英寸的不锈钢丝弯制，纳入𬌗方槽沟内（图5-23A）。

正畸舌侧矫治技术蘑菇型弓丝技术与舌侧托槽

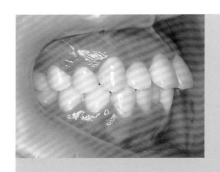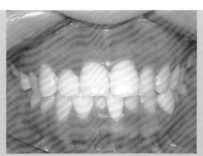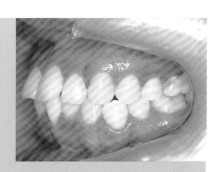

A

图5-22 利用舌侧多用途弓打开咬合的病例
A. 矫治前：拔牙病例，虽然覆𬌗不是很深，但上颌托槽还是和下前牙有干扰

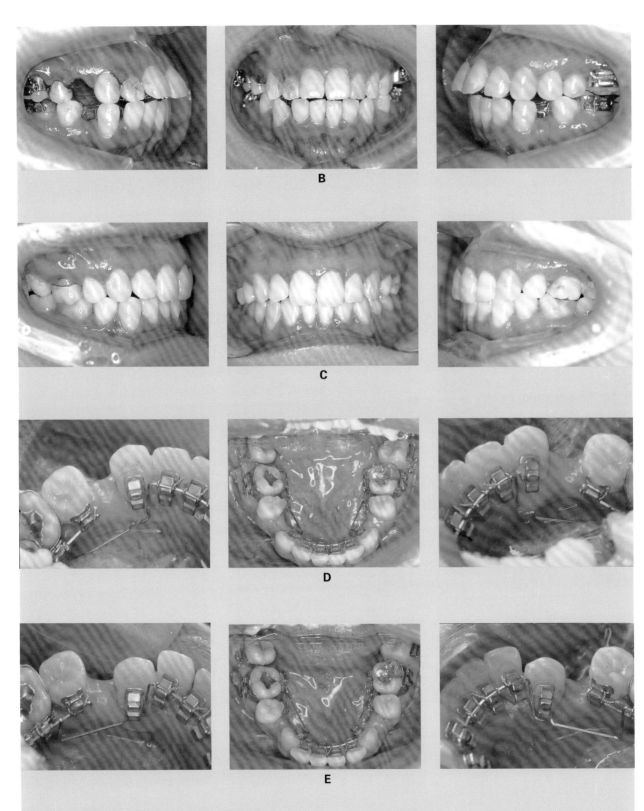

B

C

D

E

B. 下前牙压低前，仅下颌牙弓黏结托槽，利用舌侧多用途弓依次压低下切牙和尖牙。下前牙都压低后，上颌黏结托槽
C. 矫治后
D. 切牙压低后，利用弹力线压低尖牙
E. 尖牙压低过程中的舌倾

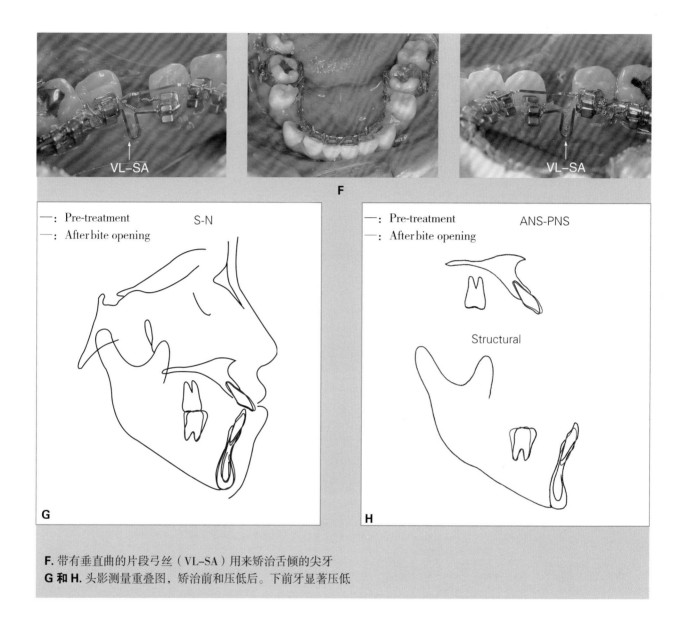

F. 带有垂直曲的片段弓丝（VL-SA）用来矫治舌倾的尖牙
G 和 H. 头影测量重叠图，矫治前和压低后。下前牙显著压低

颊侧的稳定弓丝由 0.016 英寸 × 0.022 英寸的不锈钢丝弯制，用来对抗与上文所述一样的压低簧压低前牙过程中的副作用(比如磨牙伸长)(图 5-23B)。

在唇侧矫治系统中，经典的片段弓技术是分两步压低前牙，即先压低四个切牙，再压低尖牙。这种方法很可能将成为历史，因为就像上文所讨论的那样，使用舌侧矫治器可以更容易的实现前牙的压低，并且使用第三种方法可以同时压低六

个前牙（图 5-25）。

压低簧的片段弓技术不仅可能实现六个前牙的同时压低，而且所显现的副作用极少，所以笔者推荐其作为压低下前牙的最佳方法（图 5-26）。[13]

正畸舌侧矫治技术蘑菇型弓丝技术与舌侧托槽

72

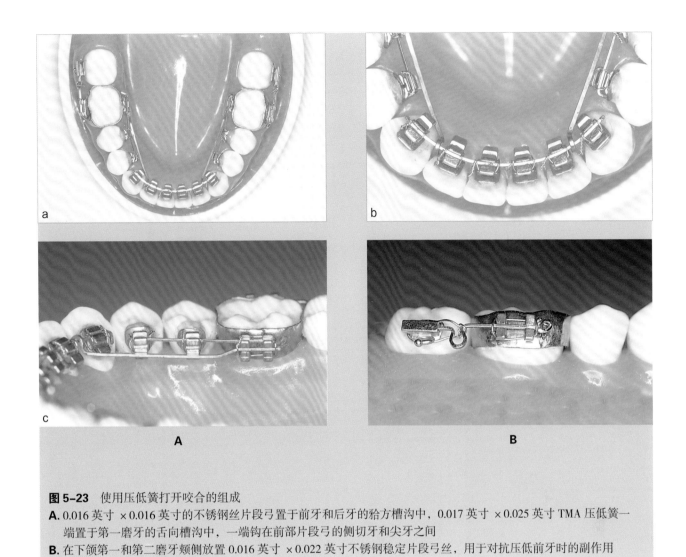

图 5-23 使用压低簧打开咬合的组成
A. 0.016 英寸 ×0.016 英寸的不锈钢丝片段弓置于前牙和后牙的𬌗方槽沟中，0.017 英寸 ×0.025 英寸 TMA 压低簧一端置于第一磨牙的舌向槽沟中，一端钩在前部片段弓的侧切牙和尖牙之间
B. 在下颌第一和第二磨牙颊侧放置 0.016 英寸 ×0.022 英寸不锈钢稳定片段弓丝，用于对抗压低前牙时的副作用

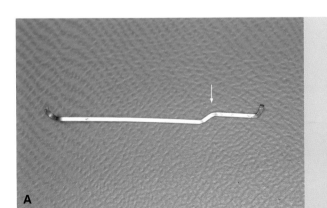
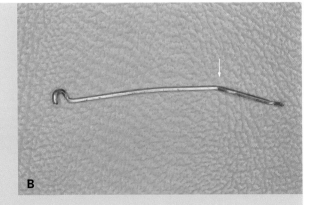

图 5-24 压低簧
A. 第一磨牙近中的第一序列曲，用来避免接触前磨牙的托槽
B. 在第一序列曲的近中弯大概 15° 的后倾曲激活弓丝

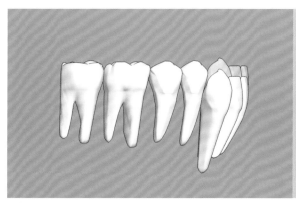

图 5-25　使用压低簧可以同时压低下颌六颗前牙

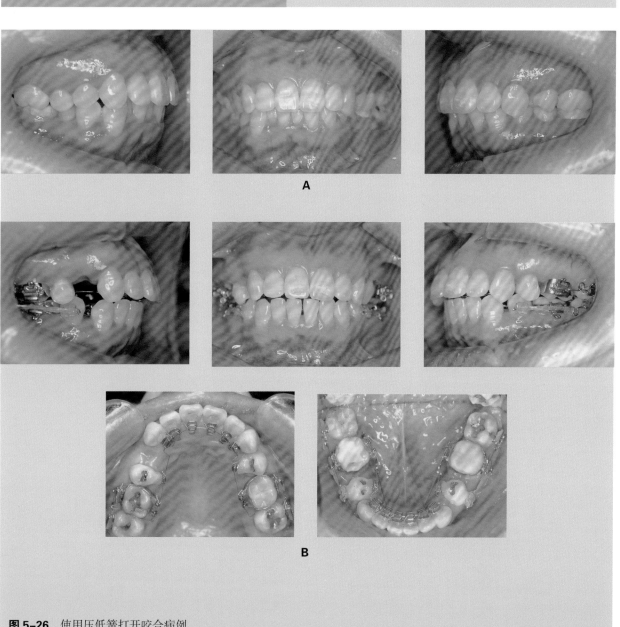

A

B

图 5-26　使用压低簧打开咬合病例
A. 矫治前：拔牙病例，尽管覆𬌗不是很深，上前牙托槽还是与下前牙有𬌗干扰
B. 同样先在下牙弓放置托槽，利用压低簧同时压低六颗下颌前牙后，上颌切牙黏结托槽

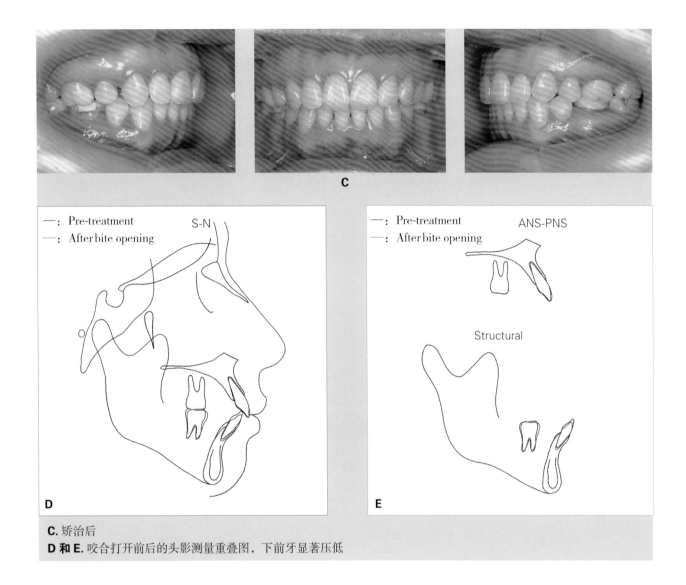

C. 矫治后

D 和 E. 咬合打开前后的头影测量重叠图，下前牙显著压低

总结

　　在安氏Ⅱ类错合畸形的矫治中，必须纠正深覆𬌗。许多医师采用常规的、重复的方法来打开咬合，然而，更应该依据各个病例的具体情况，选择合适的方法。例如，应该首先判断是仅压低前牙，还是仅伸长后牙，或者是两者兼有。

　　牙齿的一个很重要的功能就是咀嚼。无论是正畸或是牙科的其他治疗领域，治疗过程中都不应该存在𬌗干扰。常规唇侧矫治中，纠正深覆𬌗的起始阶段，一般不在下前牙的唇侧黏结托槽，因为上前牙切端和下前牙的唇侧托槽间会产生𬌗干扰。因此，一开始仅结扎上颌前牙，在估计不会产生𬌗干扰后才可以黏结下前牙的托槽，之后按照步骤继续进行矫正。

假如相同的病例采用舌侧矫治，那么与唇侧矫治类似的，应尽早消除可能存在于上前牙舌侧托槽和下前牙切端之间的𬌗干扰，因此，建议在一开始先压低下前牙，然后黏结上前牙的托槽。

MAT 的第二阶段

在开始第二阶段矫治之前，上下牙列必须完全排齐整平。第二阶段的矫治目标是获得正常的尖牙及磨牙关系，调整牙弓前后向关系，关闭拔牙间隙，纠正深覆盖或者反覆盖。

主要有两种方法内收前牙：两步法，先内收尖牙再内收四个切牙；一步法，同时内收六个前牙。在舌侧矫治中，由于成年患者一般会在意使用分次内收法时尖牙和侧切牙之间产生的间隙。因此常采用一步法同时内收六个前牙。

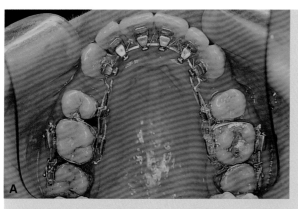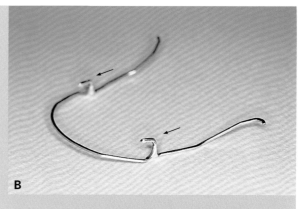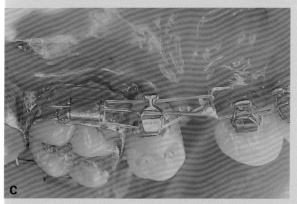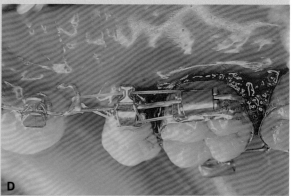

图 5-27 滑动法
A. Kurz 托槽配合 0.016 英寸 × 0.016 英寸的不锈钢蘑菇型弓丝，滑动法一次内收六个前牙
B. 滑动法内收前牙弓丝，主弓丝上焊接黄铜丝作为牵引钩
C 和 D. 舌侧观，利用弹力线（ET）内收牙齿

与唇侧矫治一样，舌侧矫治中关闭拔牙间隙的机制分两种：滑动法（图5-27）和关闭曲法（图5-28）。

滑动法的优点是节省弯制弓丝的时间，加力方法也很多样。弹性牵引材料，例如链圈和弹力线可以作为加力装置，还可以使用镍钛拉簧或圈丝向远中结扎来加力。但是，如果牙弓没有完全整平，那么弓丝和托槽间的摩擦力将会增大，导致无法预料的牙齿移动，对于支抗的要求也大为增加。

相比较而言，关闭曲法因为不涉及托槽和弓丝之间的任何摩擦力，是借助弯制的泪滴曲加力的，加力更精确，所以能更加精确地控制牙齿移动。但需要花费较多的时间来弯制带有关闭曲的蘑菇型弓丝，同时由于远中结扎的距离是有限的，在关闭较大的拔牙间隙时，可能需要弯制两根以上的带有关闭曲的蘑菇型弓丝才能完成间隙的关闭。

在这里，将介绍MAT中带关闭曲的蘑菇型弓丝的弯制。关闭间隙过程中导致副作用的原因和解决方案也将一一介绍。

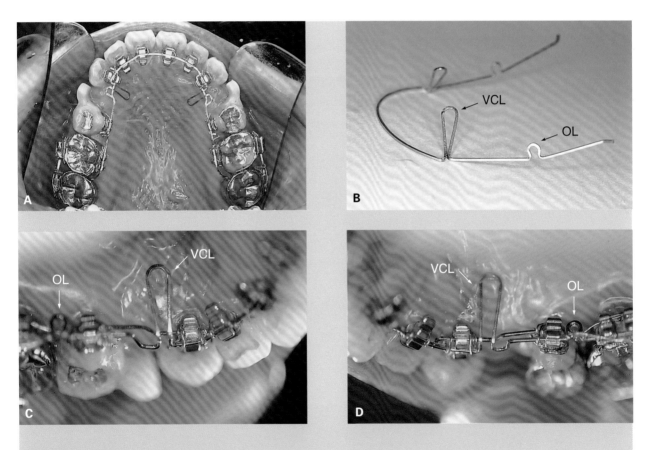

图5-28 关闭曲法
A. Fujita 舌侧系统中利用 0.018 英寸 ×0.018 英寸的带关闭曲的不锈钢蘑菇型弓丝一次内收六颗前牙
B. 利用关闭曲关闭间隙的机制，主弓丝上包含垂直关闭曲（VCL）和 omega 曲（OL）
C 和 D. 舌侧放大图片，通过远中结扎 omega 曲激活垂直关闭曲

弯制带关闭曲的蘑菇型弓丝

MAT 中的间隙关闭机制是建立在关闭曲法的基础上的。Fujita 于 1979 年弯制了第一个带有关闭曲的蘑菇型弓丝（图 5-29），还包含一个 omega 曲，关闭曲由 omega 曲向后结扎激活。然而，若拔牙间隙较大，通常在关闭曲经过数次激活后，omega 曲会碰到最后一个牙的托槽，关闭曲就不能被再次激活关闭间隙了，此时不得不重新弯制一根含关闭曲的蘑菇型弓丝来关闭间隙。

这里笔者将向大家介绍一种新的关闭间隙的蘑菇型弓丝，这种弓丝克服了 Fujita 设计的弓丝的缺点（图 5-30）。由于该弓丝不受激活次数的限制，所以关闭所有的拔牙间隙都可以仅借助一根弓丝完成。

弯制关闭曲的蘑菇型弓丝：目前使用最多

- 弓丝形态：与舌侧矫治相适应的蘑菇型。

- 弓丝尺寸：0.018 英寸 ×0.018 英寸的不锈钢丝。

- 关闭曲特点：垂直曲大约高 10 mm；在上颌弓丝弯制大约 70° 补偿曲，在下颌弓丝弯制大约 90° 补偿曲。

- 弯制步骤

a. 使用舌侧弓丝成型器弯制 0.018 英寸 × 0.018 英寸的不锈钢丝，使弓丝前牙段与硅橡胶印模中的前牙区槽沟轮廓相适应（图 5-31A）。

b. 利用 Tweed 钳在水平方向弯制垂直关闭曲（图 5-31B 和 C）。

c. 在关闭曲的远中臂处弯制补偿曲，使弓丝后牙段与后牙区槽沟形态一致（图 5-31D）。

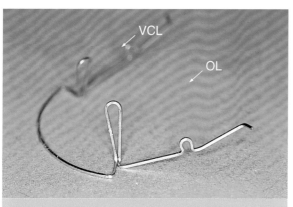

图 5-29 Fujita 设计的带关闭曲的蘑菇型弓丝
0.018 英寸 ×0.018 英寸的不锈钢丝弯制，包含垂直关闭曲（VCL）和 omega 曲（OL）

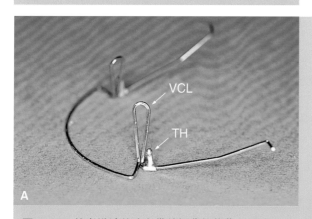
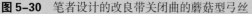
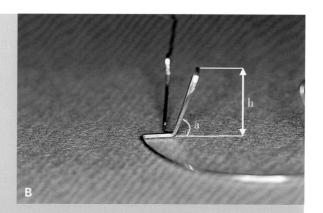

图 5-30 笔者设计的改良带关闭曲的蘑菇型弓丝
A. 0.018 英寸 ×0.018 英寸的不锈钢丝弯制，包含垂直关闭曲（VCL）和远中结扎钩（TH）
B. 关闭曲高 10 mm（h），在上颌弓丝弯制大约 70° 补偿曲（a），在下颌弓丝弯制大约 90° 补偿曲（a）

d. 使用转矩控制钳，依据每个病人的具体情况，使关闭曲形成适宜的角度（图 5-31E 和 F）。

e. 先弯制一侧的关闭曲，再用同样的方法弯制另一侧（图 5-31G 和 H）。

f. 使用牵引钩钳在关闭曲远中安放牵引钩（图 5-31 I~L）。

g. 完成含关闭曲的蘑菇型弓丝的弯制（图

5-31M 和 N）。

· 激活步骤

a. 如图 5-32A 所展示的关闭间隙的蘑菇型弓丝弯制完成后，纳入舌侧托槽的𬌗方槽沟内。使用结扎丝进行末端结扎来激活该关闭曲（图 5-32A）。

b. 经过数次激活之后，末端结扎牵引钩将会碰到邻近缺牙间隙的牙齿上的托槽（图 5-32B）。

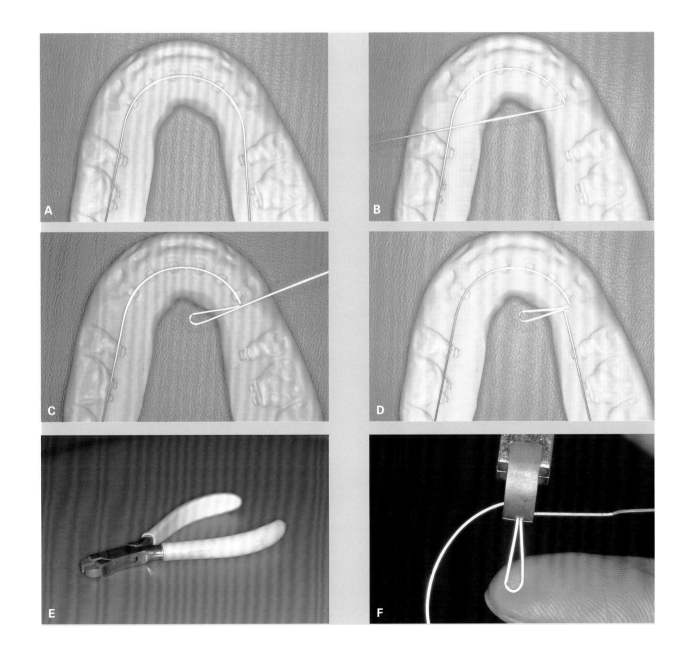

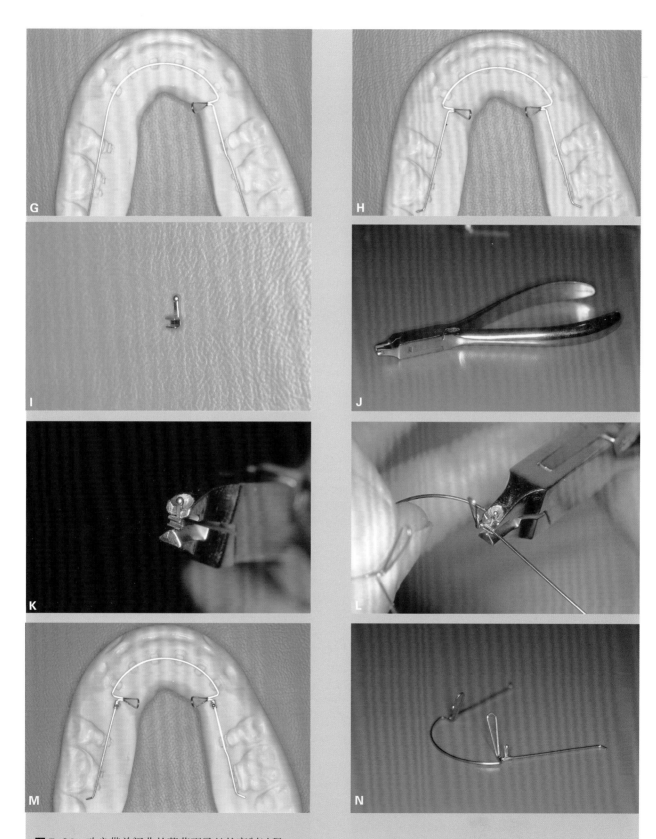

图 5-31 改良带关闭曲的蘑菇型弓丝的弯制过程

A. 参照硅橡胶印模，使用舌侧专用弓丝成型器，将 0.018 英寸 ×0.018 英寸的不锈钢丝弯制出前牙区弓形

B 和 C. 使用 TWEED 钳弯制垂直关闭曲

D. 关闭曲的远中部分与后牙区槽沟一致

E. 转矩钳

F. 根据个体的差异，使用转矩钳将关闭曲弯制适宜的补偿曲

G 和 H. 先弯制好一侧的关闭曲，再弯制另一侧的曲

I. 牵引钩

J. 牵引钩钳

K 和 L. 在关闭曲后使用牵引钩钳固定牵引钩

M 和 N. 完成的弓丝

　　c. 然后将牵引钩重新定位至后牙托槽之前，再进行末端结扎，激活弓丝，关闭最后的间隙（图5-32C 和 D）。注意牵引钩的移动。

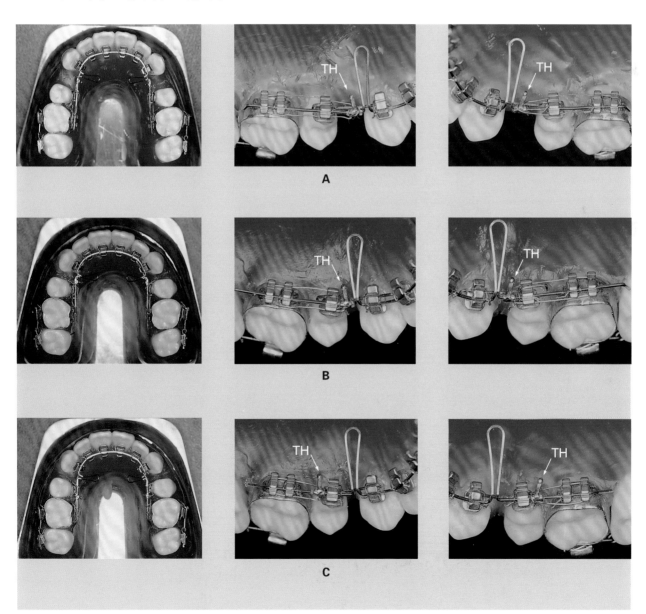

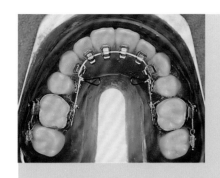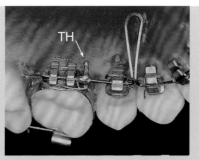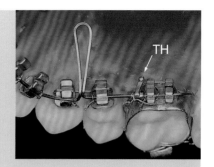

图5-32 改良带关闭曲的蘑菇型弓丝的激活步骤

A. 将弓丝置入托槽的𬌗方槽沟，利用末端结扎（TH）激活关闭曲

B. 经过多次加力后，间隙减小、牵引钩（TH）会碰到托槽

C 和 D. 牵引钩重新定位到最后托槽的近中，继续完成间隙的关闭

关闭间隙过程中的副作用和解决方法

纠正上下颌切牙至正确的位置对于功能的行使、治疗的稳定性和美观十分重要。[4, 14-16] 因此，正畸治疗中准确设计前牙的内收很重要。不同于唇侧矫治装置，在舌侧矫治中前牙内收易导致如下所述的一些副作用，需要尽量避免：

– 切牙的过度舌倾

– 垂直向的弯曲效应

– 横向的弯曲效应

这些副作用更容易在上颌出现，原因和解决方法讨论如下。

切牙的过度舌倾

在大多数错𬌗畸形中，在关闭间隙阶段内收前牙时，必须在维持𬌗平面和达到内收效果之间找到平衡。为了实现这些目标，医师务必确保使用适宜的作用力来内收和压低前牙。与唇侧矫治装置相比，舌侧矫治中内收和压低前牙的作用力通常位于阻抗中心的腭侧，因此，前牙受到更大

的舌侧倾斜力矩的作用（图5-33）。一般来说，舌侧矫治比唇侧矫治更容易发生前牙舌倾（图5-34）。

增加压低前牙的作用力同时减少内收的作用力，可以使得力的作用部位更接近阻抗中心，从而减小牙齿所受到的舌侧倾斜力矩。然而，单纯的作用力大小的改变对于避免前牙舌倾的作用有限。

内收前牙时若很快就出现了严重的舌侧倾斜，称为"兔牙现象"。舌侧矫治中，为了避免兔牙现象的出现，应该尽可能的直接在托槽上施加力和力矩，或者使力的作用线通过阻抗中心（图5-35）。

直接在前牙托槽上施加力和力矩

内收前牙时，可以在关闭间隙的蘑菇型弓丝的前牙段加入正转矩，或者在托槽的树脂底板上预置额外的正转矩来减少前牙舌倾的产生（图5-36）。

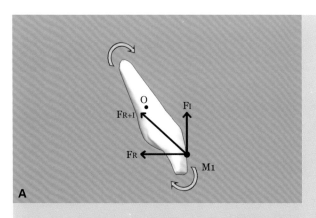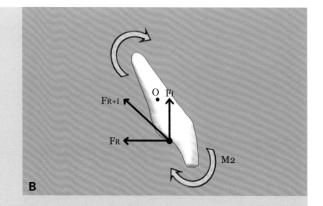

图 5-33　牙齿移动中托槽位置和加力点对牙齿的影响
当对切牙施加内收和压低的力量时，和唇侧矫治相比，舌侧矫治系统中的𬌗力更偏向于阻抗中心的舌侧，产生更大的冠舌向倾斜的力矩。O：阻抗中心；F_R：内收力；F_I：压低力；F_{R+I}：𬌗力；M_1 和 M_2：力矩

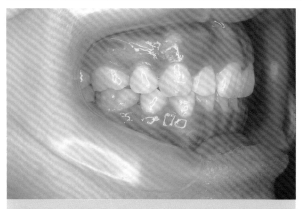

图 5-34　舌侧矫治内收前牙中的副作用：严重的前牙舌倾

a. 矫治过程中在弓丝上增加转矩：关闭间隙时可在前牙区弓丝上弯制根舌向转矩，可以防止冠舌倾，但是这种方法对医师技术要求较高。

b. 矫治之前在托槽上预置转矩：在完成个性化托槽的技工室阶段，可以在前牙托槽底板上预置根的舌向转矩，从而产生所需的反向力矩。这种方法不需要高水平的弓丝弯制技能。

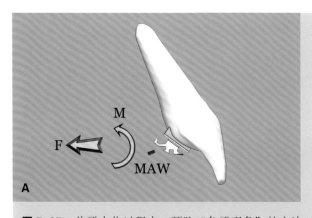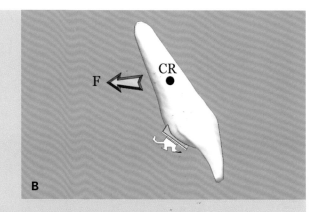

图 5-35　前牙内收过程中，预防"兔牙现象"的方法。F：内收力；MAW：前牙区加根舌向转矩的内收弓丝；M：MAW 可以产生对抗舌侧倾斜的力矩；CR：阻抗中心
A. 直接在托槽上施加力和力矩的方法
B. 在合适的方向加力的方法，例如使力量通过阻抗中心

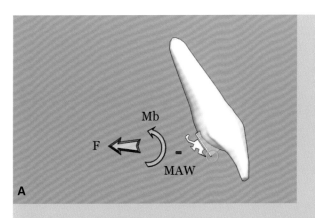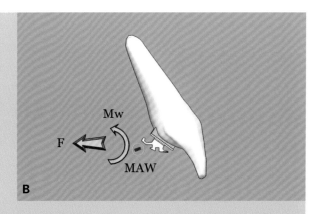

图 5-36 前牙内收过程中，增加转矩，防止牙齿过度舌倾的方法。F：内收力；Mb：前牙托槽底部预置转矩产生的对抗力矩；Mw：弓丝前牙区弯制转矩产生的对抗力矩；MAW：带关闭曲的弓丝
A. 矫治前在托槽底板树脂中预置转矩（绿色圆圈）
B. 矫治中关闭间隙时在弓丝的前牙区弯制转矩（绿色圆圈）

上述第一种方法不仅需要较高的弓丝弯制技术，而且会延长椅旁操作时间。如果在技工室定位托槽时就将转矩预置到树脂底板上，那么就可以省略临床上弯制转矩的步骤。这样既可在内收前牙时防止牙齿的舌倾又可节省临床操作时间。

作者在 1997 年设计了切牙倾斜指示器，可以在初始的模拟排牙阶段就控制前牙的唇倾度。[17] 通过这种特别设计的装置可以将理想的转矩预置于前牙托槽底板上。

使用切牙倾斜指示器预置转矩

· 在患者面部标记眶下缘最低点，以此作为前牙指示点，使用面弓转移定位上颌和下颌模型。当模型定位于𬌗架上，𬌗架的平面应与 FH 平面平行（图 5-37 和 5-38）。

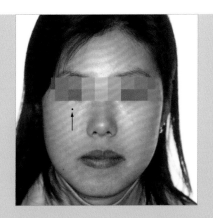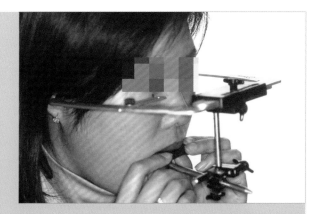

图 5-37 标记眶下缘的最低点（箭头所示），以此为参照，调节面弓和咬合叉盘

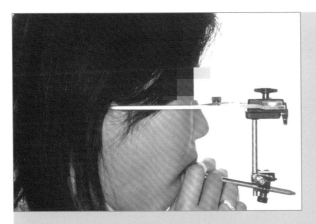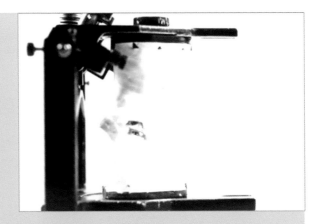

图 5-38　利用面弓和咬合叉盘将上下颌模型固定在殆架上，殆架的上平面就相当于 FH 平面

・ 使用 0.021 英寸 ×0.025 英寸的不锈钢丝和树脂制作适合上下颌切牙的倾斜指示器。要保证上下颌的倾斜指示器与殆架平面所成的角度与头颅侧位片中上下颌中切牙长轴与 FH 平面所成的角相同（图 5-39 和图 5-40）。在图中所示的病例中，上颌切牙的唇倾度为 113°，下颌切牙的唇倾度为 51°。

・ 再依据 Andrews 的六项殆标准来制作排牙模型。利用倾斜指示器和量角器，将患者原有的切牙位置以最小的误差转移到排牙模型上。

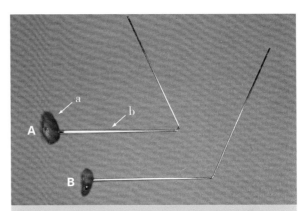

图 5-39　利用树脂（a）和不锈钢丝（b）制作的上（A）下（B）前牙倾斜指示器

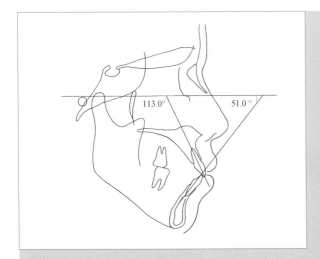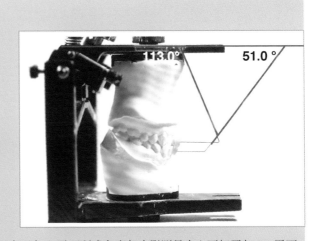

图 5-40　切牙倾斜指示器固定在上下切牙的唇面，使得钢丝与殆架上平面所成角度与头影测量中上下切牙与 FH 平面所成角度一致。在图中所示的病例中，上颌切牙的唇倾度为 113°，下颌切牙的唇倾度为 51°

在所示病例中，最后所需的上切牙倾斜度是113°，下切牙为51°。在精确调整下，理想的排牙模型最终完成（图5-41）。

· 利用专用的托槽定位装置将托槽定位至理想的位置，然后用光固化树脂将其黏结到排牙模型上。这样转矩、轴倾角和唇舌向补偿就被预置到前牙托槽的树脂底板中了（图5-43）。

· 在口内利用个体化转移托盘将定制的托槽黏结至牙齿舌面（图5-44）。

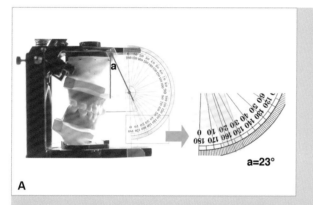
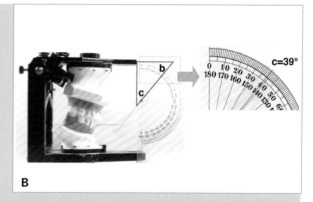

图5-41 制作排牙模型时，上下切牙的唇倾度通过倾斜指示器和量角器来确定。也就是说，将倾斜指示器固定在切牙的唇面，在排牙模型上调节切牙的长轴使得角度与之前测量的数值一致。另外，可以用量角器测量𬌗架上平面垂直线与指示器之间的角度，由此得出上下前牙的唇倾度。图中病例的上切牙倾斜度是113°，下切牙为51°
A. 上颌切牙唇倾度的调整
B. 下颌切牙唇倾度的调整

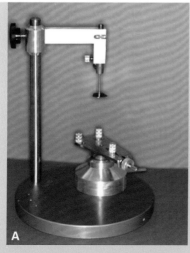
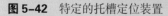
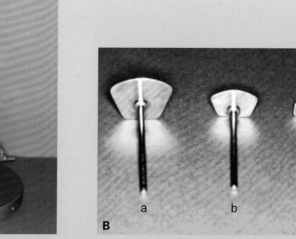

图5-42 特定的托槽定位装置
A. 可调节测量盘
B. 上前牙（a）、下前牙（b）和下后牙（c）槽沟定位叶片

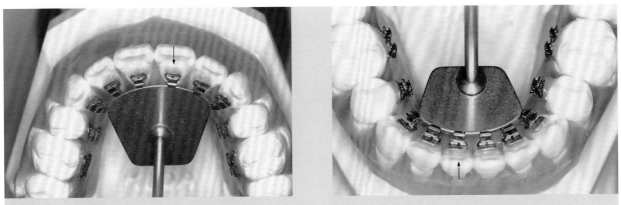

图 5-43 使用可调节托盘和叶片，将托槽定位在排牙模型上。根据个体情况，计算出理想的前牙转矩（箭头所示），最终表达在托槽的树脂底板上

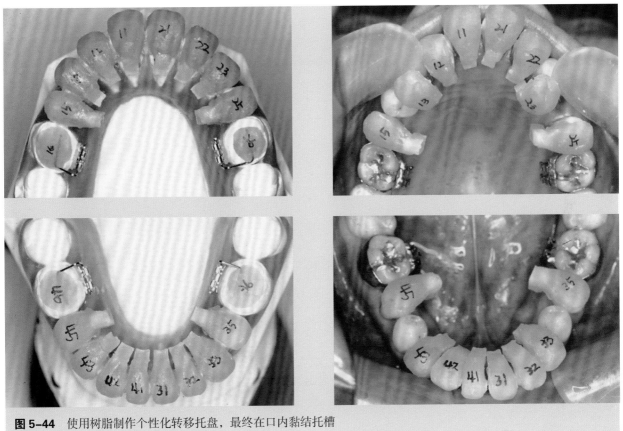

图 5-44 使用树脂制作个性化转移托盘，最终在口内黏结托槽

总结

舌侧矫治中现有的间接黏结系统需要先在排牙模型上定位托槽，强调实验室阶段对前牙轴倾度的精确控制（图5-45）。例如，排牙时前牙排在了原有位置的偏舌侧，托槽上预置的冠舌向转矩就会加大，使得前牙内收时冠会舌倾。技工室操作的误差会在后期临床阶段被放大。

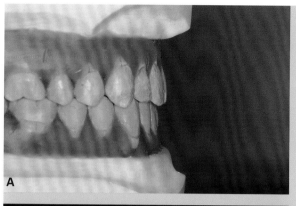

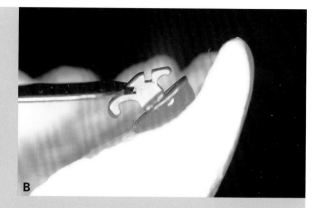

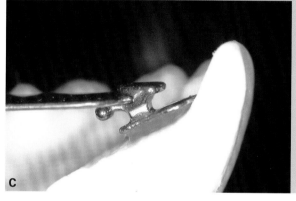

图 5-45 排牙模型上利用树脂底板确定上颌前牙托槽的位置。树脂底板的厚度可以根据设计的前牙唇舌向角度进行调整，从而补偿相应的转矩。在前牙转矩相同的情况下，Fujita 托槽靠切端方向的树脂底板厚度比 Kurz 托槽要厚
A. 排牙模型
B. Fujita 托槽
C. Kurz 托槽

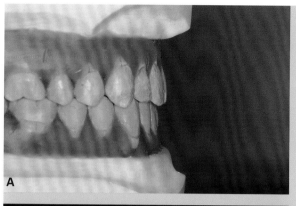

利用切牙倾斜指示器可以在排牙模型上简单、精确地调节前牙的唇倾度，从而可以在托槽树脂底板上预置较为精确的转矩。例如，需要设置前牙的根舌向转矩时，可以将排牙模型上前牙排列得更唇倾。这种转矩的补偿可以使内收前牙时既不需要在弓丝上打第三序列弯曲，又可避免不必要的前牙舌侧倾斜（兔牙现象）。

拔牙病例中，如果治疗前切牙的平均唇倾度在正常标准差范围内，那么作者建议切牙可以唇倾 10°～15°。若是唇倾度较正常情况超过一个标准差，那么在排牙模型上切牙可以维持原有唇倾度或仅轻微唇倾。

在前牙的阻抗中心上施加控制力

在舌侧矫治内收前牙时，也可以使用杠杆臂（Lever-arm）控制前牙转矩。不同于唇侧矫治，舌侧矫治中，上腭的宽度和深度能提供足够的空间，可以较理想地实现杠杆臂的应用。

可以通过调节前牙杠杆臂的长度和后牙横腭杆（TPA）上牵引钩的位置来调整前牙区内收力的方向及其与阻抗中心的关系。另外，控制良好的前牙内收力也有利于后牙支抗的保护。

杠杆臂在片段弓或是连续弓技术中均适用，片段弓的好处之一在于可以在前牙和后牙区之间产生精确的、可预知的作用力。但是，牙弓形态容易发生改变（图 5-46）。

本文介绍在连续弓丝技术中使用的杠杆臂，该力系统可以很好地控制前牙转矩和后牙支抗，同时有利于弓形的维持。

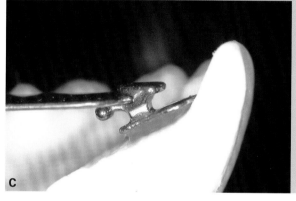

正畸舌侧矫治技术蘑菇型弓丝技术与舌侧托槽

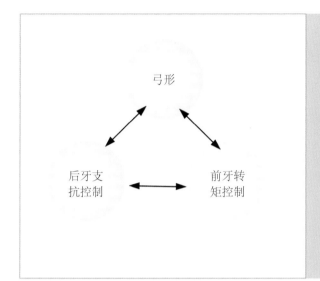

图 5-46　杠杆臂（Lever-arm）在片段弓或是连续弓技术中均适用，片段弓中应用的好处是可以在前牙和后牙区之间产生精确的、可预知的作用力。但是，牙弓形态容易发生改变。因此，在使用杠杆臂技术前，选择用片段弓还是连续弓，需要考虑牙齿的移动方式及维持好牙弓的形态

图 5-47 所示的施力模式图已展示了此技术在临床应用时所有可能的反应结果。内收力与𬌗平面平行，且通过前牙和后牙的矢状阻抗中心，将会使前牙整体内收，后牙整体前移（图 5-47Ab）。如图 5-47Aa 所示的临床情况，前牙整体内收的同时也被压低，后牙支抗因后牙远中倾斜移动而被加强。图 5-47Ac 所示系统的结果是前牙整体内收的同时也会伸长，后牙因向近中倾斜移动而使支抗减弱。

图 5-47B 和图 5-47C 分别展现的是前牙内收时的冠舌向移动和根舌向移动。

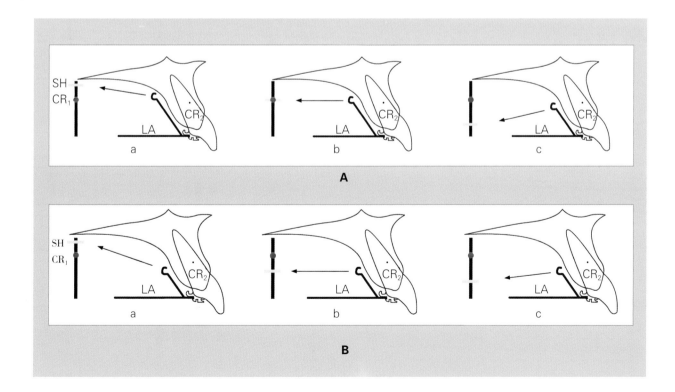

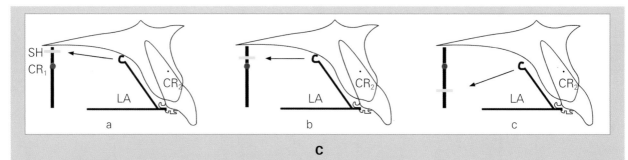

C

图 5-47 不同力系中前牙和后牙的移动方式。所有力系中上颌第一磨牙之间均使用 0.018 英寸 × 0.018 英寸不锈钢蘑菇型弓丝，0.9 mm 的不锈钢丝作为杠杆臂焊接在侧切牙和尖牙之间的主弓丝上。横腭杆固定在左右第一磨牙上，根据前牙阻抗中心的位置，调节杠杆臂的长短和横腭杆上牵引钩的位置，形成不同的加力系统，从而实现不同的前后牙齿移动方式。LA：杠杆臂；TPA：横腭杆；CR_1：后牙阻抗中心；CR_2：前牙阻抗中心；SH：焊接牵引钩线与指示器之间的角度，由此得出上下前牙的唇倾度。图中病例的上切牙倾斜度是 113°，下切牙为 51°
A. 前牙整体移动的加力系统
　a. 前牙整体内收并压低，后牙牙冠远中倾斜
　b. 前牙整体内收（平移），后牙整体前移
　c. 前牙整体内收并伸长，后牙牙冠近中倾斜
B. 前牙冠舌倾的加力系统
　a. 前牙牙冠远中移动并压低，后牙牙冠远中倾斜
　b. 前牙牙冠远中移动，后牙牙冠近中移动
　c. 前牙牙冠远中移动并伸长，后牙牙冠近中移动
C. 前牙根舌倾的加力系统
　a. 前牙牙远根中移动并压低，后牙牙冠远中倾斜
　b. 前牙牙根和后牙牙冠远中移动
　c. 前牙牙根远中移动并伸长，后牙牙冠近中移动

　　针对每个临床病例仔细分析后才能决定正确的杠杆臂设计方法。

确定杠杆臂（Lever-arm）的长度和 TPA 上力的作用点

　　明确移动牙齿的阻抗中心位置是决定加力方式之前最基本的问题。Vanden Bulcke 等认为六个前牙作为一个整体，其阻抗中心位于两中切牙之间距牙槽嵴顶 7.0 mm 的根尖方向的骨质上（与𬌗平面垂直测量）。[18]

　　根据上述理论确定了前牙的阻抗中心后，就可在头颅侧位片上确定杠杆臂的长度和 TPA 上牵引钩的位置，然后就可在临床实施（图 5-48）。

　　由直径 0.9 mm 的不锈钢丝弯制的杠杆臂被焊接在侧切牙和尖牙之间的蘑菇型弓丝上，并确定适合的长度。在 TPA 标记的位置上焊接黄铜丝作为牵引钩，由此决定了内收力的作用点。

　　由此确立杠杆臂系统（图 5-49）。

垂直向弯曲效应

　　在前牙内收过程中，拔牙间隙近中的牙齿（通常是尖牙）常常向拔牙间隙倾斜，导致前牙的过度舌倾。这种位于拔牙间隙近中和远中的牙齿均会发生向间隙倾斜的现象叫做垂直向弯曲效应（图 5-50）。关闭间隙时若使用关闭曲，由于弓丝的弹性增加，比滑动技术更容易发生这种副作用。

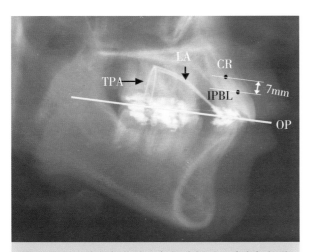

图 5-48　在头颅侧位片上仔细分析后，确定杠杆臂的长度和 TPA 上牵引钩的位置
OP：殆平面；IPBL：中切牙间牙槽嵴点；CR：6 个上前牙作为一整体的阻抗中心；LA：杠杆臂；TPA：横腭杆

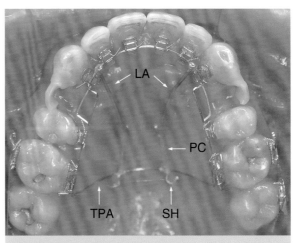

图 5-49　杠杆臂系统。LA：杠杆臂；TPA：横腭杆；SH：焊接牵引钩；PC：链圈

可以使用 0.016 英寸 ×0.016 英寸的不锈钢丝在拔牙间隙的前后弯制对抗垂直向弯曲效应的片段弓（ABS 弓丝），并纳入拔牙间隙前后牙齿托槽的舌向槽沟中（图 5-51）。加入 ABS 弓丝很方便，但是在间隙关闭阶段的作用却不可忽视，当使用关闭曲时一定要配合使用 ABS 弓丝来内收前牙（图 5-52）。

横向弯曲效应

关闭间隙内收前牙时，第一磨牙常作为支抗。位于阻抗中心舌侧的内收前牙的作用力会使第一磨牙在水平面上发生近中 – 颊向旋转，并使得第二前磨牙向颊侧移动，这一现象称为横向弯曲效应，也是关闭间隙阶段的副作用之一（图 5-53）。

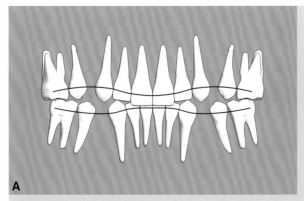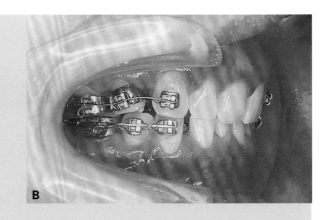

图 5-50　垂直向弯曲效应
A. 垂直向弯曲效应示意图
B. 前牙内收过程中，拔牙间隙近中的牙齿（通常是尖牙）常常向拔牙空隙倾斜，导致前牙的过度舌倾

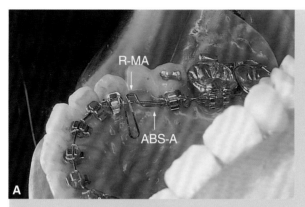
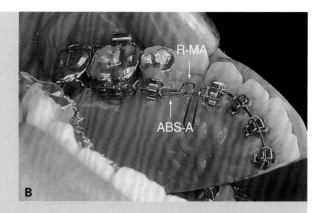

图 5-51 抗弯曲效应的片段弓（ABS 弓丝）

整体内收前牙时，为对抗垂直向弯曲效应，使用 0.016 英寸 × 0.016 英寸的不锈钢丝片段弓（ABS 弓丝），并纳入拔牙间隙前后牙齿托槽的舌向槽沟中。主弓丝 0.018 英寸 × 0.018 英寸的蘑菇型弓丝（R-MA）置入粭方槽沟中。0.016 英寸 × 0.016 英寸的抗弯曲效应片段弓（ABS 弓丝）要提前使用，以避免垂直向弯曲效应的发生

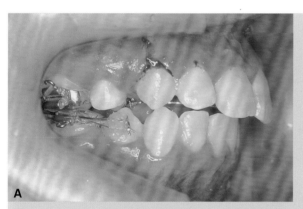
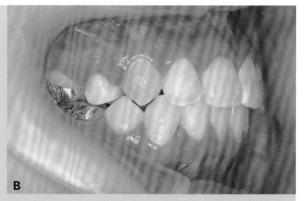

图 5-52 使用抗弯曲效应片段弓后，整个矫治过程中，没有出现垂直向弯曲效应

A. 内收前　　**B.** 间隙关闭

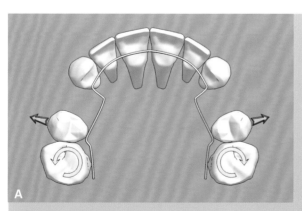
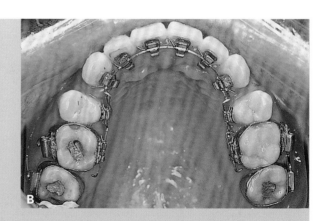

图 5-53 横向弯曲效应

A. 横向弯曲效应示意图

B. 内收过程中，上颌右侧出现横向弯曲效应，第一磨牙近中颊向旋转，继而第二前磨牙颊向移位。由于右侧第一、二磨牙的颊侧没有放置片段弓，造成了第一磨牙的这种变化

将 0.016 英寸 × 0.022 英寸的不锈钢丝片段弓置入颊侧托槽中，即可防止第一磨牙的近中－颊向旋转（图 5-54 和图 5-55）。在第一、二磨牙颊侧黏结标准方丝弓颊面管，而不是直丝弓颊面管。原因是，第一磨牙的直丝弓颊面管中预置了 10° 的远中补偿角，反而会加重第一磨牙的旋转。

上述的颊侧片段弓能避免这些副作用，但最好和 TPA 配合使用（图 5-56）。

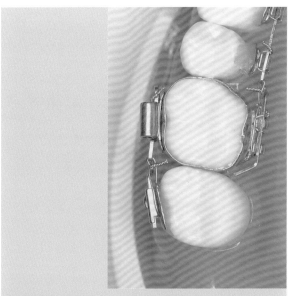

图 5-54 上颌第一、二磨牙颊侧的片段弓和颊面管，应使用方丝弓而不是直丝弓颊面管，因为直丝弓颊面管中预置了 10° 的远中补偿角，反而会加重第一磨牙的近中颊向旋转

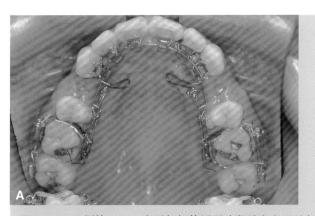

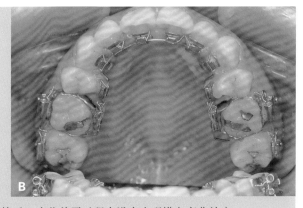

图 5-55 上颌第一、二磨牙颊侧使用了片段弓和方丝弓颊面管后，内收前牙过程中没有出现横向弯曲效应
A. 内收前　**B.** 间隙关闭

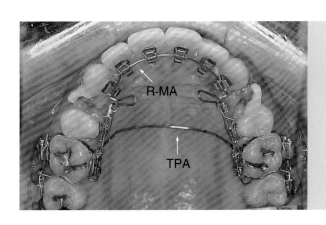

图 5-56 横腭杆（TPA）
整体内收过程中，主弓丝 0.018 英寸 × 0.018 英寸的蘑菇型弓丝（R-MA）置入𬌗方槽沟中。为防止第一磨牙近中颊向旋转，使用 0.028 英寸的不锈钢丝弯制 TPA，固定在第一磨牙舌向槽沟中（两个舌向槽沟中宽的那个），与颊侧片段弓配合使用

总结

与唇侧矫治相比，舌侧矫治的重点在于尽量减少治疗过程中可能的副作用。因为这些副作用可能导致灾难性的后果，医师在治疗过程中必须时刻注意，在错误造成之前就发现潜在的偏差，并找到解决方法。

支抗控制

对于选择两步法来内收前牙的病例（例如先远移尖牙，再内收4个切牙），一般是按照前牙内收量：后牙前移量 =60：40 的比例来关闭间隙。最终前后牙实际的移动量取决于第二磨牙是否被纳入后牙的支抗单位，也受到前牙转矩量的影响。

舌侧矫治中内收前牙时，可以使用下文所述的方法辅助控制支抗。

· 如果使用横腭杆，那么前后牙移动量的比值大约在 2：1（图 5-57）。

· 若使用口外矫形力装置如头帽来加强上颌磨牙支抗，那么比值将增加到 3：1 到 4：1；然而，此时患者的配合就显得很重要了（图 5-58）。

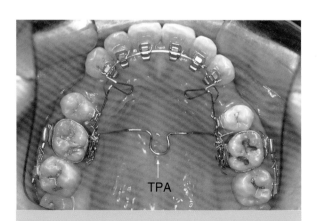

图 5-57 横腭杆
在上颌第一磨牙的舌向槽沟中置入 0.7 mm 直径的横腭杆加强支抗

· 假如使用颌骨内支抗即种植支抗，那么间隙关闭就主要依赖于前牙内收（图 5-59）。这方面的细节将在第六章详述。

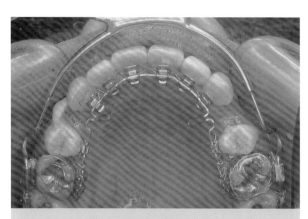

图 5-58 头帽口外弓
内弓插入上颌第一磨牙的颊管中，可以防止内收过程中的支抗丧失

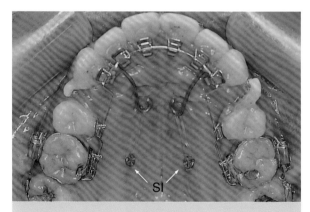

图 5-59 种植钉
种植钉可以防止前牙内收过程中后牙的前移，这是一种绝对支抗

MAT 的第三阶段

在矫治的后期，多数病例都需要精细调整个别牙齿的位置，比如排齐边缘嵴，按精准的唇舌向位置关系将所有牙齿都纳入牙弓，纠正因托槽定位和（或）制作排牙模型时发生的错误。

舌侧矫治中，调整个别牙位置的时间很大程度上取决于实验室阶段制作排牙模型时的精确性、托槽是否定位准确以及托槽是否正确黏结到了预定的位置。假如这些过程发生了误差，那么就需要在 MAT 的第三阶段对牙齿的位置进行精细调整。

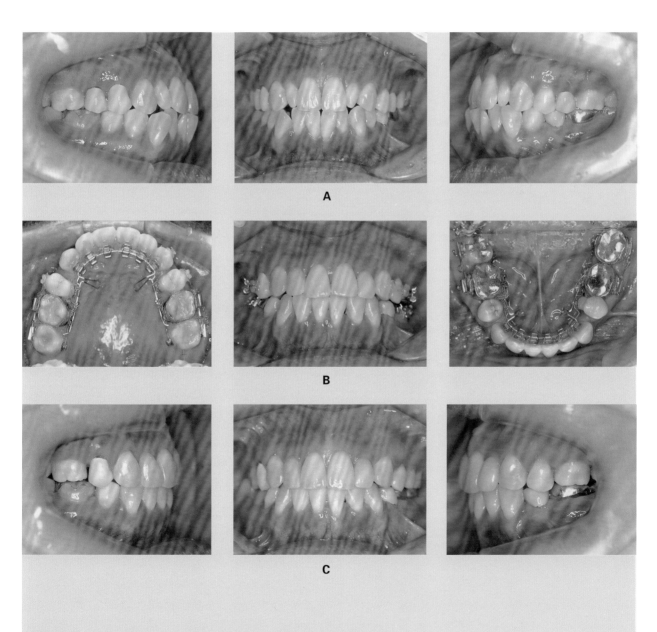

图 5-60 一个未经过第三阶段精细调整但顺利完成矫治的拔牙病例
A. 矫治前 **B.** 间隙关闭时 **C.** 矫治后

图 5-60 展示了一个未经过第三阶段精细调整但顺利完成矫治的拔牙病例。然而，精细调整对大多数病例仍是必需的。即使实验室阶段的间接黏结和临床的一些操作都完成得很好，仍会在矫治过程中出现变化和差错。因此毋庸置疑，对于舌侧矫治来说，精细调整是必需的。

重新定位托槽，使用柔软的弓丝，和（或）在不重新定位托槽的情况下在弓丝上作相应形式的弯曲，利用上述手段就可以最终排齐牙齿。相关方法的具体实施细节将会——讨论。

纠正个别牙齿的位置

调整牙齿的唇舌向位置

为了取得牙齿更好的唇舌向位置，可以重新黏结个别牙的托槽或是在弓丝上做一些额外的弯曲。然而，一般情况下通过托槽重新定位获得想要的唇舌向补偿很难实现（图 5-61）。

所以通常是在弓丝上加入第一序列弯曲或是弹簧曲来达到目的。然而第一序列弯曲常导致邻近牙齿不可预料的移动，所以更推荐重新弯制蘑菇型弓丝，在问题牙的前后加入垂直曲来实现所需的牙齿移动（图 5-62）。

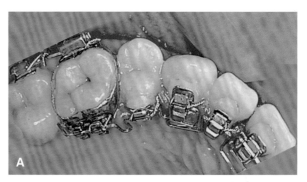

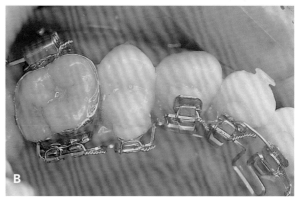

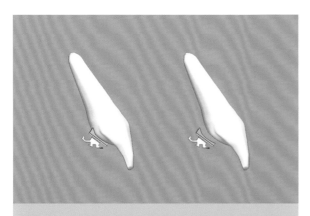

图 5-61 为了实现牙齿的唇舌向移动重新黏结托槽如果因为树脂底板过厚导致牙齿唇向移动，最好重新黏结托槽。但是临床医生不可能判断出树脂底板究竟厚了多少

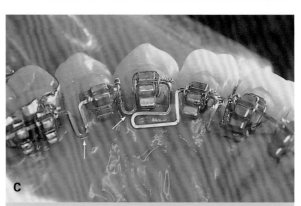

图 5-62 利用弓丝上的垂直曲引导牙齿唇舌向的移动
A. 上颌右侧第二前磨牙舌侧移动前
B. 上颌右侧第二前磨牙舌侧移动后
C. 弓丝上的垂直曲（箭头），为了将上颌第二前磨牙向舌侧移动，将弓丝置入托槽的𬌗方槽沟

调整牙齿的垂直向位置

和上文一样，用作压低或伸长牙齿的方法也有两种：重黏托槽或弯制补偿曲。但是由于无法精确控制托槽的位置，所以仅仅简单的重新定位托槽，是无法实现牙齿垂直向的精确移动的（图5-63）。

可以选择补偿曲和（或）水平曲来实现需要的垂直向移动。因为垂直向的补偿曲与第一序列弯曲一样会造成邻近牙齿不必要的移动，所以更推荐在问题牙的前后加入水平曲来纠正（图5-64）。

下颌托槽间间隙很小，尤其是前牙，很难容纳复杂的曲。这时，就需要在弓丝上弯制补偿曲，再配合结扎圈来纠正了（图5-65）。

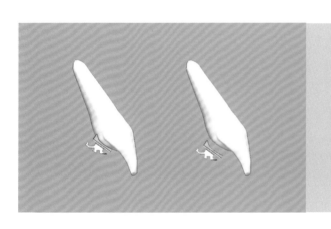

图5-63 重黏托槽控制牙齿垂直向的移动。理论上，可以通过改变树脂底板，重新黏结托槽来压低牙齿，但没有技工室的帮助，仅靠临床是不能精确控制树脂底板的厚度的

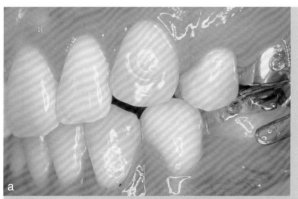

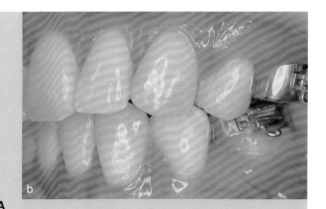

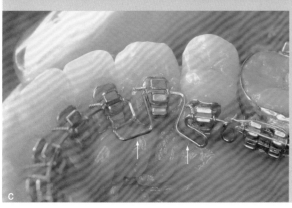

图5-64 利用弓丝上的水平曲来控制牙齿的垂直向移动
A. 伸长牙齿
a. 上颌左侧尖牙伸长前
b. 上颌左侧尖牙伸长后
c. 主弓丝上的水平曲（箭头），置入上颌左侧尖牙托槽的𬌗方槽沟，以伸长牙齿

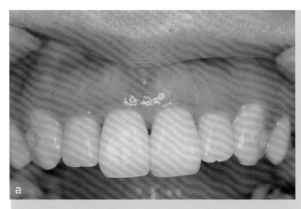

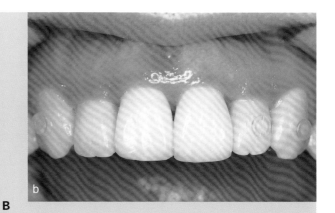

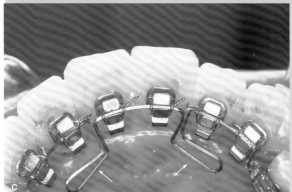

B. 压低牙齿
a. 压低前的上颌左右中切牙
b. 压低后的上颌左右中切牙
c. 主弓丝上的水平曲（箭头），置入上颌中切牙托槽的殆方槽沟，以压低牙齿

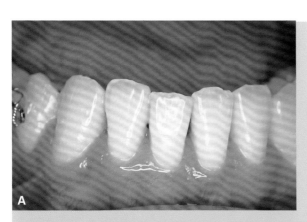

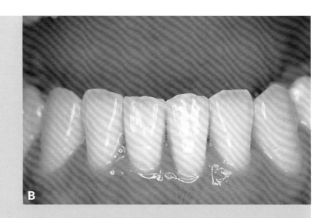

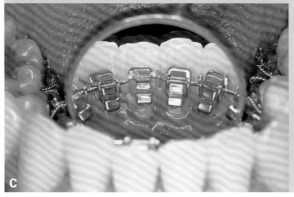

图 5-65　伸长下颌切牙，由于下颌前牙托槽间距非常小，很难弯制复杂的曲，因此下颌前牙区一般通过弯制补偿曲和结扎圈来伸长牙齿
A. 下颌右侧中切牙伸长前
B. 下颌右侧中切牙伸长后
C. 下颌主弓丝上的补偿曲和结扎圈

纠正个别牙齿的长轴

调整牙齿近远中向的长轴（纠正轴倾角）

由于舌侧托槽较唇侧托槽小，所以托槽内预置的轴倾度通常不能完全表达（图5-66）。因为用重新定位托槽的方式来纠正轴倾度很难实现，所以一般在弓丝上弯制第二序列弯曲或弯制曲来达到目的（图5-67）。为了不使邻近的牙齿造成不必要的移动，更推荐利用各种曲来纠正轴倾度（参见图1-11A）。

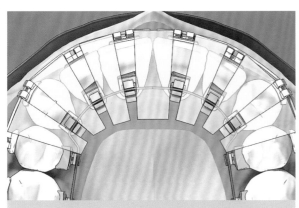

图5-66　由于舌侧系统中托槽间距比唇侧系统要小，所以舌侧托槽宽度相应要小，因此舌侧托槽很难控制牙齿的长轴

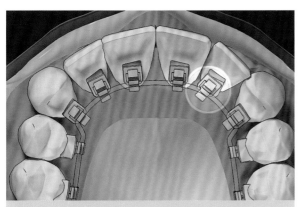

图5-67　重新黏结托槽控制牙齿的长轴。在临床上，不可能简单的调整托槽位置实现对牙齿长轴的控制

对于带有垂直槽沟的托槽系统，通过使用竖直簧，可以很好地纠正轴倾度（参见图1-11B）。因为不需要在主弓丝上弯制弹簧曲，所以可以节约椅旁操作时间，有效排齐牙齿。

竖直簧可以纠正单个牙或者多个牙的轴倾度（图5-68）。单侧的竖直簧可纠正单个牙的轴倾度，根据原有的设计可以从𬌗方或是龈方将其纳入矫治器。两侧的竖直簧可以对称的调整牙齿的轴倾度。类似的，多个单侧竖直簧便可以同时纠正多个牙齿的轴倾度。

调整牙齿唇舌向的长轴（纠正转矩）

一般会在全尺寸的弓丝上加转矩力来控制唇舌向转矩，但是在一些特殊情况下，建议考虑在相关牙齿的近中和远中都加入垂直曲，获得更加符合生理特点的连续轻力来控制转矩。

舌侧矫治在转矩表达过程中较唇侧矫治更容易导致牙齿按照旋转轨迹发生垂直向的位置变化（图5-69）。若是舌侧矫治中牙齿既需要调整转矩又需要纠正垂直向位置，那么应该首先调整转矩而不是垂直向的位置。在获得合适的转矩后，再重新评估，按需要纠正牙齿的垂直向位置（图5-70）。

建议

当牙弓内个别牙齿位置进行上述调整，纠正冠长轴后，上下颌的垂直向和前后向（尤其是矢状向）的位置关系应该重新评估。让上下颌所有的牙齿建立稳定的咬合关系是很重要的。

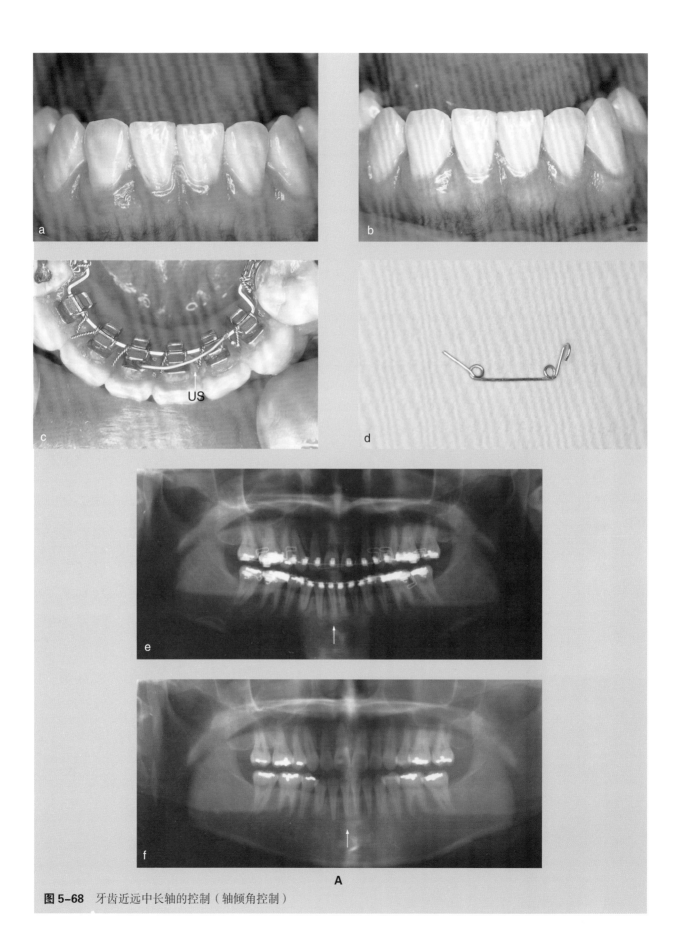

图 5-68 牙齿近远中长轴的控制（轴倾角控制）

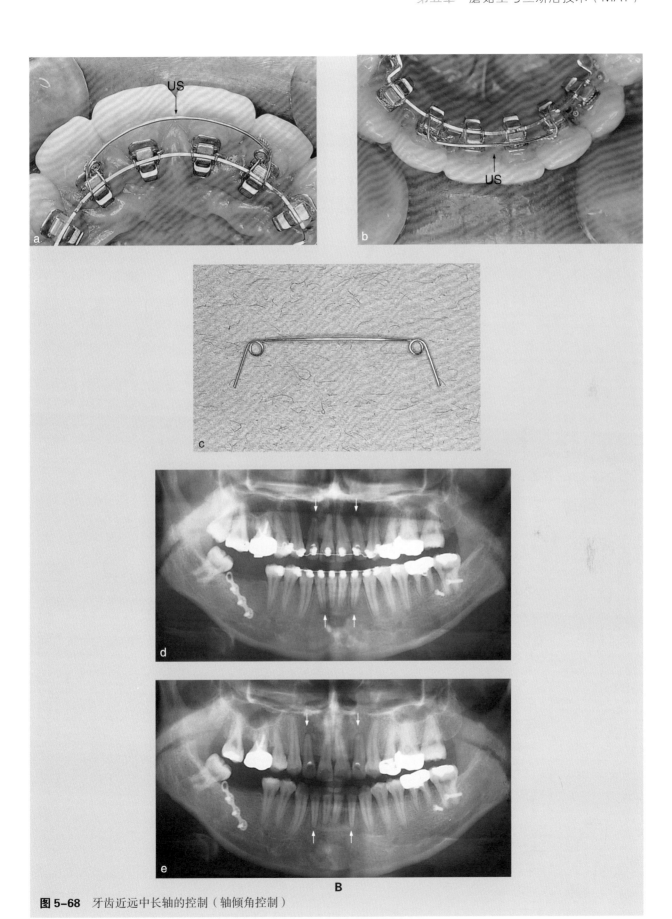

图 5-68　牙齿近远中长轴的控制（轴倾角控制）

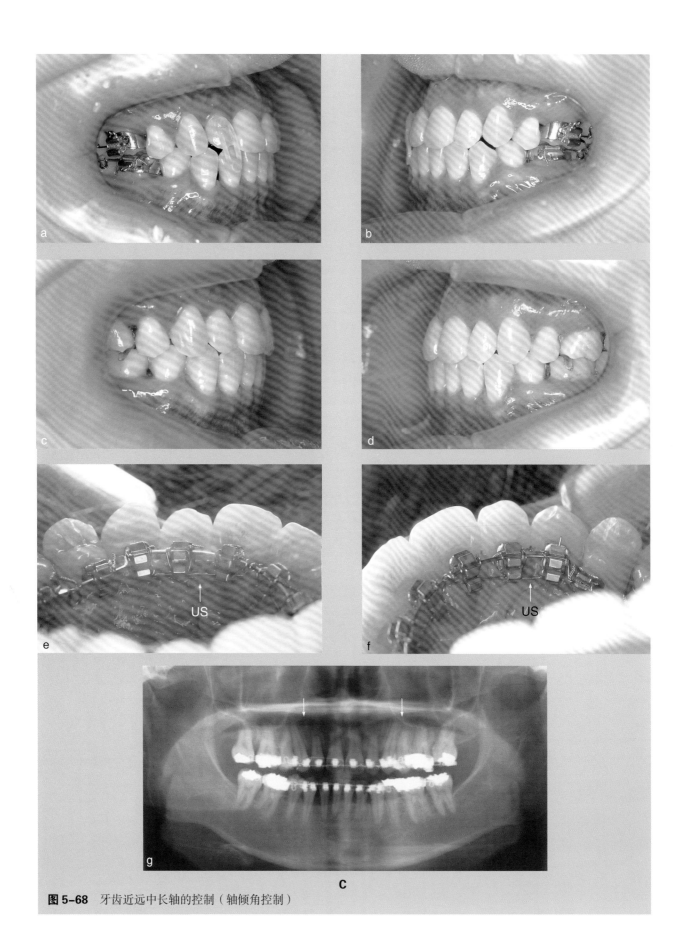

图 5-68 牙齿近远中长轴的控制（轴倾角控制）

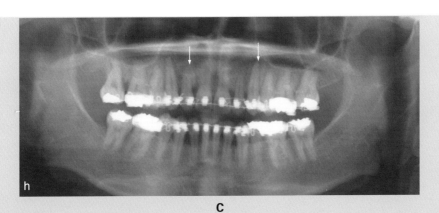

图 5-68 牙齿近远中长轴的控制（轴倾角控制）

A. 单颗牙齿的轴倾角控制

　　a. 矫治前下颌右侧中切牙的轴倾角

　　b. 矫治后下颌右侧中切牙的轴倾角

　　c. 单侧的竖直簧（US）插入下颌右侧中切牙的垂直槽沟，另一端钩在下颌左侧侧切牙和尖牙之间的主弓丝上

　　d. 弯好的单侧竖直簧

　　e. 矫治前全景片中下颌右侧中切牙的轴倾角

　　f. 矫治后全景片中下颌右侧中切牙的轴倾角

B. 对称的两颗牙齿的轴倾角控制

　　a 和 b. 将两侧竖直簧（US）插入上下颌左右侧切牙的垂直槽沟中

　　c. 弯好的两侧竖直簧

　　d. 矫治前全景片中上下颌左右侧切牙的轴倾角

　　e. 矫治后全景片中上下颌左右侧切牙的轴倾角

C. 多颗牙齿的轴倾角控制

　　a 和 b. 矫治前上颌左右尖牙的轴倾角

　　c 和 d. 矫治后上颌左右尖牙的轴倾角

　　e 和 f. 两个单侧竖直簧插入上颌左右尖牙托槽的垂直槽沟中

　　g. 矫治前全景片中上颌左右尖牙的轴倾角

　　h. 矫治后全景片中上颌左右尖牙的轴倾角

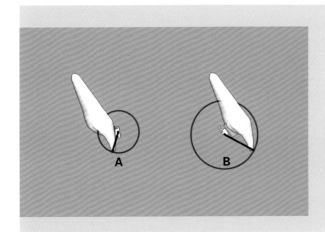

图 5-69 弓丝转矩表达和前牙切缘移动轨迹之间的关系。一旦施加弓丝转矩，槽沟就成为牙齿的旋转中心，而以舌侧托槽槽沟为旋转中心，牙齿的垂直向移动距离要比唇侧托槽明显得多

A. 唇侧托槽中加转矩

B. 舌侧托槽中加转矩

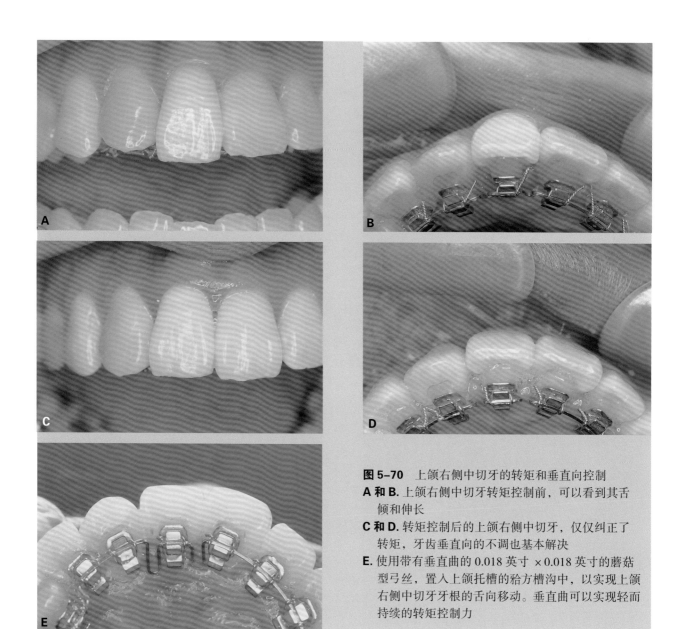

图 5-70 上颌右侧中切牙的转矩和垂直向控制

A 和 B. 上颌右侧中切牙转矩控制前，可以看到其舌倾和伸长

C 和 D. 转矩控制后的上颌右侧中切牙，仅仅纠正了转矩，牙齿垂直向的不调也基本解决

E. 使用带有垂直曲的 0.018 英寸 × 0.018 英寸的蘑菇型弓丝，置入上颌托槽的𬌗方槽沟中，以实现上颌右侧中切牙牙根的舌向移动。垂直曲可以实现轻而持续的转矩控制力

垂直向建𬌗

假如肉眼即可观察到上下颌牙齿垂直向没有良好的咬合接触，那么可以在牙齿颊面黏结隐形树脂扣，进行颌间弹性牵引（图 5-71）。

前后向建𬌗

若病例是骨性的上下颌矢状关系不调，那么即使是掩饰性治疗也很难达到理想的中性𬌗关系。这种情况下，使用 Kim 提出的 MEAW 技术可以使全牙弓在矢状方向移动，尽可能的实现安氏 I 类𬌗关系。[18]

舌侧矫治中，多曲方丝弓矫治技术（MEAW 技术）是可以融入蘑菇型弓丝矫治中的，逐步将𬌗关系调整到 I 类，同时在前后方向上建𬌗（图 5-72）。这种融合了 MEAW 技术的蘑菇型弓丝技术称为多曲蘑菇型弓丝或 MMAW 技术（图 5-73）。

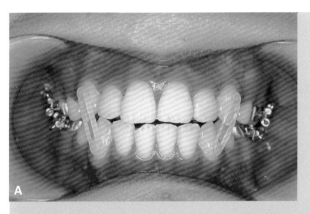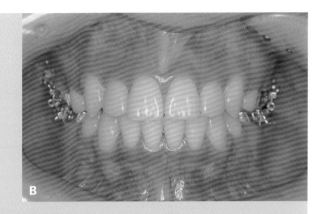

图 5-71 垂直向咬合调整，在四颗尖牙唇面黏结隐形舌侧扣，垂直牵引，实现垂直向咬合调整。
A. 牵引前　**B.** 牵引后

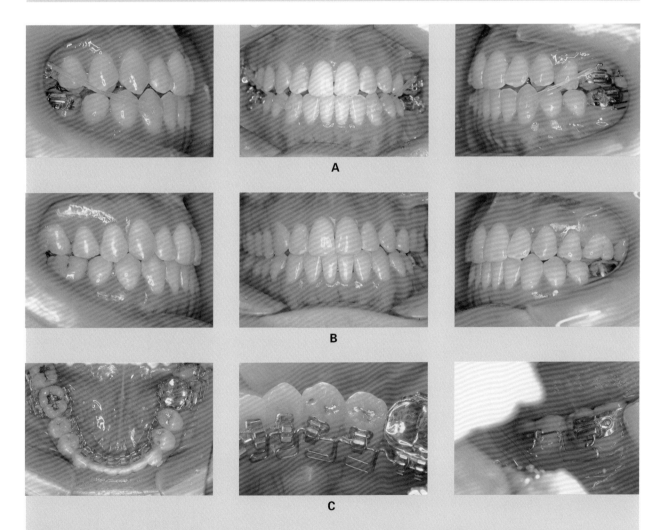

图 5-72 前后向咬合调整，为了实现矢状平面上上下牙弓间的咬合调整，在下颌使用多曲蘑菇型弓丝，同时进行颌间 III 类牵引
A. 咬合调整前
B. 咬合调整后
C. 下颌第一磨牙间使用多曲蘑菇型弓丝，第一、二磨牙颊侧使用 L 型曲的片段弓丝

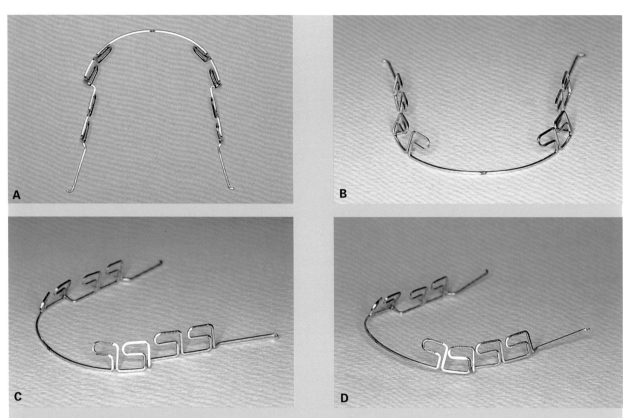

图5-73 多曲蘑菇型弓丝（MMAW）
A 和 B. 0.016 英寸 ×0.016 英寸的不锈钢丝从侧切牙远中开始，每两颗牙齿之间弯制连续的 L 型曲，类似多曲方丝弓技术（MEAW）
C. 弯制后倾曲前
D. 弯制后倾曲后

双弓丝体系（TAS）

Fujita 的多槽沟托槽使得同时在不同槽沟内使用两根弓丝成为可能，有利于各种弓丝联合使用。双丝系统中，可同时在𬌗面和舌侧槽沟内分别纳入两根弓丝，使它们同步表达。笔者将在下文中逐一讨论 TAS 技术在初步排齐、关闭间隙和最后的精细调整阶段的应用。这种先进的技术不仅可避免不必要的反作用力，而且可使治疗变得简单高效，让医师和患者受益。

矫治早期阶段的双弓丝体系

在矫治初期，可以使用双弓丝系统简单高效地完成排齐整平阶段。

排齐阶段的双弓丝体系

因为牙齿舌侧面之间的距离较唇侧小，所以即使是轻度拥挤的病例也很可能无法将所有的托槽一次性定位到精确的位置。在这些病例中，有时需要先远移邻近的牙齿获得间隙，然后黏结剩下的托槽。假如这时使用双弓丝系统，那么就可以更简单高效地解除拥挤，同时保护支抗。

图 5-74 展示了一个用双弓丝体系矫治上颌中切牙前突的病例。蘑菇型弓丝纳入舌侧槽沟内可以部分远移尖牙和侧切牙。获得间隙之后，可在六个前牙的殆面槽沟内纳入一根柔软有弹性的片段弓而不需要将舌侧槽沟内现有的弓丝取出。使用这种系统（尤其是在舌侧槽沟内纳入较粗的蘑菇型弓丝，而同时在殆面槽沟内使用较柔软的片段弓），可以在没有其他副作用产生的情况下简单高效地排齐前突的中切牙。假如使用单根弓丝，那么很可能导致上前牙唇倾，后牙支抗丧失以及治疗时间的延长。

整平阶段的双弓丝体系

舌侧矫治与唇侧矫治相比，压低前牙的力通过或者更接近于前牙整体的阻抗中心，因此，压低前牙显得更简单，效果更好（参见图 5-13）。在本章的前文中已经探讨过压低下前牙的各种方法。由于下颌第一磨牙舌侧托槽舌向槽沟的存在，使得由 Burstone 片段弓技术演变而来的压低前牙方法很适合在舌侧矫治中应用。

图 5-75 所示病例中侧切牙过小，牙列稀疏。集中间隙后，准备在侧切牙上行树脂冠修复。

另外，尽管不是深覆殆，但是上颌前牙舌侧

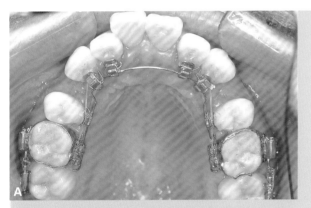

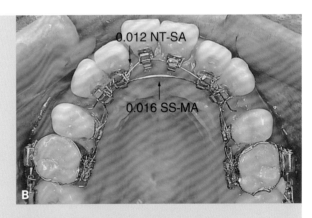

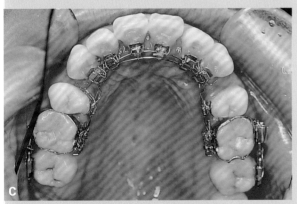

图 5-74　排齐阶段双丝体系的使用

为了开拓间隙，0.016 英寸的蘑菇型不锈钢圆丝（0.016 英寸 SS-MA）置于上颌托槽的舌侧槽沟中，部分远移尖牙和侧切牙，间隙足够后，0.012 英寸的镍钛片段弓丝（0.012 英寸 NT-SA）置于上尖牙之间的托槽的殆方槽沟中，矫治前突的上颌中切牙。利用双丝系统，一方面 0.012 英寸的镍钛片段弓丝可以矫治前突的上颌中切牙，另一方面，由此产生的副作用（尤其是上前牙的唇倾）可以通过粗的 0.016 英寸的不锈钢圆丝得以控制
A. 部分远移尖牙
B. 获得充分的间隙后排齐前突的中切牙
C. 前突的上颌中切牙矫治后

托槽和下颌前牙之间也存在骀干扰。故应将托槽首先黏结到下颌牙齿上，在压低下前牙解除骀干扰后再黏结上颌托槽。

为了压低下颌六个前牙，可在前后牙的骀面槽沟内纳入 0.016 英寸 ×0.016 英寸的不锈钢丝弯制的片段弓。使用 0.017 英寸 ×0.025 英寸的 TMA 弓丝弯制压低辅弓，辅弓后端置入下颌第一磨牙的舌向内侧槽沟，辅弓前端挂在侧切牙和尖牙之间的片段弓上，使其激活并产生持续的压低力（图 5-75C）。

使用这种 TAS 技术（尤其是骀面槽沟内纳入片段弓，同时在舌向槽沟内放置压低辅弓），可以在没有其他副作用的情况下简单高效地压低下颌六个前牙。

0.016 英寸 ×0.016 英寸的不锈钢丝片段弓，以此来避免拔牙间隙附近牙列的倾斜。这个 0.016 英寸 ×0.016 英寸的不锈钢丝片段弓称为防垂直向弯曲效应片段弓丝（ABS），正如前文所述。

精细调整阶段的双弓丝体系

间隙关闭后，需要调整牙齿的精确位置，控制牙齿的长轴，调整牙齿的咬合关系。

在蘑菇型弓丝（MAT）技术中，利用托槽的多槽沟体系，使用双弓丝系统可以简单有效的控制牙齿的近远中牙长轴，快速取得矫治效果。例如，不用去除现有骀方槽沟中的蘑菇型主弓丝，通过简单的在舌侧槽沟中放置 T 型曲片段弓就能控制牙齿的长轴（图 5-77）。

关闭间隙阶段的双弓丝体系

选择舌侧正畸的患者在整个治疗过程中都希望有最好的美学效果。这就要求除了托槽等正畸装置需要放置在舌侧外，在矫治过程中都应该尽量避免侧切牙和尖牙之间的空隙出现。因此，在需要拔除前磨牙的病例中，应该选择整体内收所有前牙。

在整体内收过程中，易于造成拔牙间隙邻近牙齿的垂直向塌陷。因此，在 MAT 技术内收前牙关闭间隙过程中，使用双丝系统能有效避免垂直向弯曲效应。对于拔除上第一前磨牙的病例，在上颌骀方槽沟内置入 0.018 英寸 ×0.018 英寸的带关闭曲的蘑菇型不锈钢弓丝，同时在拔牙间隙附近的尖牙及第二前磨牙的舌向槽沟中置入

牙齿重新排齐时的双弓丝体系

矫治中经常会发生托槽脱落的情况，往往需要重新进行牙齿排齐。而使用双弓丝技术，可以简单的实现牙齿的重新排齐，同时对矫治进程没有明显的影响。

在图 5-78 的病例中，右上侧切牙的托槽在内收过程中脱落，导致侧切牙暂时处于唇侧位置，而不能和其他牙齿同步舌向移动。重新黏结托槽，使用双弓丝方法，在不影响间隙关闭的同时，重新排齐右上侧切牙。整个过程中，带关闭曲的主弓丝并没有固定在侧切牙的骀方槽沟中，而是位于中切牙、侧切牙和尖牙间的轻力细丝片段弓实现了牙齿的重新排齐。之后，可以继续完成间隙的关闭。

108

正畸舌侧矫治技术蘑菇型弓丝技术与舌侧托槽

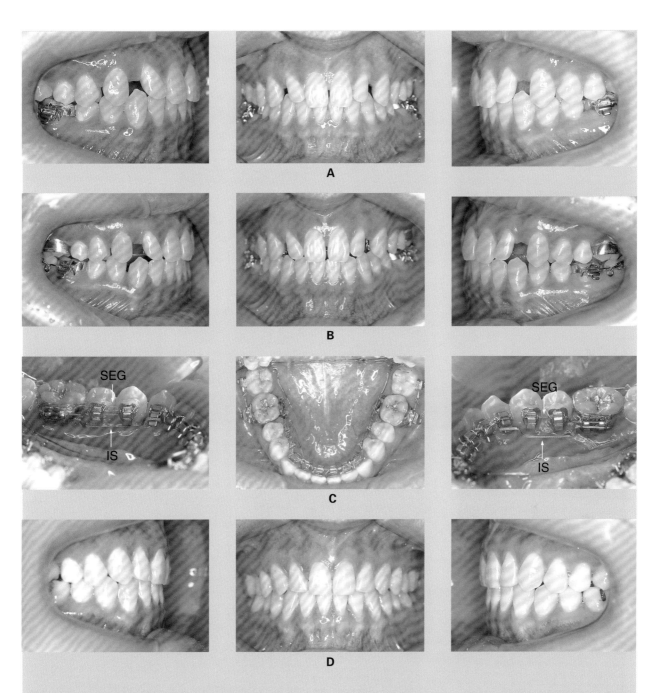

图 5-75　整平阶段使用双弓丝系统的病例

为了压低六颗下颌前牙，可在前后牙的𬌗面槽沟内纳入 0.016 英寸 ×0.016 英寸的不锈钢丝弯制的片段弓（SEG）。使用 0.017 英寸 ×0.025 英寸的 TMA 弓丝弯制压低辅弓（IS），辅弓后端置入下颌第一磨牙的舌向内侧槽沟，辅弓前端挂在侧切牙和尖牙之间的片段弓上，使其激活并产生持续的压低力。使用各种 TAS 技术（尤其是𬌗方槽沟内纳入片段弓，同时在舌向槽沟内放置压低辅弓），可以在没有其他副作用的情况下简单高效的压低下颌六个前牙。

A. 矫治前

B. 压低下颌六颗前牙后

C. 为了压低六颗下颌前牙，可在前后牙的𬌗面槽沟内纳入 0.016 英寸 ×0.016 英寸的不锈钢丝弯制的片段弓（SEG）。使用 0.017 英寸 ×0.025 英寸的 TMA 弓丝（IS）弯制压低辅弓，辅弓后端置入下颌第一磨牙的舌向内侧槽沟，辅弓前端挂在侧切牙和尖牙之间的片段弓上，使其激活并产生持续的压低力

D. 矫治后

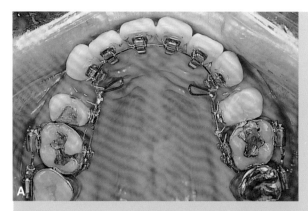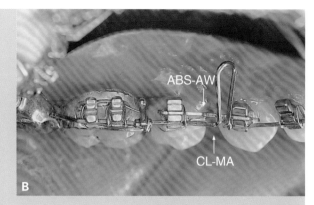
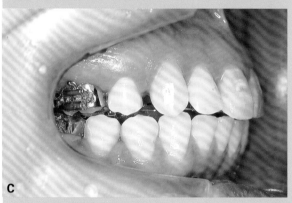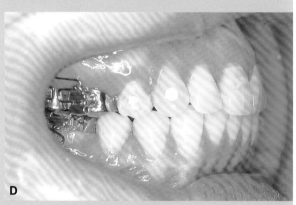

正畸舌侧矫治技术蕈菇型弓丝技术与舌侧托槽

图5-76 间隙关闭过程中的双弓丝系统

在整体内收过程中，在上颌𬌗方槽沟内置入0.018英寸×0.018英寸的带关闭曲的蕈菇型不锈钢弓丝（CL-MA），同时在拔牙间隙附近的尖牙及第二前磨牙的舌向槽沟中置入0.016英寸×0.016英寸的不锈钢丝片段弓（ABS-AW），以此来避免拔牙间隙附近牙齿的倾斜。使用双弓丝系统，可以更有效的关闭间隙，避免拔牙部位的垂直向弯曲效应

A. 间隙关闭阶段的上𬌗相
B. 拔牙位置舌侧的放大图像
C. 间隙关闭前
D. 间隙关闭后

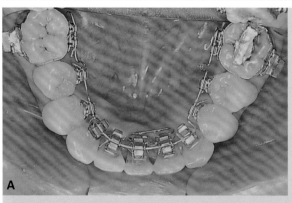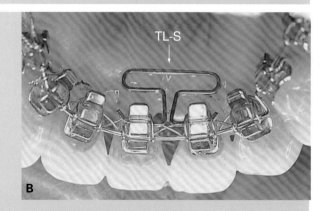

图5-77 精细调整阶段使用双弓丝系统的病例

这是一个拔除下颌左侧中切牙的病例，需要进行微小的牙齿移动。0.016英寸的不锈钢圆丝放置在下颌托槽的𬌗方槽沟中，0.016英寸×0.016英寸的不锈钢丝弯制的T型片段弓丝（TL-S）置入下颌右侧中切牙和下颌左侧侧切牙托槽的舌向槽沟中。通过T型弓丝的使用，可以不用移除主弓丝，实现牙齿长轴的矫正

A. 下𬌗相
B. T型曲的放大照片

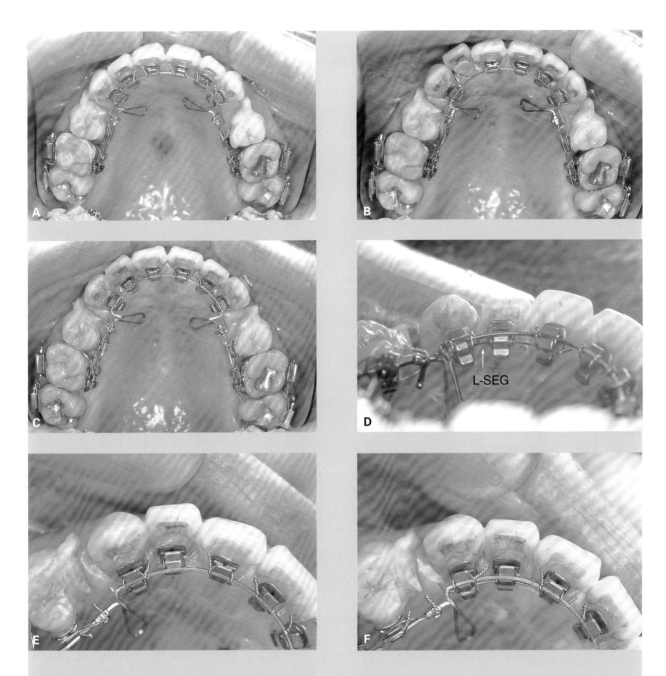

图 5-78　重新排齐时双弓丝系统的应用

间隙关闭阶段，上颌右侧侧切牙托槽脱落，需要重新排齐。重新黏结托槽后，带关闭曲的主弓丝不需要直接结扎在殆方槽沟中，细片段弓丝（L-SEG）置于右侧中切牙、侧切牙和尖牙的舌向槽沟中。通过使用双弓丝系统（如主弓丝扎入殆方槽沟，弹性片段弓丝扎入舌向槽沟），可以在不中断间隙关闭的同时，简单有效的实现牙齿的重新排齐

A. 间隙关闭的早期阶段

B. 间隙关闭过程中，上颌右侧侧切牙托槽脱落，牙齿位于唇侧

C. 重新黏结后，上颌右侧侧切牙重新排齐，继续关闭间隙

D. 为了重新排齐上颌右侧侧切牙，带关闭曲的主弓丝不用结扎固定在殆方槽沟中，0.012英寸的镍钛片段弓丝（L-SEG）放置在上颌右侧中切牙、侧切牙和尖牙的舌向槽沟中

E. 上颌右侧侧切牙重新排齐前

F. 上颌右侧侧切牙重新排齐后

总结

现有的舌侧矫治系统中，Fujita 是唯一具有双槽沟的系统。在第一章中讲过，托槽大小不变的情况下，多槽沟系统比单槽沟系统具备更好的操控性。多槽沟系统中通过选择合适的槽沟进行相应的牙齿移动，通过灵活的使用双弓丝系统，可以简单有效地完成矫治进程。

除了本章节展示的病例外，双弓丝系统还可以在各种临床情况中灵活运用。

病例报告

病例 1：拔除 4 个第一前磨牙的拥挤病例

该病例展示的是一个典型的运用蘑菇型弓丝技术对拔除上下第一前磨牙患者的矫治过程。

该患者 26.8 岁，女性，主诉前牙拥挤和嘴突，无外伤史或其他严重疾病，侧貌为凸面形，面部对称，尖牙和磨牙关系为Ⅰ类，左上侧切牙反𬌗，上下颌牙弓的拥挤度分别为 2.8 mm 和 7.4 mm，上下颌中线偏离 1.5 mm，未发现颞下颌关节或口内其他病理征象。

头颅侧位片显示上颌位置正常，下颌相较于 SN 平面轻微后缩，显示出骨性Ⅱ类趋势（ANB=5.1°），上下颌切牙稍唇倾（U1–FH=118°，FMIA=56°）。

矫治目标为：①解除前牙拥挤，②前牙后牙区建立稳定的咬合关系，③改善侧貌。为了达到这些目标，选择拔除上下颌第一前磨牙。

在技工室阶段使用切牙倾斜度指示器，根据治疗目标在模拟排牙模型上重新定位上下颌切牙（参见图 5-37~ 图 5-41）。在排牙模型上，上下颌切牙的角度应该与治疗前的测量值相当。这种情况下，就未在上下颌前牙的托槽内预置冠转矩了。

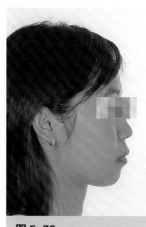
图 5-79

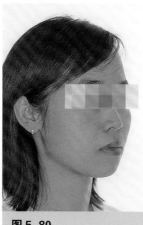
图 5-80

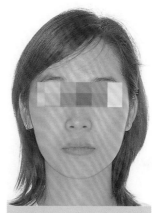
图 5-81

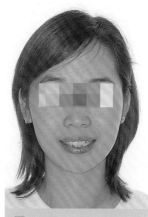
图 5-82

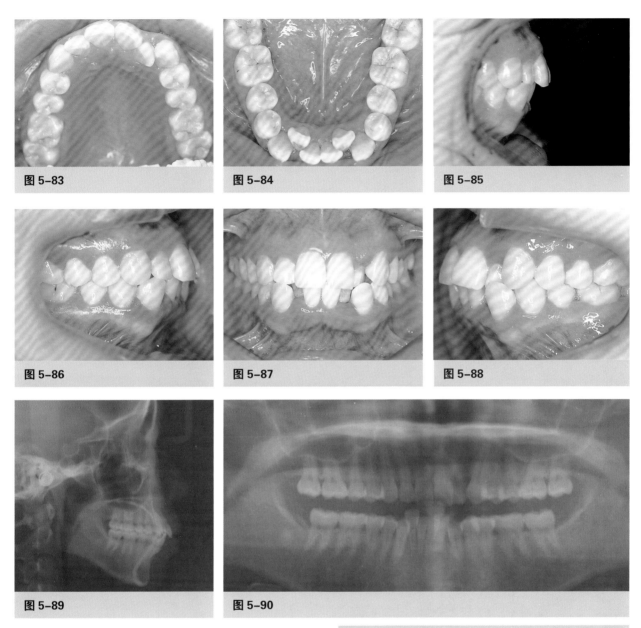

图 5-83

图 5-84

图 5-85

图 5-86

图 5-87

图 5-88

图 5-89

图 5-90

表 5-2　头影测量数据

	Normas	Pretreatment	Posttreatment
Skeletal			
SNA	81.6°	81.6°	80.4°
SNB	79.2°	76.5°	74.5°
ANA	2.5°	5.1°	5.9°
FMA	24.3°	25.1°	28.3°
NPo-FH	89.1°	86.8°	85.2°
Dental			
Overbite	1.8mm	2.7mm	2.0mm
Overjet	3.5mm	5.2mm	2.5mm
1-FH	116.0°	118.0°	104.4°
FMIA	59.8°	56.0°	51.6°
Interincisal angle	123.8°	118.4°	127.2°
Soft tissue			
Upper lip to E-line	−0.9mm	4.2mm	3.8mm
Lower lip to E-line	0.6mm	6.6mm	3.1mm

MAT 的第一阶段

由于在上颌前牙舌侧托槽和下颌前牙之间存在殆干扰，故决定先黏结下颌托槽，在殆干扰消除后再黏结上颌托槽。

下颌右侧第一磨牙至左侧第一磨牙间接黏结舌侧托槽，下颌左右中切牙和尖牙由于拥挤故暂时无法黏结托槽。在下颌第一和第二磨牙的颊侧黏结槽沟尺寸为 0.018 英寸的标准方丝弓托槽。将 0.012 英寸的镍钛丝纳入舌侧托槽的殆方槽沟内，开始蘑菇型弓丝矫治的初步排齐。将 0.016 英寸 ×0.022 英寸镍钛丝片段弓结扎至磨牙区颊侧方丝弓托槽内。随着弓丝的更换，下颌牙列逐渐排齐。

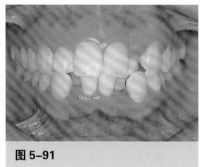

图 5-91

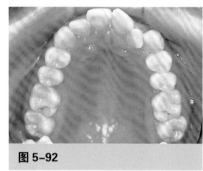

图 5-92

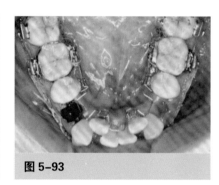

图 5-93

为了获得下颌中切牙的间隙，在舌侧槽沟内结扎 0.016 英寸的不锈钢圆丝弯制的蘑菇型弓丝，部分远移尖牙。同时，在第一磨牙舌侧托槽的近中段蘑菇型弓丝上加入 omega 曲来防止后牙支抗丧失。

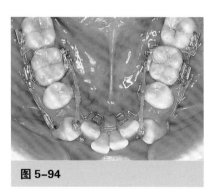

图 5-94

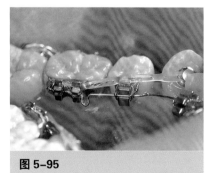

图 5-95

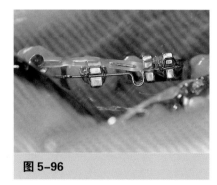

图 5-96

在远移尖牙的过程中，可在其唇舌侧同时施力（"四轮驱动"）。在尖牙唇侧黏结一树脂臂来避免其远中倾斜移动，在其舌侧黏结一舌侧扣来防止其不必要的旋转。在尖牙部分远移后，这些辅助装置就可以去除了，再在中切牙和尖牙上黏结托槽。更换弓丝，将 0.012 英寸的镍钛丝纳入所有托槽的殆面槽沟内。

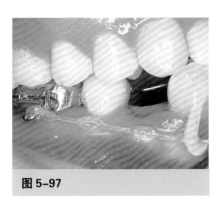

图 5-97

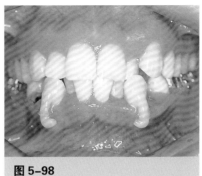

图 5-98

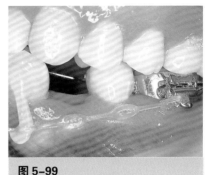

图 5-99

　　在排齐下颌牙齿的过程中，可以在无殆干扰的情况下将上颌前牙的舌侧托槽黏结至牙面。除了左上尖牙，用间接黏结的方式将舌侧托槽定位到上颌一侧第一磨牙到另一侧第一磨牙，并在上颌第一和第二磨牙颊侧黏结标准方丝弓托槽。在殆面槽沟内纳入 0.012 英寸的镍钛丝，0.016 英寸 × 0.022 英寸镍钛丝片段弓结扎至磨牙颊侧托槽内。

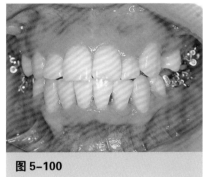

图 5-100

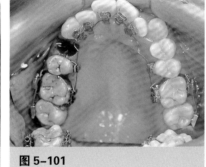

图 5-101

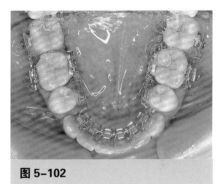

图 5-102

　　在左上尖牙舌侧有足够的托槽黏结面积后，黏结该托槽，矫治排齐继续进行，直到最终 0.016 英寸 × 0.016 英寸的不锈钢丝分别纳入上下颌的殆方和舌向槽沟内为止。

　　MAT 的第一阶段持续了 18 个月。

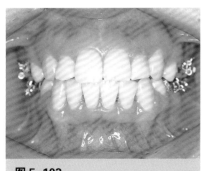

图 5-103

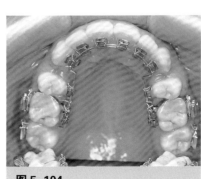
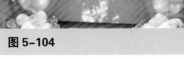

图 5-104

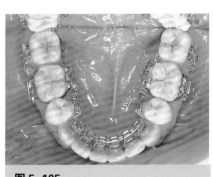

图 5-105

MAT 的第二阶段

第一阶段完成后，下颌的拔牙间隙已经关闭了。因此，在上颌使用 0.018 英寸 ×0.018 英寸的不锈钢丝弯制的带关闭曲的蘑菇型弓丝和 0.016 英寸 ×0.016 英寸的不锈钢丝片段弓来关闭间隙。使用口外弓配合颈带加强支抗。在前牙区用斜行牵引来纠正中线偏移。

第二阶段持续了 6 个月。

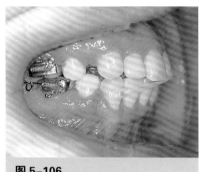
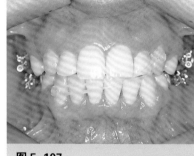
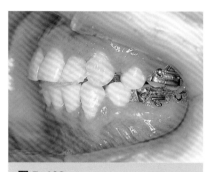

图 5-106 图 5-107 图 5-108

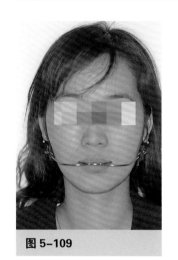
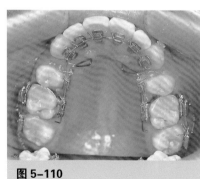
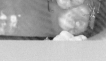
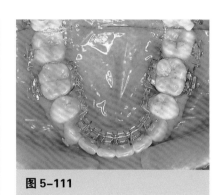

图 5-109 图 5-110 图 5-111

MAT 的第三阶段

在上颌间隙关闭后，分别在上颌左右侧切牙的垂直槽沟内使用双竖直簧，下颌左侧切牙的垂直槽沟内纳入单竖直簧，控制冠的近远中轴倾度。此时，在𬌗方槽沟内使用 0.016 英寸 ×0.016 英寸不锈钢丝弯制的蘑菇型弓丝作为主弓丝。使用方丝而不是圆丝作为主弓丝的原因在于，方丝可以避免控制轴倾度过程中可能造成的邻牙牙根的唇舌向移动。下颌六个前牙邻面去釉，利用末端向后结扎轻微内收下前牙。然后拆除矫治器。

为了保持，0.0155 英寸的多股不锈钢麻花丝弯制的舌侧保持丝被黏结到上下颌两侧第二前磨牙之间。

此阶段持续了 4 个月。

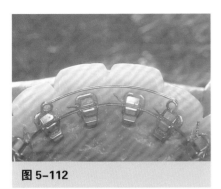

图 5-112

图 5-113

嘴唇前突和牙列拥挤得到改善，尖牙和磨牙的Ⅰ类关系得以维持。

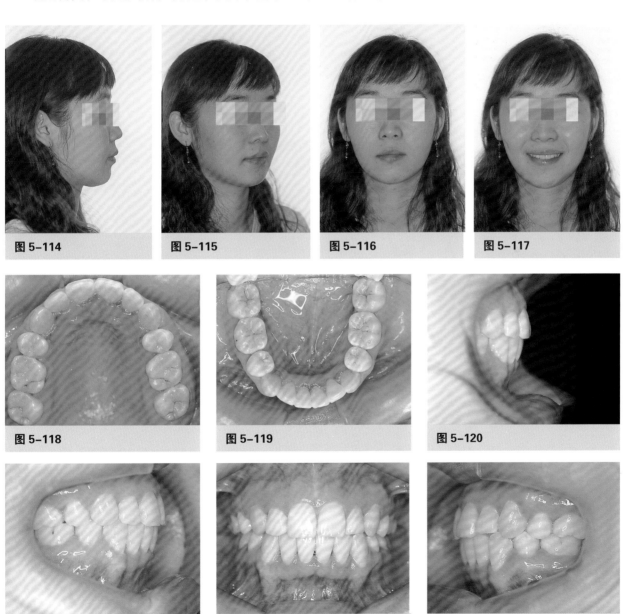

图 5-114

图 5-115

图 5-116

图 5-117

图 5-118

图 5-119

图 5-120

图 5-121

图 5-122

图 5-123

治疗前后的头颅侧位片重叠图对比后发现没有颌骨的变化。局部的重叠图显示上切牙在转矩控制下得到内收，下切牙压低并轻微内收。上下唇离 E 线的距离分别为 3.8 mm 和 3.1 mm，表明双唇前突的状况得到了一定程度的改善。

　　虽然在技工室阶段没有在上下颌前牙托槽上预置冠舌向转矩，但是在关闭间隙的过程中仍然发生了上切牙的舌倾。

　　治疗结束后，全景片显示牙根的排列状况良好，未见牙根吸收。

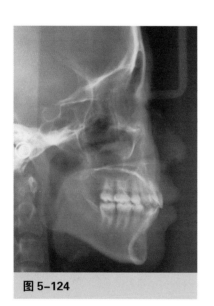

图 5-124

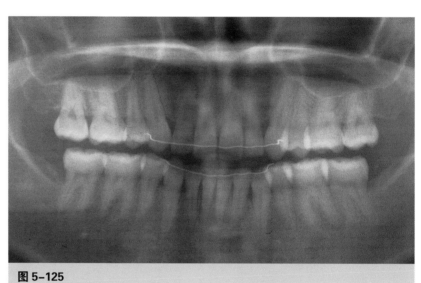

图 5-125

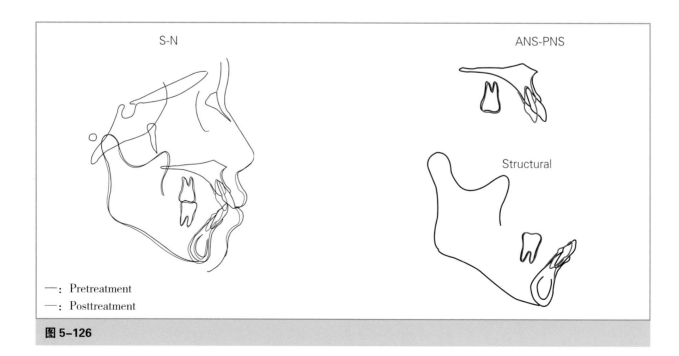

图 5-126

矫治完成后 1 年，𬌗关系保持稳定。

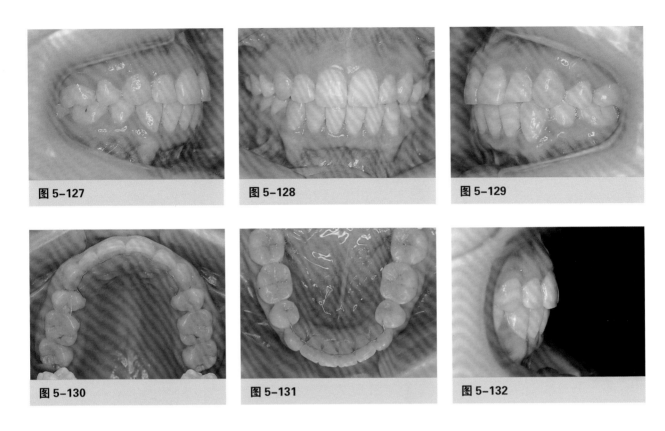

图 5-127　　　　图 5-128　　　　图 5-129

图 5-130　　　　图 5-131　　　　图 5-132

病例 2：因拥挤拔除上颌第一前磨牙和下颌第二前磨牙的病例

这是一例应用蘑菇型弓丝技术、拔除上颌第一前磨牙和下颌第二前磨牙矫治的病例。

该患者 24.5 岁，女性，主诉前牙拥挤和咬合不稳定，无外伤史或其他严重疾病，侧貌为直面形，左右面部对称，右侧磨牙关系为Ⅰ类，左侧为Ⅱ类，并且上颌左右侧切牙均为反𬌗，上下颌牙弓的拥挤度分别为 7.4 mm 和 5.8 mm，上下颌中线偏离 3.0 mm，未发现颞下颌关节或口内其他病理征象。

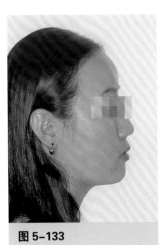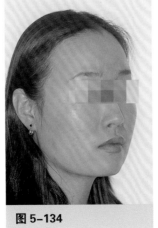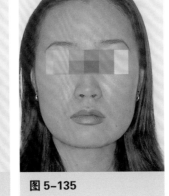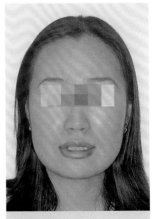

图 5-133　　　　图 5-134　　　　图 5-135　　　　图 5-136

头颅侧位片显示骨性 I 类关系（ANB=3.0°），短面型（FMA=16.5°）。上下颌切牙位置基本正常（U1–FH=117°，L1–FH=61°）。

矫治目标为：①解除前牙拥挤，②纠正中线偏斜，③建立稳定的咬合关系，④建立功能𬌗。为了达到这些目标，选择拔除两侧上颌第一前磨牙和下颌第二前磨牙。

在技工室阶段使用切牙倾斜度指示器，根据治疗目标在排牙模型上重新定位上下颌切牙（参见图

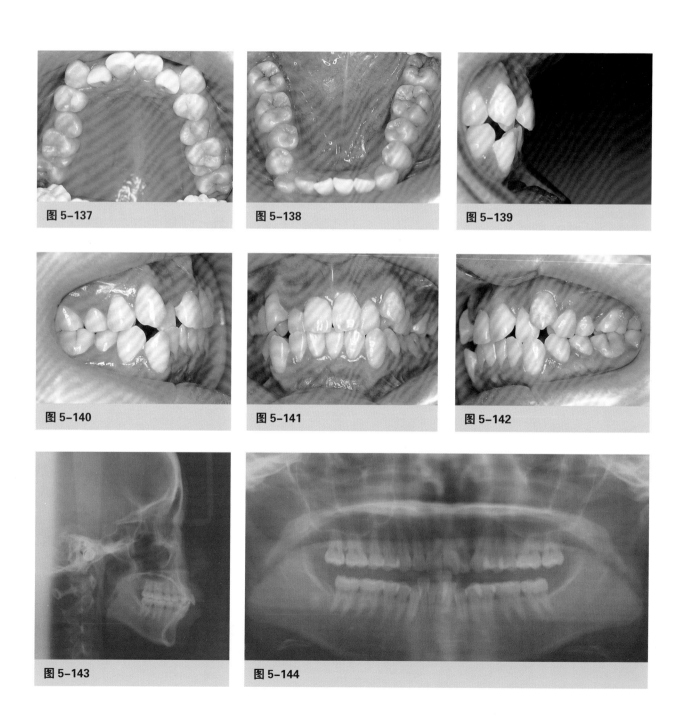

图 5-137

图 5-138

图 5-139

图 5-140

图 5-141

图 5-142

图 5-143

图 5-144

5-37~5-41）。在排牙模型上设置上下颌切牙的
轴倾度较治疗前唇倾 5°，这样，就在上下颌前牙
的托槽内预置了 5° 的根舌向转矩。

表 5-3　头影测量数据

	Normas	Pretreatment	Posttreatment
Skeletal			
SNA	81.6°	79.0°	79.0°
SNB	79.2°	76.0°	76.0°
ANA	2.5°	3.0°	3.0°
FMA	24.3°	16.5°	16.0°
NPo–FH	89.1°	90.5°	90.5°
Dental			
Overbite	1.8mm	2.0mm	2.5mm
Overjet	3.5mm	3.0mm	3.0mm
1–FH	116.0°	117.0°	113.0°
FMIA	59.8°	61.0°	64.5°
Interincisal angle	123.8°	123.0°	130.5°
Soft tissue			
Upper lip to E–line	–0.9mm	–1.0mm	–1.5mm
Lower lip to E–line	0.6mm	2.0mm	0.0mm

MAT 的第一阶段

间接黏结法黏结上下颌舌侧托槽，上下颌两侧尖牙由于拥挤暂时无法黏结托槽。将 0.012 英寸的镍钛
丝弯制的初始蘑菇型弓丝纳入上下颌舌侧托槽的𬌗方槽沟内。获得间隙之后，在上下颌尖牙上黏结托槽；然
后重新在双颌的𬌗方槽沟内放置 0.012 英寸的镍钛蘑菇型弓丝，排齐继续进行。在第二磨牙的龋坏治疗之后，
在第一和第二磨牙的颊侧黏结槽沟尺寸为 0.018 英寸的标准方丝弓托槽，并将 0.016 英寸 ×0.022 英寸的
镍钛片段弓丝结扎至颊侧托槽内。

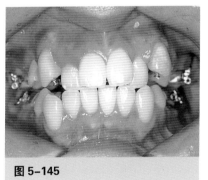
图 5-145

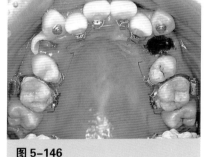
图 5-146

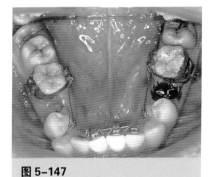
图 5-147

随着主弓丝的更换，牙齿也逐渐排齐。在上颌舌向槽沟内置入 0.016 英寸 ×0.016 英寸的蘑菇型不锈
钢弓丝，同时在前牙段的𬌗方槽沟内安放 0.018 英寸 ×0.018 英寸的不锈钢丝片段弓。下颌的𬌗方和舌向
槽沟内均结扎 0.016 英寸 ×0.016 英寸的蘑菇型不锈钢弓丝，远中移动第一前磨牙。为了避免内收过程中
出现旋转，在第一前磨牙的颊侧黏结一陶瓷托槽，实现颊舌侧同时加力内收（"四轮驱动"）。

MAT 的第一阶段持续了 14 个月。

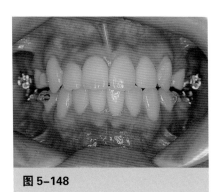
图 5-148

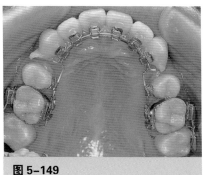
图 5-149

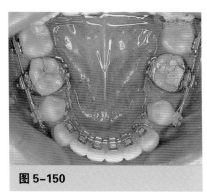
图 5-150

MAT 的第二阶段

在上下牙列的𬌗方槽沟和舌向槽沟内分别置入 0.018 英寸 ×0.018 英寸带关闭曲的蘑菇型不锈钢丝和 0.016 英寸 ×0.016 英寸的不锈钢丝片段弓，之后就开始关闭间隙，内收前牙。为加强上颌支抗，在第一磨牙的舌向外侧槽沟内放置横腭杆，同时使用 Ⅱ 类弹性牵引。

第二阶段持续了 5 个月。

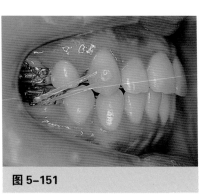
图 5-151

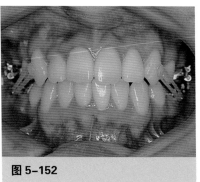
图 5-152

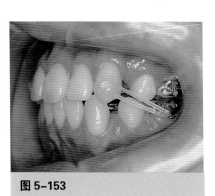
图 5-153

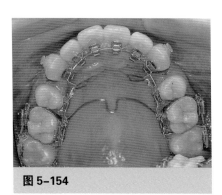
图 5-154

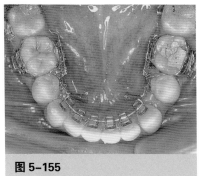
图 5-155

MAT 的第三阶段

不需要进行个别牙位置和轴倾度的调整。因为上颌右侧切牙的龈高度与邻牙不协调，故进行了牙龈成形术和冠延长术。

在上颌制作环绕型的可摘保持器，在下颌两侧第一前磨牙间使用 0.0155 英寸的多股麻花丝制作舌侧固定保持器。

　　此阶段持续了 4 个月。

　　拥挤改善，上下颌中线一致。获得了尖窝交错的，咬合紧密的 I 类殆关系。上前牙牙龈高度和形态适合。

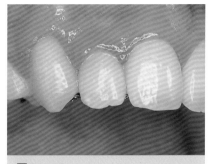

图 5-156

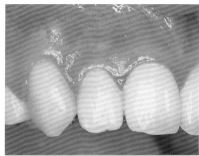

图 5-157

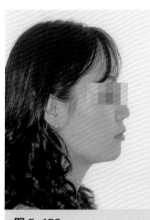

图 5-158

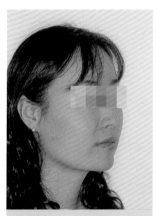

图 5-159

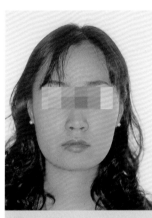

图 5-160

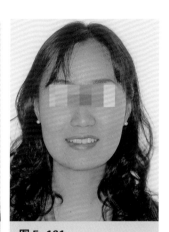

图 5-161

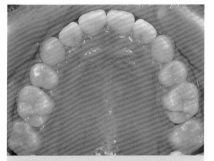

图 5-162

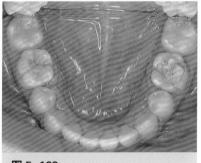

图 5-163

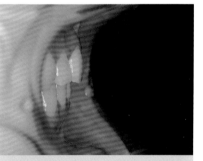

图 5-164

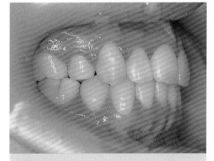

图 5-165

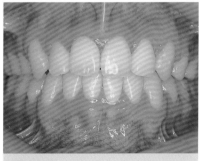

图 5-166

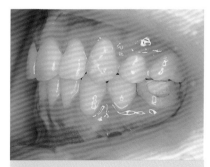

图 5-167

治疗前后的头颅侧位片重叠图发现没有颌骨的变化。局部的重叠图显示上下颌切牙均轻度内收，磨牙前移。上下唇离 E 线的距离分别为 0.5 mm 和 2 mm。

因为上下颌前牙区增加了 5° 的根舌向转矩，所以在关闭间隙时前牙区的支抗增强，最终磨牙前移量较前牙内收量多。

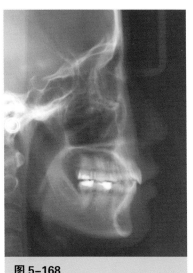

图 5-168

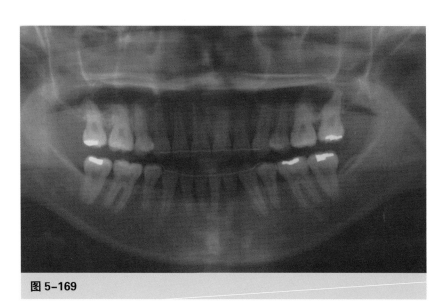

图 5-169

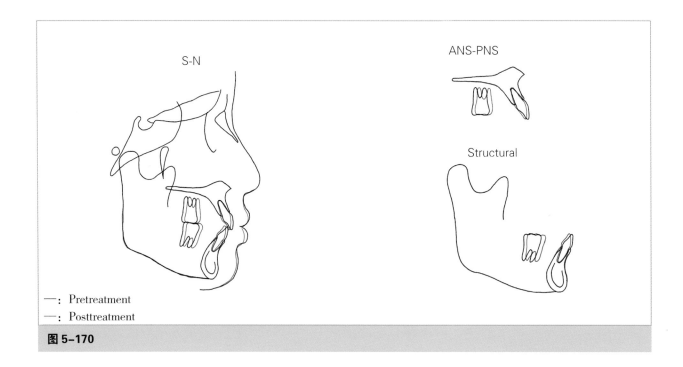

图 5-170

治疗结束后，全景片显示牙根的排列状况良好，未见牙根吸收。

矫治结束后一年，咬合仍稳定。为了保持，上颌的环绕型可摘保持器换成了舌侧固定保持器。

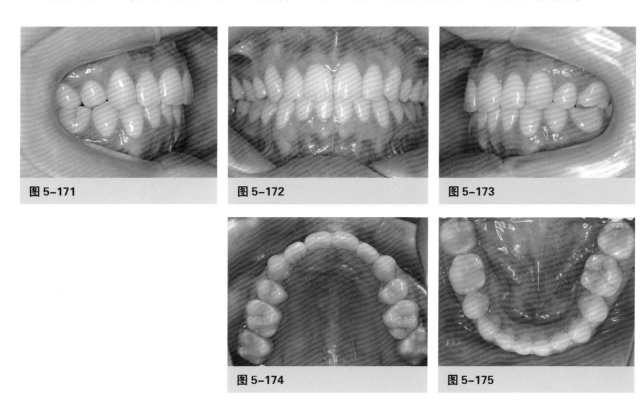

图 5-171　　　　　　　　图 5-172　　　　　　　　图 5-173

图 5-174　　　　　　　　图 5-175

病例 3：因拥挤拔除上颌第二前磨牙和下颌第一前磨牙的病例

该病例展示的是应用蘑菇型弓丝技术对拔除上颌第二前磨牙和下颌第一前磨牙病例的矫治。

该患者 24.9 岁，女性，主诉拥挤、唇前突和下颌前突。无外伤史或其他严重疾病，侧貌为凹面形，颏部前突。尖牙和磨牙关系为 Ⅲ 类，前牙为对刃合。上下颌牙弓的拥挤度分别为 2.0 mm 和 3.0 mm，上下颌中线偏离 1.0 mm。

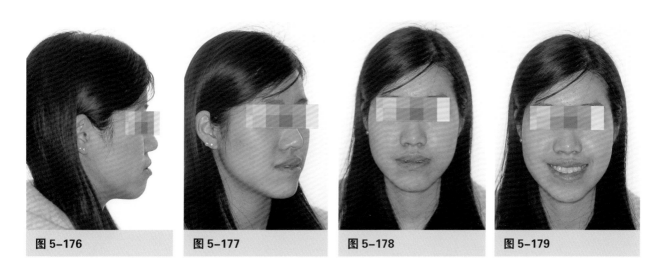

图 5-176　　　　　　图 5-177　　　　　　图 5-178　　　　　　图 5-179

头颅侧位片显示上颌位置正常，下颌相较于 SN 平面前突，为骨性 Ⅲ 类错𬌗畸形（ANB=−1.5°），上颌切牙唇倾（U1−FH=125.5°），下颌切牙舌倾（FMIA=63.7°）。

矫治目标为：①解除拥挤，②前牙后牙区建立稳定的咬合关系，③建立良好的侧貌。因为下颌前突是患者的主诉之一，且存在骨性 Ⅲ 类错𬌗畸形所致的牙代偿，所以首先推荐正颌外科手术，但患者拒绝此方案。为了尽可能地掩饰患者的颌骨畸形，选择拔除上颌两侧第二前磨牙和下颌第一前磨牙。

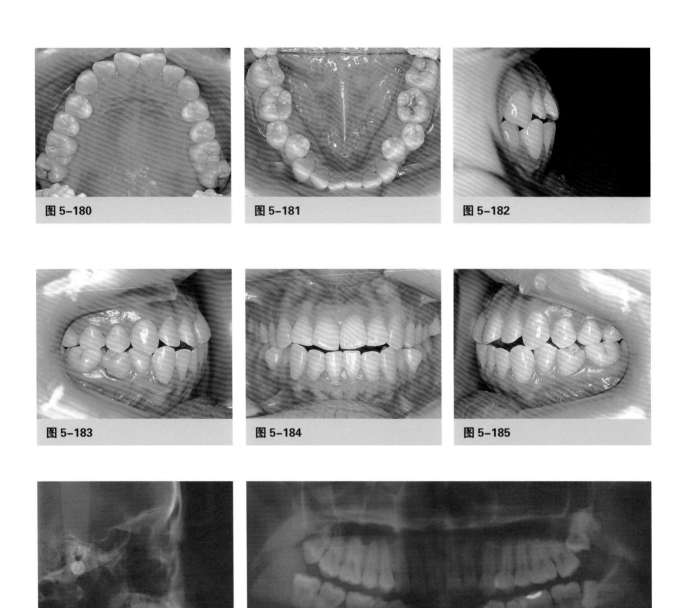

图 5−180

图 5−181

图 5−182

图 5−183

图 5−184

图 5−185

图 5−186

图 5−187

在技工室阶段使用切牙倾斜度指示器，根据治疗目标在排牙模型上重新定位上下颌切牙（参见图5-37~ 图5-41）。在排牙模型上，上下颌切牙的唇倾度应该与治疗前的测量值相当，也就是说没有在上下颌前牙的托槽内预置额外的冠转矩。

表5-4 头影测量数据			
	Normas	Pretreatment	Posttreatment
Skeletal			
SNA	81.6°	82.7°	82.6°
SNB	79.2°	84.2°	82.2°
ANA	2.5°	-1.5°	0.4°
FMA	24.3°	25.8°	25.3°
NPo-FH	89.1°	95.2°	95.4°
Dental			
Overbite	1.8mm	0.0mm	0.4mm
Overjet	3.5mm	0.5mm	3.2mm
1-FH	116.0°	125.5°	126.8°
FMIA	59.8°	63.7°	64.7°
Interincisal angle	123.8°	118.3°	120.9°
Soft tissue			
Upper lip to E-line	-0.9mm	2.4mm	1.4mm
Lower lip to E-line	0.6mm	7.0mm	4.9mm

MAT 的第一阶段

间接黏结法将舌侧托槽黏结至上下牙列，两侧下颌第二前磨牙除外。将 0.012 英寸的镍钛蘑菇型弓丝作为初始弓丝纳入上颌舌侧托槽的殆方槽沟内，0.012 英寸的镍钛丝片段弓结扎至下颌六个前牙的殆方槽沟内。右上颌侧切牙的托槽在矫治过程中脱落，于第二次复诊时重新定位，排齐继续进行。之后不久，在第一和第二磨牙的颊侧黏结槽沟尺寸为 0.018 英寸的标准方丝弓颊管和托槽。

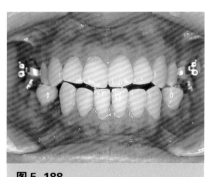 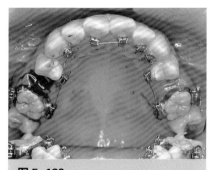 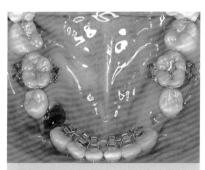

图 5-188 图 5-189 图 5-190

上颌牙齿排齐后，0.016 英寸 ×0.016 英寸的蘑菇型不锈钢丝纳入舌向槽沟，内收第一前磨牙。下颌在殆面槽沟内结扎 0.016 英寸的蘑菇型不锈钢弓丝，分别在第二前磨牙的颊侧和舌侧面上黏结一树脂扣和金属扣，以纠正其扭转。

MAT 的第一阶段持续了 16 个月。

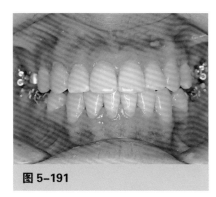

图 5-191

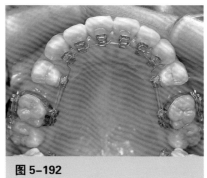

图 5-192

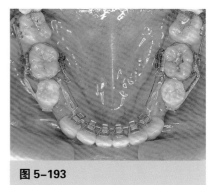

图 5-193

MAT 的第二阶段

在上下牙列的𬌗面槽沟和舌向槽沟内分别置入 0.018 英寸 ×0.018 英寸带关闭曲的蘑菇型不锈钢丝和 0.016 英寸 ×0.016 英寸的不锈钢丝片段弓,开始关闭间隙。为避免后牙区水平向弯曲效应,将 0.7 mm 的不锈钢丝弯制的腭杆纳入两侧上颌第一磨牙舌侧托槽的舌向外侧槽沟中。

在关闭间隙的过程中,在右侧使用 Ⅲ 类牵引,促进上颌右侧后牙近中移动。

因为托槽经常脱落,第二阶段持续了相对较长的 12 个月。

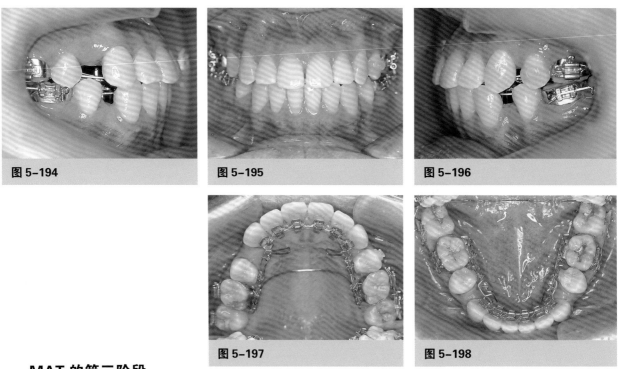

图 5-194

图 5-195

图 5-196

图 5-197

图 5-198

MAT 的第三阶段

在间隙关闭后,左下颌尖牙和第二前磨牙的垂直槽沟内纳入竖直簧,控制冠的近远中轴倾度。此时应在𬌗面槽沟内放置 0.016 英寸 ×0.016 英寸的蘑菇型不锈钢弓丝作为主弓丝。使用方丝而不是圆丝作为主弓丝的原因在于,方丝可以避免在控制轴倾度的同时引起不必要的牙根唇舌向移动。

为了保持,使用 0.0155 英寸的多股不锈钢麻花丝弯制的舌侧保持器,黏结到上颌两侧尖牙之间、下颌两侧第二双尖牙之间。

此阶段持续了 4 个月。

虽然嘴唇前突的情况没有完全改善，但是下唇较上唇还是发生了明显的后移，侧貌发生了令人满意的改变。拥挤也得到了改善，建立了稳定的咬合关系。

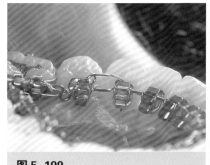

图 5-199

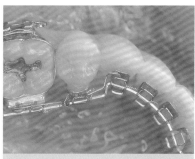

图 5-200

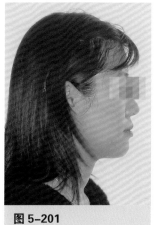

图 5-201

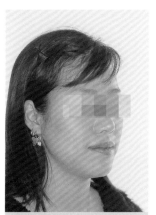

图 5-202

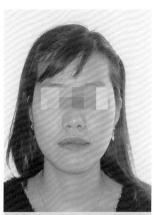

图 5-203

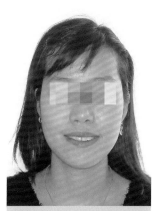

图 5-204

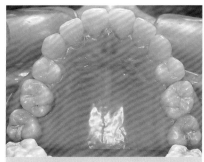

图 5-205

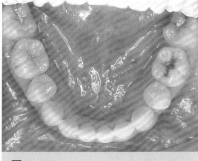

图 5-206

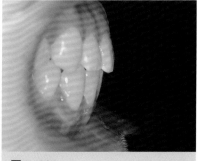

图 5-207

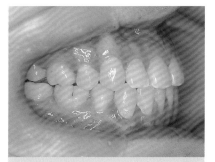

图 5-208

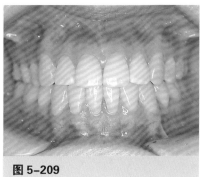

图 5-209

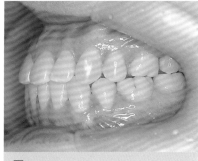

图 5-210

治疗前后的头颅侧位片重叠图发现轻微的颌骨变化。局部的重叠图显示上下切牙均整体内收，上颌磨牙前移，下颌磨牙少量前移。

技工室阶段没有在上下颌前牙托槽上预置额外的冠转矩，上下颌切牙表现为整体内收。

治疗结束后，全景片显示，除了左下尖牙其余牙根的排列状况良好，未见牙根吸收。

一年后复诊，咬合仍旧稳定。

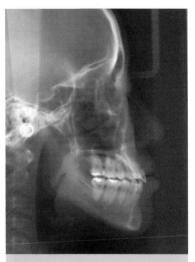

图 5-211

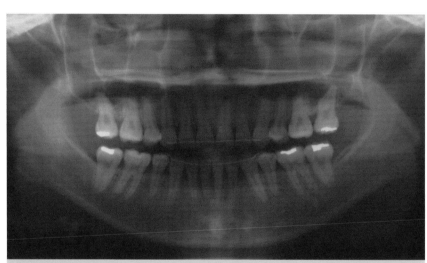

图 5-212

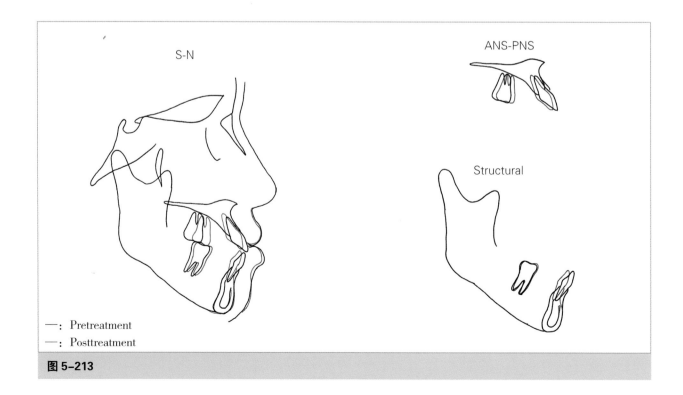

图 5-213

正畸舌侧矫治技术蘑菇型弓丝技术与舌侧托槽

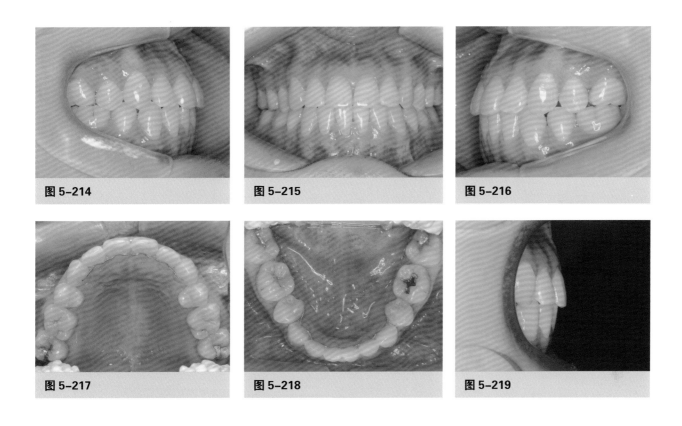

图 5-214　　　　　图 5-215　　　　　图 5-216

图 5-217　　　　　图 5-218　　　　　图 5-219

病例 4：因拥挤拔除右下中切牙和邻面去釉的病例

该病例展示的是应用蘑菇型弓丝技术对非常规拔牙病例的矫治。

该患者 27.3 岁，女性，主诉前牙拥挤。无外伤史或其他严重疾病，直面形，面部对称。磨牙关系为 Ⅲ 类，覆盖 1.5 mm，覆𬌗 0.5 mm。上下颌牙弓的拥挤度分别为 4.0 mm 和 4.5 mm，上下颌中线偏离 1.5 mm。未发现颞下颌关节或口内其他病理征象。

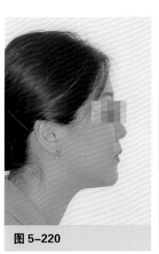
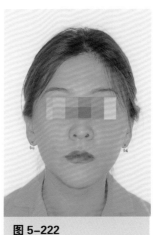
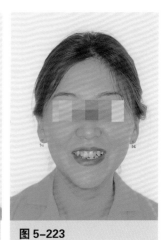

图 5-220　　　　图 5-221　　　　图 5-222　　　　图 5-223

头颅侧位片显示骨性Ⅲ类错𬌗畸形趋势（ANB=1.1°），长面型，FMA角为28.6°，上颌切牙舌倾（U1–FH=105.3°），下颌切牙较正常（FMIA=58.8°）。

矫治目标为：①解除拥挤，②建立稳定的咬合关系，③建立个别功能𬌗。为了避免下唇过度后移对侧面型的不良影响，排除了拔除四个双尖牙的方案。采用上颌前牙邻面去釉，同时拔除右下中切牙，这个方案在排牙模型上得到了很好的咬合关系。因此，最终的方案是上颌前牙邻面去釉，同时拔除右下中切牙。

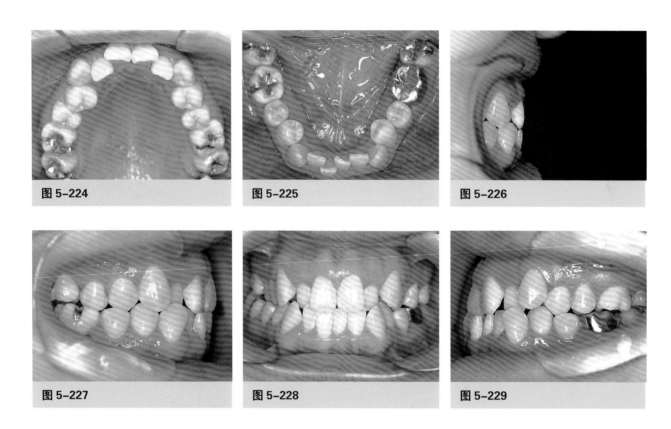

图 5-224　　　　　图 5-225　　　　　图 5-226

图 5-227　　　　　图 5-228　　　　　图 5-229

在技工室阶段使用切牙倾斜度指示器，根据治疗目标在排牙模型上重新定位上下颌切牙（参见图5-37~图5-41）。在排牙模型上上颌切牙的轴倾度较治疗前的唇倾5°，下颌切牙的轴倾度与治疗前的测量值相当。这样，就在上颌前牙的托槽内预置了5°的根舌向转矩，而没有在下颌前牙的托槽内预置额外的冠转矩。

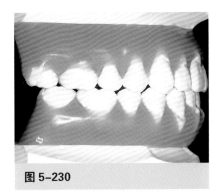

图 5-230

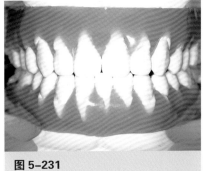

图 5-231

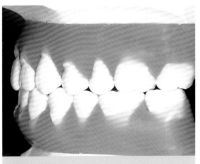

图 5-232

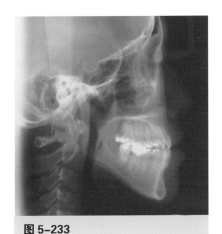

图 5-233

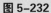

图 5-234

表 5-5　头影测量数据

	Normas	Pretreatment	Posttreatment
Skeletal			
SNA	81.6°	77.3°	77.2°
SNB	79.2°	76.2	74.7°
ANA	2.5°	1.1°	2.5°
FMA	24.3°	28.6°	30.6°
NPo–FH	89.1°	87.8°	86.6°
Dental			
Overbite	1.8mm	0.5mm	0.5mm
Overjet	3.5mm	1.5mm	4.5mm
1–FH	116.0°	105.3mm	115.8mm
FMIA	59.8°	58.8°	61.8°
Interincisal angle	123.8°	133.5°	126.0°
Soft tissue			
Upper lip to E-line	–0.9mm	–2.5mm	–0.5mm
Lower lip to E-line	0.6mm	–2.5mm	–1.0mm

总结

　　间接黏结法将舌侧托槽黏结至上下颌牙列，两侧上颌中切牙、尖牙和下颌尖牙除外。将 0.012 英寸的镍钛蘑菇型弓丝作为初始弓丝纳入上下颌舌侧托槽的𬌗面槽沟内。之后，在第一和第二磨牙的颊侧黏结槽沟尺寸为 0.018 英寸的标准方丝弓托槽，纳入 0.016 英寸 ×0.022 英寸的镍钛丝片段弓。在排齐阶段，将 0.7 mm 的不锈钢丝弯制的横腭杆纳入两侧上颌第一磨牙舌侧托槽的舌向外侧槽沟中，以此来维持上颌磨牙间宽度。下一次复诊时，间接黏结上颌中切牙的托槽，继续于𬌗面槽沟内结扎 0.012 英寸的镍钛蘑菇型弓丝。

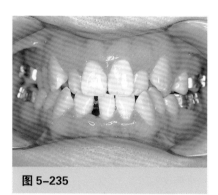

图 5-235

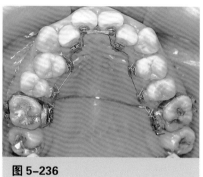

图 5-236

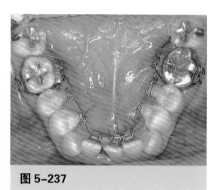

图 5-237

在 0.014 英寸蘑菇型不锈钢丝上于第一磨牙托槽近中的位置弯制扩大曲，然后将该弓丝分别置入上下颌舌侧托槽的舌向槽沟内，切牙唇向开展。

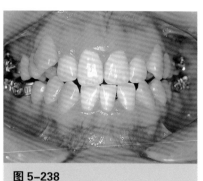

图 5-238

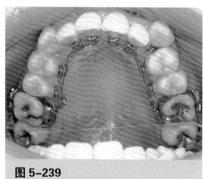

图 5-239

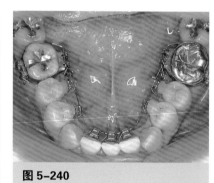

图 5-240

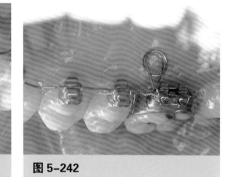

图 5-241

图 5-242

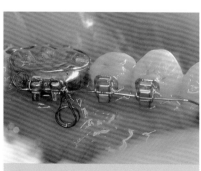

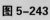

图 5-243

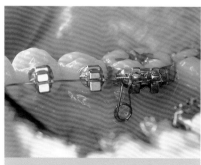

图 5-244

上颌切牙唇向移动开展间隙后，黏结上颌尖牙托槽，运用双弓丝技术排齐尖牙。也就是说，在上颌舌侧托槽的舌向槽沟内置入一根 0.016 英寸的蘑菇型不锈钢弓丝作为主弓丝，而在两侧第一前磨牙的𬌗面槽沟内结扎柔软的 0.012 英寸镍钛丝片段弓。这样，在尖牙排齐的过程中能最大限度地减少邻牙不必要的移动。至于下颌，前牙扩弓完成后，间接黏结左右尖牙的托槽，并于𬌗面槽沟内结扎 0.012 英寸的镍钛丝。

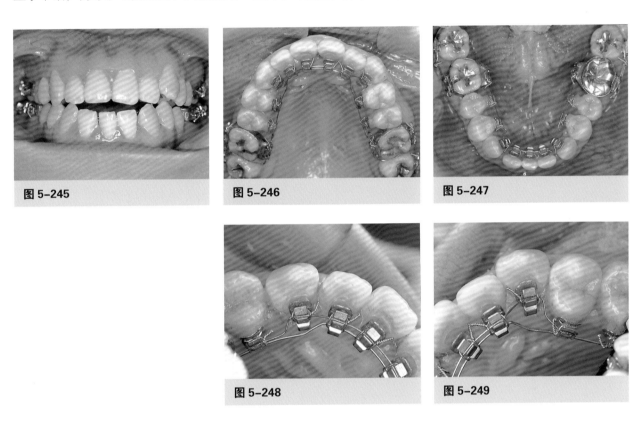

图 5-245　　　　图 5-246　　　　图 5-247

图 5-248　　　　图 5-249

上颌尖牙间进行邻面去釉，并使用链圈及向后结扎轻微内收上颌前牙。

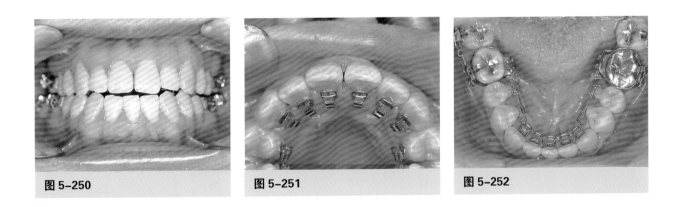

图 5-250　　　　图 5-251　　　　图 5-252

虽然左上中切牙的近远中轴倾度从片子上看是正常的，但是其切缘与右上中切牙不协调，所以调磨了切缘。下颌三个切牙的切缘也都经过了再一次的精细调整。

为了保持，在上颌使用了环绕型可摘保持器，在下颌尖牙间使用 0.0155 英寸的多股麻花丝作为舌侧保持器。

整个矫治持续了 19 个月。

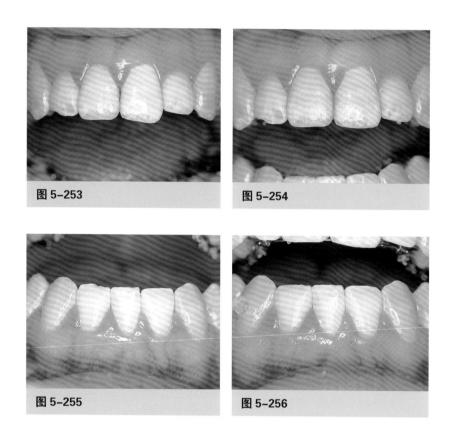

图 5-253　　　　　　　　　图 5-254

图 5-255　　　　　　　　　图 5-256

上下颌拥挤均改善。虽然上颌中线对齐在左下颌中切牙的中间，但是取得了满意的咬合关系。

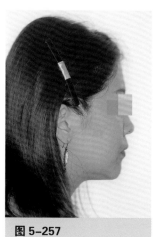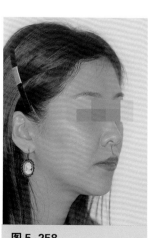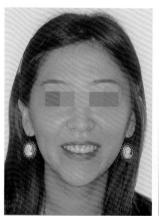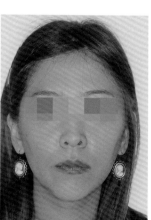

图 5-257　　　　　图 5-258　　　　　图 5-259　　　　　图 5-260

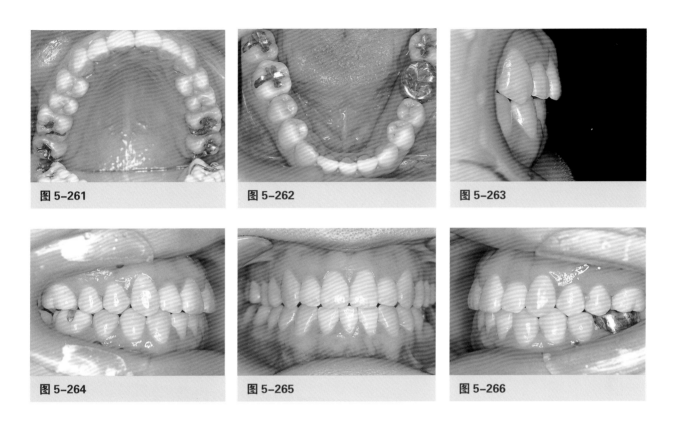

图 5-261

图 5-262

图 5-263

图 5-264

图 5-265

图 5-266

治疗前后的头颅侧位片重叠图发现下颌顺时针旋转，很可能是因为下颌磨牙的伸长导致。上切牙唇倾，下切牙少量伸长。

排牙模型上让上切牙唇倾 5° 是为了满足上颌前牙区扩弓后前牙转矩的变化。因而，上切牙唇倾，转矩增加了 10°。

治疗结束后，全景片显示牙根的排列状况良好，未见牙根吸收。

一年后复诊，咬合仍旧稳定。

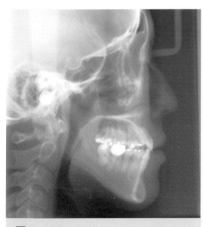

图 5-267

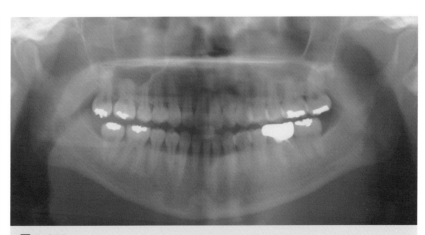

图 5-268

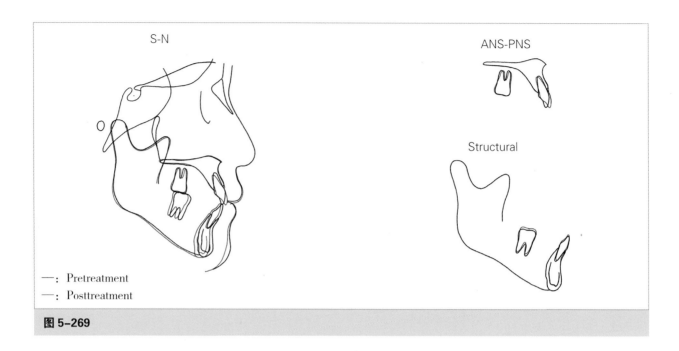

S-N

ANS-PNS

Structural

—: Pretreatment
—: Posttreatment

图 5-269

正畸舌侧矫治技术蘑菇型弓丝技术与舌侧托槽

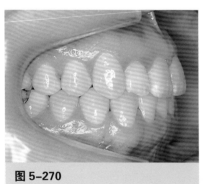

图 5-270

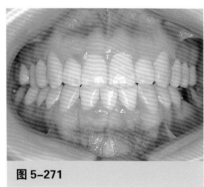

图 5-271

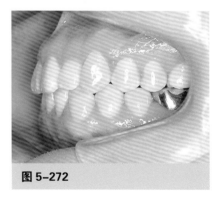

图 5-272

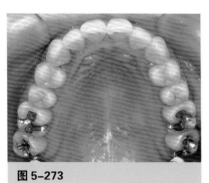

图 5-273

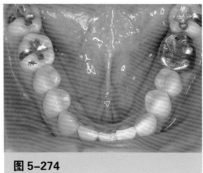

图 5-274

病例 5：拔除两侧上颌第一前磨牙矫治安氏 Ⅱ 类一分类的病例

该病例展示的是应用蘑菇型弓丝技术对拔除两侧上颌第一前磨牙的安氏 Ⅱ 类一分类病例的矫治。

患者 20.9 岁，女性，无外伤史或其他严重疾病，主诉唇前突、拥挤，由另一位正畸医师推荐来进行舌侧矫治。其侧貌略凸，磨牙关系为 Ⅱ 类，覆盖 7.0 mm，覆𬌗为 –0.3 mm。上下颌牙弓的拥挤度分别为 0.5 mm 和 1.0 mm，水平开𬌗。未发现颞下颌关节或口内其他病理征象。

头颅侧位片显示 ANB=3.9°，骨性 Ⅰ 类关系，FMA 角也在正常范围内。上下颌切牙都相对于 FH 平面唇倾（U1–FH=121.2°，FMIA=52.2°）。

矫治目标为：①解除前牙拥挤；②纠正上唇前突；③建立个别功能𬌗；④改善侧面型。为了达到这些目标，选择拔除两侧上颌第一前磨牙。

在技工室阶段使用切牙倾斜度指示器，根据治疗目标在排牙模型上重新定位上下颌切牙（参见图 5-37~图 5-41）。在排牙模型上，上下颌切牙的唇倾度与治疗前的测量值一致。这种情况下，就未在上下颌前牙的托槽内预置额外的冠转矩。

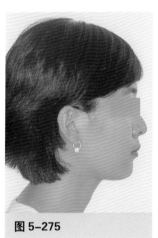
图 5-275

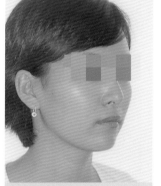
图 5-276

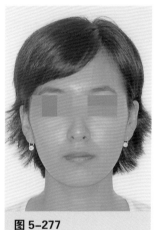
图 5-277

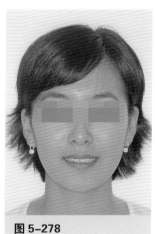
图 5-278

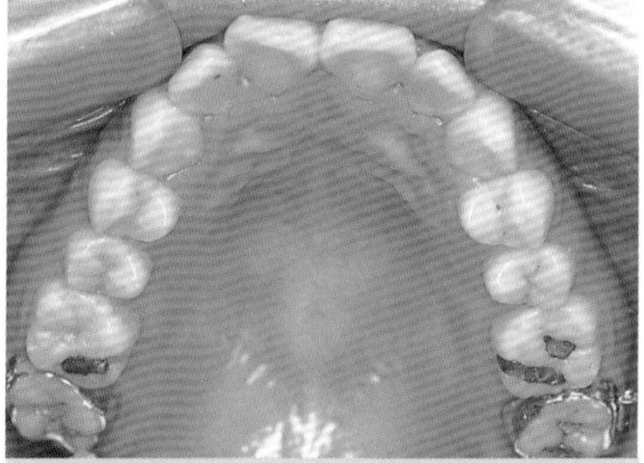

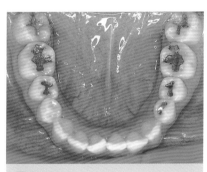
图 5-279

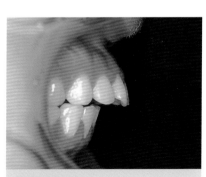
图 5-280

图 5-281

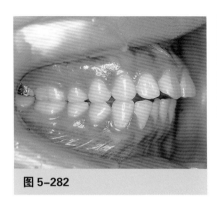

图 5-282

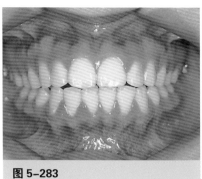

图 5-283

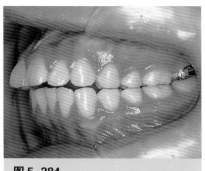

图 5-284

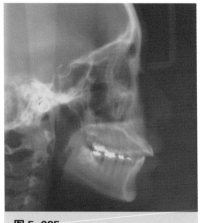

图 5-285

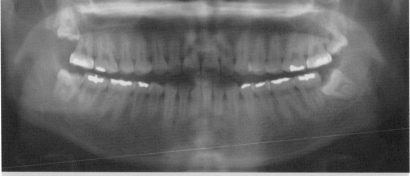

图 5-286

表 5-6	头影测量数据		
	Normas	Pretreatment	Posttreatment
Skeletal			
SNA	81.6°	80.3°	80.0°
SNB	79.2°	76.4°	75.0°
ANB	2.5°	3.9°	5.0°
FMA	24.3°	24.1°	25.9°
NPo–FH	89.1°	84.4°	83.5°
Dental			
Overbite	1.8mm	−0.3mm	1.2mm
Overjet	3.5mm	7.0mm	2.7mm
1–FH	116.0°	121.2°	106.9°
FMIA	59.8°	52.2°	50.8°
Interincisal angle	123.8°	112.0°	123.9°
Soft tissue			
Upper lip to E–line	−0.9mm	1.4mm	−1.8mm
Lower lip to E–line	0.6mm	1.9mm	−2.6mm

MAT 的第一阶段

间接黏结法将舌侧托槽定位至上下颌牙列，左下颌尖牙和右下颌侧切牙除外，纳入初始弓丝。在第一和第二磨牙的颊侧黏结槽沟尺寸为 0.018 英寸的标准方丝弓托槽，置入 0.016 英寸 × 0.022 英寸的镍钛丝片段弓。对该患者而言，上颌理想的弓形是蘑菇型，而下颌是平直的弓形（参见图 2-2）。因此初始弓丝为上颌 0.012 英寸的镍钛丝弯制的标准蘑菇型弓丝和下颌 0.012 英寸的镍钛丝弯制的平直蘑菇型弓丝。下

一次复诊时，黏结剩余的托槽，在下颌使用 0.012 英寸的平直镍钛蘑菇型弓丝，上颌使用标准镍钛蘑菇型
弓丝进一步排齐整平。

　　MAT 的第一阶段持续了 5 个月。

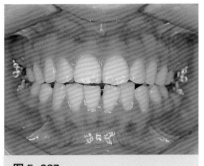

图 5-287

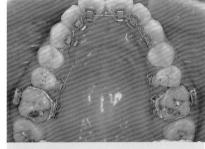

图 5-288

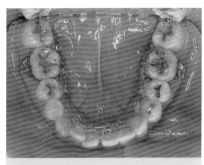

图 5-289

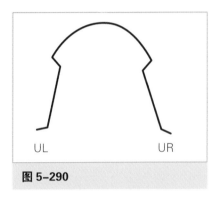

图 5-290

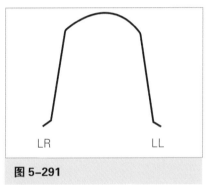

图 5-291

MAT 的第二阶段

　　将 0.018 英寸 ×0.018 英寸的不锈钢丝弯制的带有关闭曲的蘑菇型弓丝和 0.016 英寸 ×0.016 英寸的
不锈钢片段弓分别纳入上颌托槽的殆面槽沟和舌向槽沟内，开始关闭间隙。为加强支抗，在第一磨牙间加
横腭杆，并让患者佩戴低位牵引装置。此时，0.014 英寸的镍钛丝弯制的平直蘑菇型弓丝纳入下颌舌侧托
槽的殆面槽沟内。

　　第二阶段持续了 9 个月。

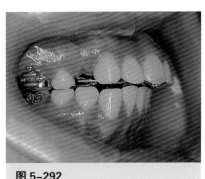

图 5-292

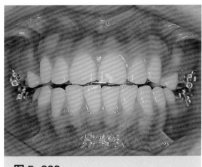

图 5-293

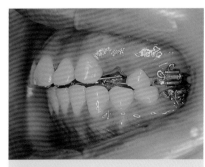

图 5-294

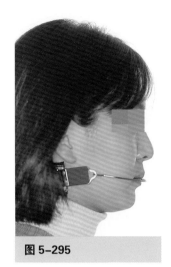

图 5-295

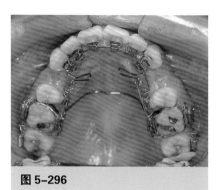

图 5-296

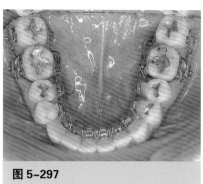

图 5-297

MAT 的第三阶段

在左下侧切牙、第一前磨牙，右下中切牙的垂直槽沟内纳入竖直簧，控制冠的近远中轴倾度。

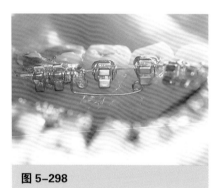

图 5-298

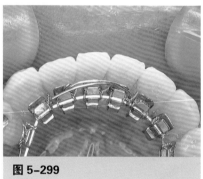

图 5-299

为了保持，0.0155 英寸的多股不锈钢麻花丝弯制的舌侧保持丝被黏结到上颌两侧第二前磨牙及下颌两侧尖牙之间。

此阶段耗时 2 个月。

唇前突和牙列拥挤的状况均有改善。尖牙为 I 类关系，磨牙为完全远中关系，上下牙列间有紧密的咬合接触。

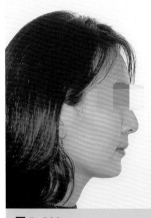

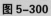

图 5-300

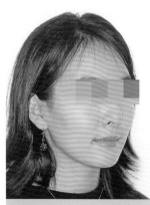

图 5-301

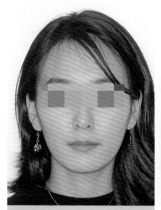

图 5-302

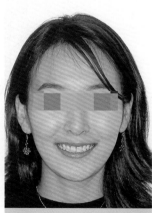

图 5-303

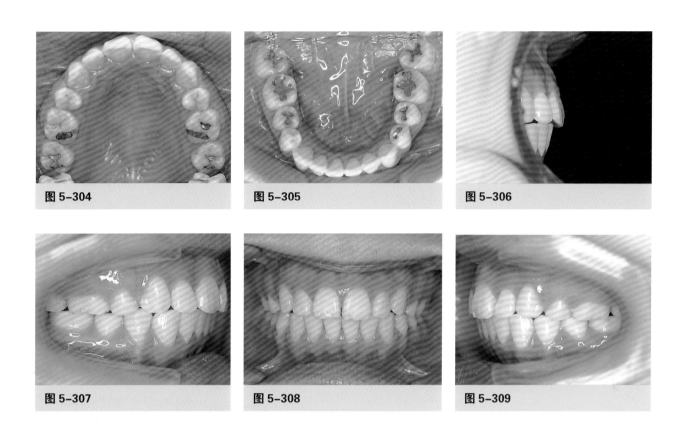

图 5-304　　　　　　　　　图 5-305　　　　　　　　　图 5-306

图 5-307　　　　　　　　　图 5-308　　　　　　　　　图 5-309

　　治疗前后的头颅侧位片重叠图发现上下唇明显内收，下颌骨后移。局部的重叠图显示上颌切牙明显内收并且转矩控制良好，上颌磨牙前移。

　　因为治疗前上颌切牙唇倾，所以技工室阶段没有在上颌切牙托槽上预置额外的冠转矩。最终，其唇倾度减少了 14°。

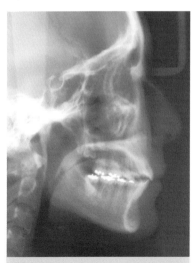

图 5-310

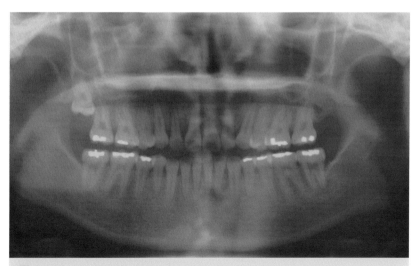

图 5-311

治疗结束后，全景片显示牙根的排列状况良好，未见牙根吸收，然而，右上颌中切牙、侧切牙、尖牙区域有轻微牙槽骨丧失。

一年后复诊，咬合仍旧稳定。

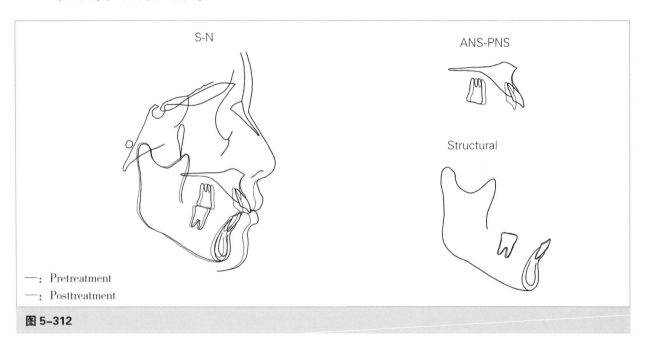

S-N

ANS-PNS

Structural

—： Pretreatment
—： Posttreatment

图 5-312

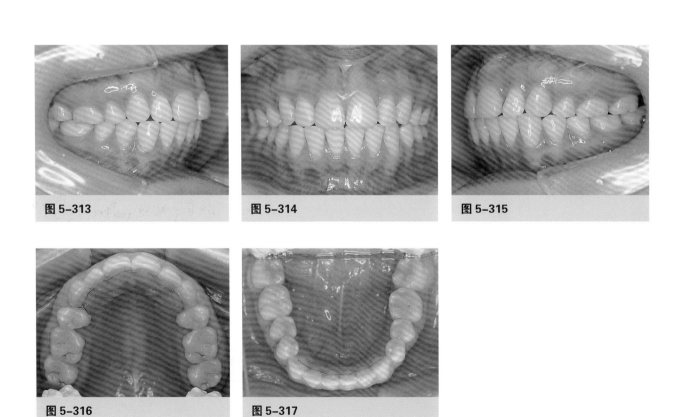

图 5-313

图 5-314

图 5-315

图 5-316

图 5-317

病例 6：因开殆拔除两侧上颌第一前磨牙和下颌第二前磨牙的病例

这是一例应用蘑菇型弓丝技术矫治骨性开殆的病例。矫治结果稳定。

该患者 31.4 岁，女性，主诉拥挤和开殆，无外伤史或其他严重疾病，左侧嘴角轻微上抬，但是面部不对称并不明显。侧貌为凸面形，磨牙关系为Ⅱ类。覆盖为 1.5 mm，开殆 6.1 mm。上下颌牙弓的拥挤度分别为 3.7 mm 和 1.8 mm。

头颅侧位片显示骨性Ⅰ类关系（ANB=1.8°），长面型（FMA=38.5°）。上下颌切牙位置较正常（U1–FH=116.3°，FMIA=58.0°）。上下唇分别较 E 线前突 1.7 mm 和 4.4 mm。

矫治目标为：①解除前牙拥挤，②纠正前牙开殆，③建立稳定的咬合关系，④改善侧面形。治疗初期，病人要求选择不拔牙矫治，然而在矫治过程中患者希望可以纠正上下唇的前突，所以治疗方案改为拔除上颌第一前磨牙和下颌第二前磨牙。拔除下颌第二前磨牙是为了前移磨牙，这样既可以改善磨牙关系又可以使下颌逆时针旋转，减小开殆。

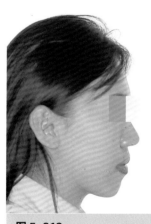

图 5-318

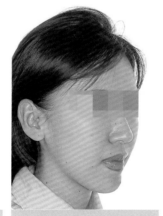

图 5-319

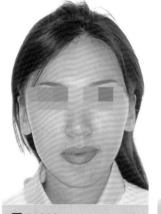

图 5-320

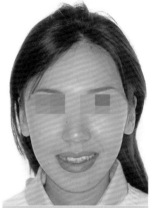

图 5-321

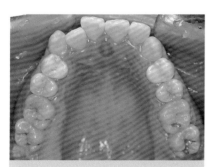

图 5-322

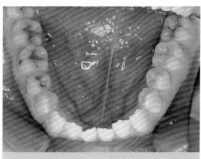

图 5-323

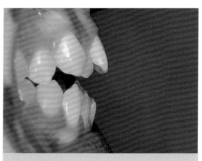

图 5-324

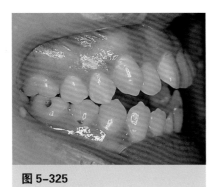

图 5-325

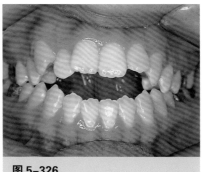

图 5-326

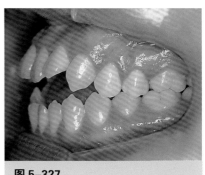

图 5-327

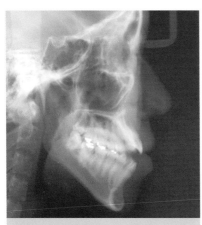

图 5-328

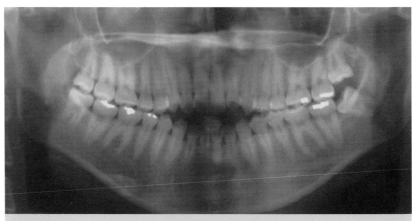

图 5-329

表 5-7	头影测量数据		
	Normal	Pretreatment	Posttreatment
Skeletal			
SNA	81.6°	79.0°	78.9°
SNB	79.2°	77.4°	77.5°
ANA	2.5°	1.8°	1.4°
FMA	24.3°	38.5°	36.2°
NPo-FH	89.1°	86.0°	87.7°
Dental			
Overbite	1.8mm	−6.1mm	1.2mm
Overjet	3.5mm	1.5mm	2.2mm
1-FH	116.0°	116.3°	105.5°
FMIA	59.8°	58.0°	66.0°
Interincisal angle	123.8°	121.7°	140.5°
Soft tissue			
Upper lip to E-line	−0.9mm	1.7mm	−0.7mm
Lower lip to E-line	0.6mm	4.4mm	−0.5mm

MAT 的第一阶段

通过间接黏结将舌侧托槽定位至上下牙列，右上颌尖牙除外。将 0.012 英寸的初始蘑菇型镍钛弓丝纳入上下颌舌侧托槽的𬌗方槽沟内。

在初始排齐过程中，如前文所述，患者希望改善嘴唇前突的问题，所以拔除了四颗双尖牙。在右上颌尖牙黏结一金属舌侧扣，使用链圈部分内收尖牙。然后在尖牙上间接黏结托槽，纳入 0.012 英寸的蘑菇型镍钛弓丝，遵循典型的弓丝更换顺序排齐牙列。在下颌的舌向槽沟内结扎 0.016 英寸 ×0.016 英寸的不锈钢丝弯制的蘑菇型弓丝，第一前磨牙依此弓丝弧度内收。为了避免内收过程中第一前磨牙出现旋转，在前磨牙的颊侧黏结一树脂扣，颊舌侧同时加力内收（"四轮驱动"）。

MAT 的第一阶段持续了 17 个月。

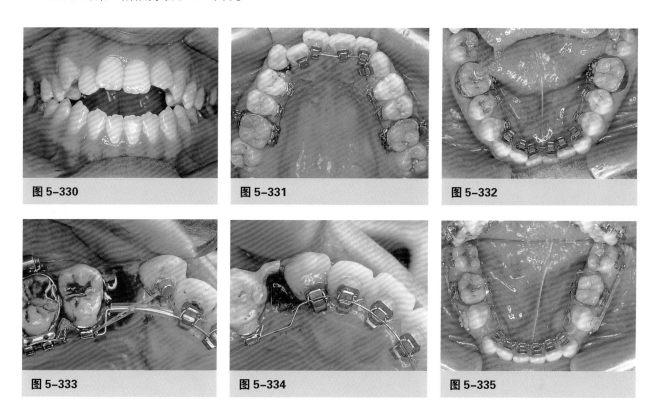

图 5-330　　　　　图 5-331　　　　　图 5-332

图 5-333　　　　　图 5-334　　　　　图 5-335

MAT 的第二阶段

在上下牙列的𬌗面槽沟和舌向槽沟内分别置入 0.018 英寸 ×0.018 英寸的带关闭曲的蘑菇型不锈钢丝和 0.016 英寸 ×0.016 英寸的不锈钢丝片段弓，开始间隙关闭。为加强上颌支抗，使用口外低位牵引。

第二阶段持续了 5 个月。

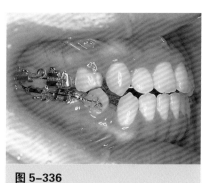

图 5-336

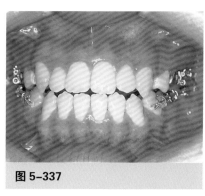

图 5-337

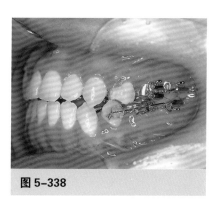

图 5-338

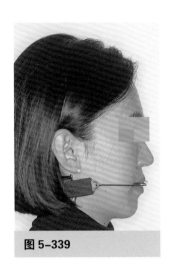

图 5-339

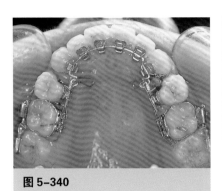

图 5-340

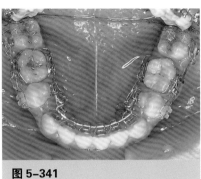

图 5-341

MAT 的第三阶段

由于右侧第一磨牙区的咬合接触不理想，所以在上下牙列船面槽沟内纳入一根带 L 曲的蘑菇型弓丝，伸长上下颌第一磨牙的近中部分。

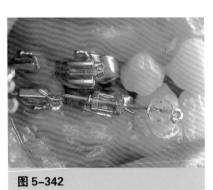

图 5-342

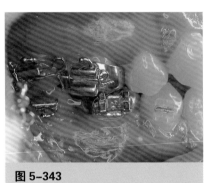

图 5-343

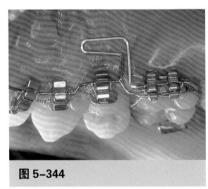

图 5-344

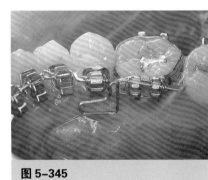

图 5-345

此时，在左上颌侧切牙的垂直槽沟内安放竖直簧，使牙根远中移动。最后，在前牙区进行颌间牵引以增大覆𬌗。

此阶段持续了 10 个月。

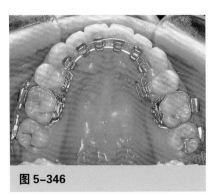

图 5-346

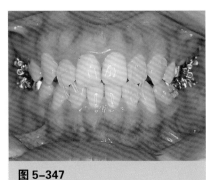

图 5-347

拥挤改善，前牙开殆得到纠正，建立了正常的前牙覆殆覆盖关系，唇前突的问题也得到了解决。尖牙和磨牙关系都是安氏Ⅰ类，咬合紧密。

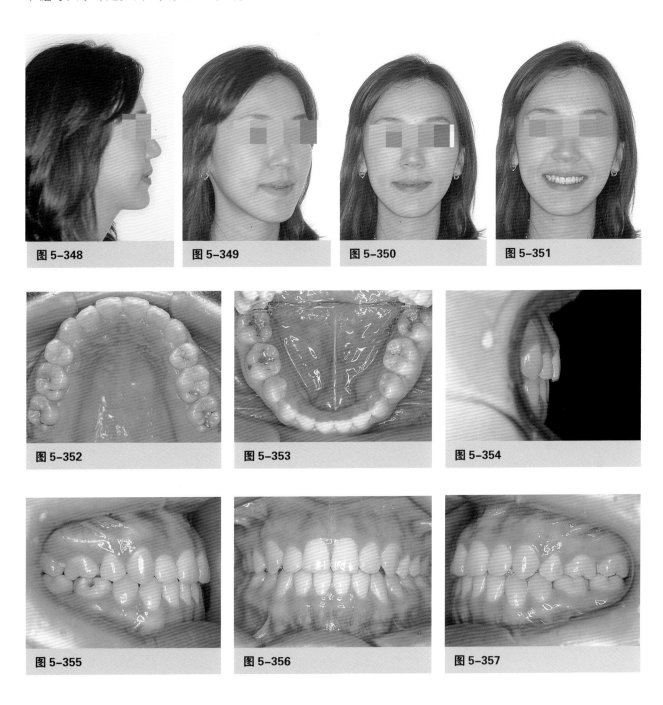

图 5-348　　　　　图 5-349　　　　　图 5-350　　　　　图 5-351

图 5-352　　　　　图 5-353　　　　　图 5-354

图 5-355　　　　　图 5-356　　　　　图 5-357

治疗前后的头颅侧位片重叠图发现下颌逆时针旋转，可能是因为下颌磨牙的压低和前移所致。局部重叠图显示在上颌，上切牙内收并伸长，磨牙前移；在下颌，下切牙内收并明显伸长，磨牙前移并压低。上下唇离 E 线的距离分别为 0.7 mm 和 0.5 mm，表明双唇前突的问题得到了改善。

治疗结束后，全景片显示牙根的排列状况良好，但上下颌前牙区可见轻微的牙根吸收。

矫治结束后两年复诊，咬合仍稳定。

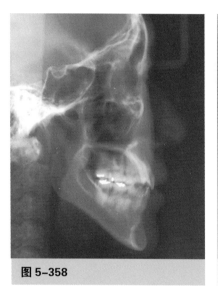

图 5-358

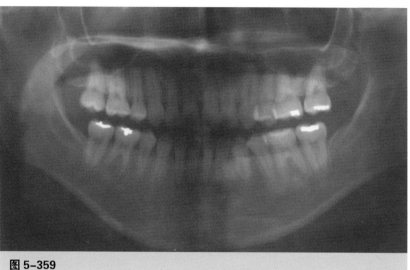

图 5-359

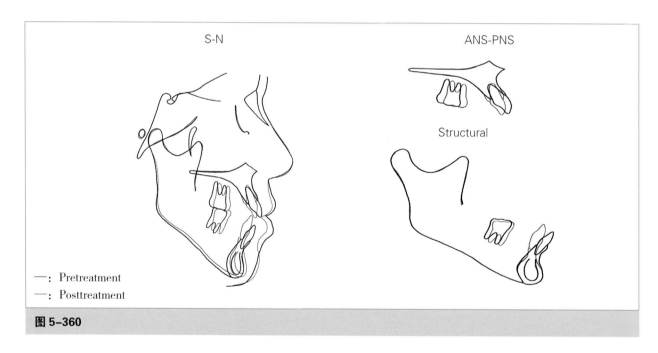

S-N

ANS-PNS

Structural

—：Pretreatment
—：Posttreatment

图 5-360

Gorman 等人曾报道说开𬌗是舌侧矫治的禁忌证，因为舌侧托槽阻碍了舌运动，固有的舌位置被改变，因此下颌会向下向后顺时针旋转，从而加重开𬌗。然而，在这个使用舌侧矫治器纠正开𬌗的病例中，下颌平面角并没有变大甚至是减小的，而且矫治结果稳定。这是因为舌侧托槽起到的是类似于舌栅的作用，而非阻碍舌体运动，因此有利于开𬌗的治疗。而且，黏结舌侧托槽后，患者在吞咽和咀嚼时可以重新定位舌体位置，纠正不良舌习惯，有利于矫治效果的稳定。

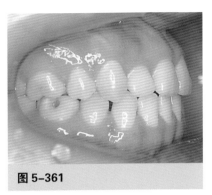
图 5-361

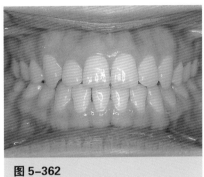
图 5-362

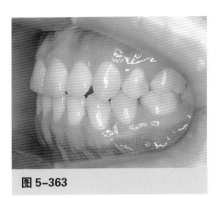
图 5-363

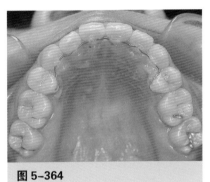
图 5-364

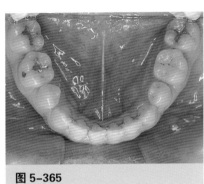
图 5-365

病例 7：不拔牙矫治安氏Ⅲ类前后牙反𬌗的病例

这是一个非拔牙病例。在定位舌侧托槽之前，已分别在上颌和下颌使用了一段时间的四眼簧扩弓器和舌弓，在矫治的最后阶段应用了 MMAW 技术。

该患者为直面型，颜面部不对称。前牙和左侧后牙反𬌗，上下尖牙、磨牙关系在右侧为Ⅲ类，左侧为Ⅱ类。覆𬌗、覆盖均为 0.0 mm，上下颌弓均有轻度拥挤。左上尖牙缺失，后牙前移使得间隙丧失，导致左侧的磨牙关系为Ⅱ类。上颌前牙左右协调。上牙弓狭窄，下牙弓宽大。由于下颌向左侧偏斜使得上下颌中线偏离 2.0 mm。

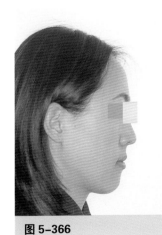
图 5-366

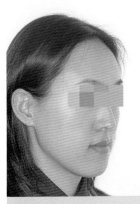
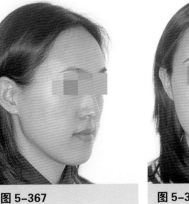
图 5-367

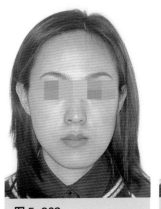
图 5-368

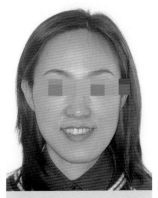
图 5-369

头颅侧位片显示 ANB=1.0°，骨性 Ⅲ 类错𬌗畸形，患者为长面型，其 FMA 角为 33.5°，以 FH 平面作参考平面，上颌切牙位置较正常（U1–FH=110.0°），下颌切牙舌倾（FMIA=63.0°）。

矫治目标为：①纠正前后牙反𬌗，②改善中线不齐的现象，③解除拥挤，④前牙后牙区建立稳定的咬合关系，⑤建立个别功能𬌗。为了实现这些目标，选择非拔牙矫治方案。

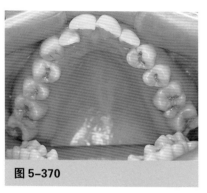

图 5-370

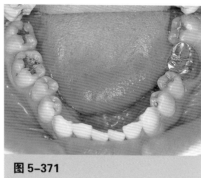

图 5-371

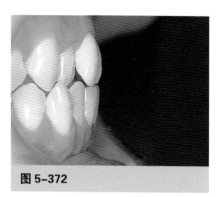

图 5-372

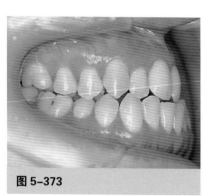

图 5-373

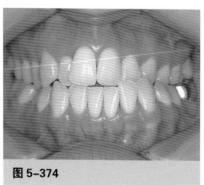

图 5-374

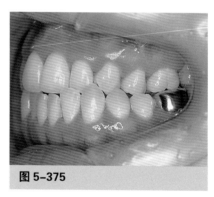

图 5-375

因为这是非拔牙病例，所以在技工室阶段制作模拟排牙模型时上下颌切牙的轴倾度应该与治疗前的测量值相当（参见图 5-37~ 图 5-41），并没有在上下颌前牙的托槽内预置额外的冠转矩。

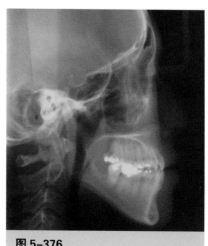

图 5-376

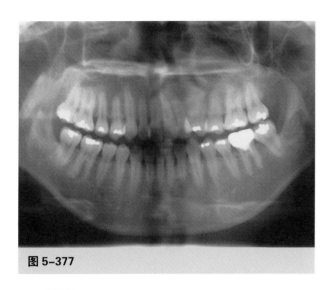

图 5-377

表 5-8　头影测量数据

	Normas	Pretreatment	Posttreatment
Skeletal			
SNA	81.6°	77.5°	78.0°
SNB	79.2°	76.5°	76.5°
ANA	2.5°	1.0°	1.5°
FMA	24.3°	33.5°	34.0°
NPo–FH	89.1°	88.5°	88.0°
Dental			
Overbite	1.8mm	0.0mm	3.0mm
Overjet	3.5mm	0.0mm	2.0mm
1–FH	116.0°	110.0°	109.0°
FMIA	59.8°	63.0°	71.0°
Interincisal angle	123.8°	132.5°	142.0°
Soft tissue			
Upper lip to E-line	−0.9mm	−3.0mm	−3.0mm
Lower lip to E-line	0.6mm	1.0mm	0.0mm

MAT

　　为了扩大上颌弓，在上颌使用四眼簧扩弓器，同时在下颌使用舌弓以减小牙弓宽度。六个月后，间接黏结法将舌侧托槽定位至上下颌牙列，左下中切牙除外，纳入 0.012 英寸初始蘑菇型镍钛弓丝。在第一和第二磨牙的颊侧黏结槽沟尺寸为 0.018 英寸的标准方丝弓托槽，纳入 0.016 英寸 ×0.022 英寸的镍钛丝片段弓。

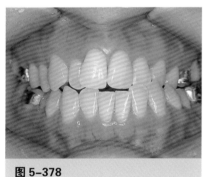

图 5-378

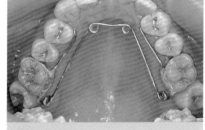

图 5-379

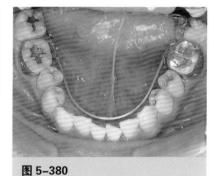

图 5-380

　　为了维持上下颌牙弓宽度，分别在上下颌第一磨牙舌侧托槽的舌向外侧槽沟内加一腭杆和舌弓。为了纠正左上侧切牙的旋转，在上颌的𬌗面槽沟内结扎由 0.014 英寸的不锈钢丝弯制的带有垂直曲的蘑菇型弓丝。下颌在舌向槽沟内结扎 0.016 英寸的不锈钢丝弯制的蘑菇型弓丝，并使用镍钛推簧来获得左下中切牙的空

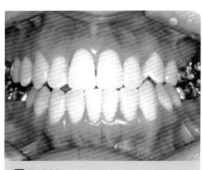

图 5-381

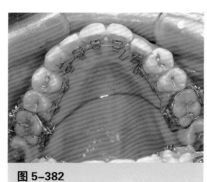

图 5-382

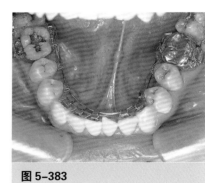

图 5-383

间。获得足够的空间后，黏结托槽，并使用双弓丝技术（在舌侧槽沟内纳入 0.016 英寸的蘑菇型不锈钢丝作为主弓丝，同时在前牙殆方槽沟中置入 0.012 英寸的镍钛丝片段弓丝）来纠正其扭转。

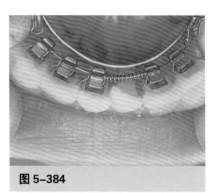 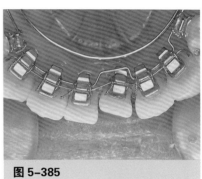

图 5-384　　　　　　　图 5-385

为了使下颌牙齿远中移动，且前后牙均获得较好的咬合关系，在下颌的舌侧槽沟内置入 0.016 英寸 × 0.016 英寸的不锈钢丝弯制的多曲蘑菇型弓丝（MMAW），同时配合颌间 Ⅲ 类牵引。这时，将 0.018 英寸 ×0.018 英寸的不锈钢丝弯制的蘑菇型弓丝纳入上颌的殆方槽沟内。

为了保持，上下颌都使用环绕型的可摘保持器。

治疗耗时 21 个月。

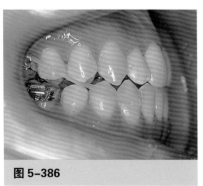 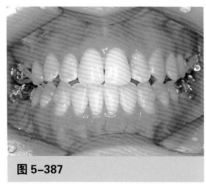 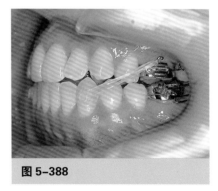

图 5-386　　　　　　　图 5-387　　　　　　　图 5-388

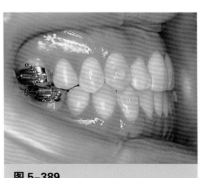 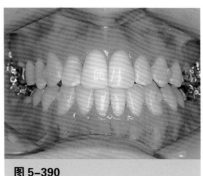 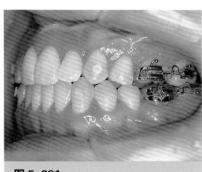

图 5-389　　　　　　　图 5-390　　　　　　　图 5-391

左后牙的反𬌗被纠正，覆𬌗、覆盖正常，较好的咬合关系。虽然左上第一前磨牙前移代替了尖牙，但是牙齿形态和𬌗关系都恢复的较好。

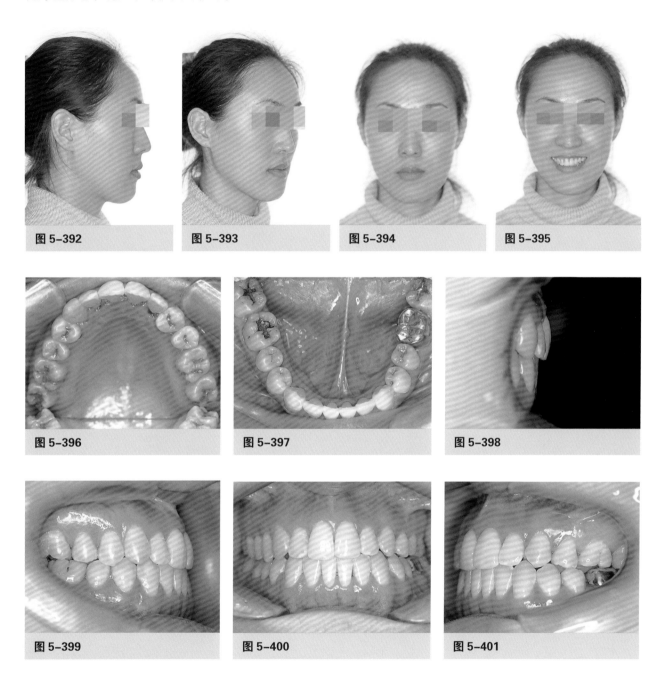

治疗前后的头颅侧位片重叠图未发现颌骨改变，但是下唇轻微内收。局部重叠图显示上颌无改变，下颌切牙舌倾并伸长，磨牙被竖直。上唇基本无变化，下唇相较 E 线后退 1.0 mm。

治疗结束后，全景片显示牙根的排列状况良好，上下颌前牙区未见牙根吸收。

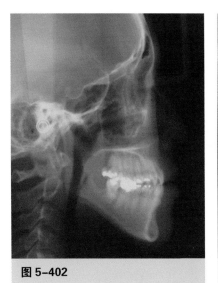

图 5-402

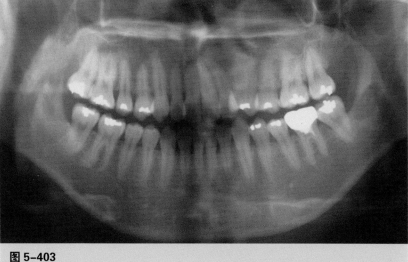

图 5-403

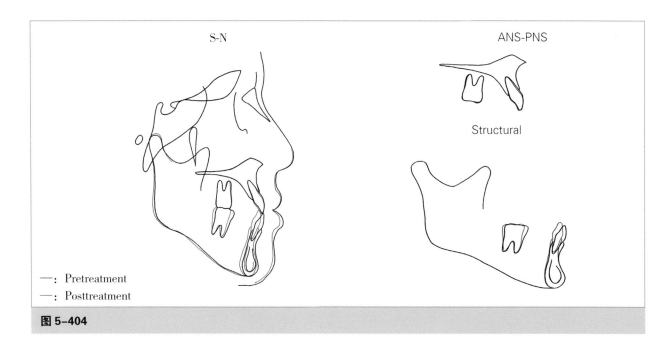

图 5-404

病例 8：因双颌前突拔除上下颌四个第一前磨牙的病例

在这种类型的拔牙病例中，因为上切牙是舌倾的，所以应避免前牙内收过程中的舌倾，故应该使用杠杆臂的方法实现上前牙的整体内收。

该患者 25 岁，女性，主诉唇前突和拥挤，磨牙关系为 I 类，覆𬌗为 2.0 mm，覆盖为 3.5 mm。上下牙弓都有轻度拥挤，未发现颞下颌关节或口内其他病理征象。

头颅侧位片显示骨性Ⅱ类错𬌗畸形（ANB=6.9°），长面型，FMA角为36.9°。上切牙舌倾（U1-FH=104.5°），而下切牙唇倾（FMIA=39.7°）。

矫治目标为：①解除拥挤，②改善唇前突，③前牙后牙区建立稳定的咬合关系，④改善侧面形。

在技工室阶段使用切牙倾斜度指示器，根据治疗目标在排牙模型上重新定位上下颌切牙（参见图5-37~图5-41）。在模拟排牙模型上，上下颌切牙分别较治疗前唇倾了10°和5°，这样，就在上下颌前牙的托槽内分别预置了10°和5°的根舌向转矩。

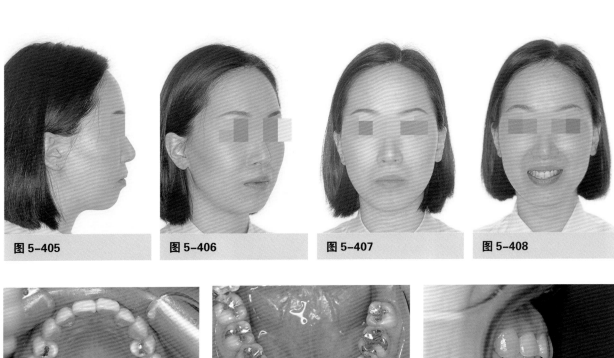

图 5-405　　图 5-406　　图 5-407　　图 5-408

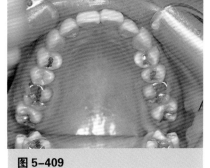

图 5-409

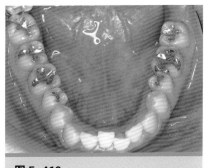

图 5-410

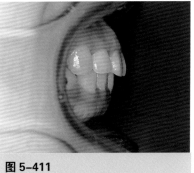

图 5-411

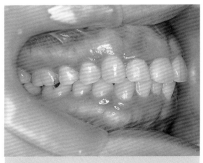

图 5-412

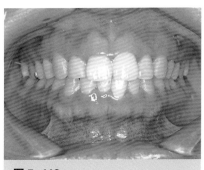

图 5-413

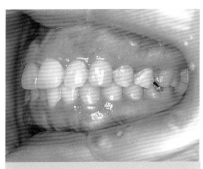

图 5-414

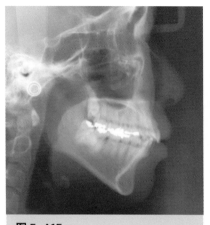

图 5-415

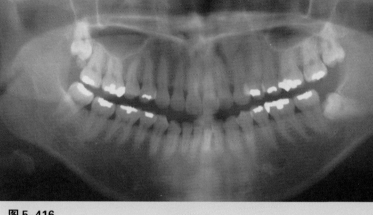

图 5-416

正畸舌侧矫治技术蘑菇型弓丝技术与舌侧托槽

MAT 的第一阶段

虽然覆𬌗并不深，但是在上颌前牙托槽和下前牙之间仍存在𬌗干扰。因此，应先黏结下颌托槽，在可能的𬌗干扰去除后再黏结上颌的托槽。通过间接黏结将舌侧托槽定位至下颌右侧第一磨牙至左侧第一磨牙，左下中切牙除外，将 0.012 英寸的镍钛丝纳入舌侧托槽的𬌗方槽沟内。下一次复诊时，在下颌第一和第二磨牙的颊侧放置槽沟尺寸为 0.018 英寸的标准方丝弓托槽，0.016 英寸×0.022 英寸的镍钛丝片段弓结扎至颊侧托槽内。之后，随着下颌牙齿的排齐，逐步加大弓丝尺寸。

表 5-9 头影测量数据			
	Normas	Pretreatment	Posttreatment
Skeletal			
SNA	81.6°	83.4°	82.8°
SNB	79.2°	76.5°	76.3°
ANA	2.5°	6.9°	6.5°
FMA	24.3°	36.9°	36.5°
NPo-FH	89.1°	81.8°	82.2°
Dental			
Overbite	1.8mm	2.0mm	2.0mm
Overjet	3.5mm	3.5mm	3.0mm
1-FH	116.0°	104.5°	102.3°
FMIA	59.8°	39.7°	51.8°
Interincisal angle	123.8°	115.2°	129.5°
Soft tissue			
Upper lip to E-line	-0.9mm	1.5mm	-3.0mm
Lower lip to E-line	0.6mm	3.5mm	-2.0mm

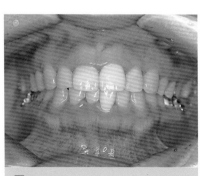

图 5-417

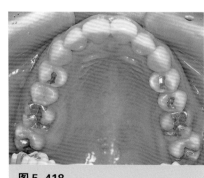

图 5-418

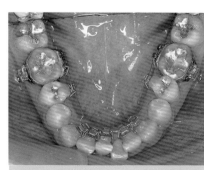

图 5-419

　　舌侧槽沟内纳入 0.016 英寸的不锈钢丝弯制的蘑菇型弓丝，使用链圈远中移动尖牙，使用推簧为唇向错位的左下中切牙开辟间隙。间隙足够后，黏结左下中切牙托槽，使用双弓丝技术（在舌侧槽沟内纳入 0.016 英寸的蘑菇型不锈钢弓丝作为主弓丝，同时在前牙殆方槽沟中置入 0.012 英寸的镍钛片段弓丝）来纠正其唇向错位。

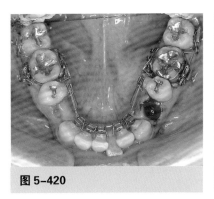 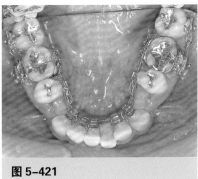 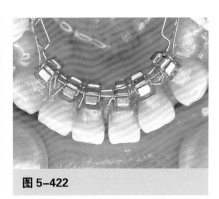

| 图 5-420 | 图 5-421 | 图 5-422 |

　　初步排齐后，应用依据 Burstone 的片段弓技术设计的压低装置来压低下前牙以打开咬合（参见图 5-23）。在前后牙区的殆方槽沟内纳入 0.018 英寸的不锈钢丝弯制的片段弓。使用 0.017 英寸 ×0.025 英寸的 TMA 丝弯制的压低辅弓，其后端结扎到第一磨牙托槽的舌向内侧槽沟，前端挂在前牙片段弓的侧切牙和尖牙之间，以此来压低下前牙。这样，下前牙可以明显压低并舌倾。在下前牙压低之后，可以黏结托槽至上颌牙齿，并采用典型的弓丝使用顺序完成既定矫治目标。MAT 的第一阶段耗时 16 个月。

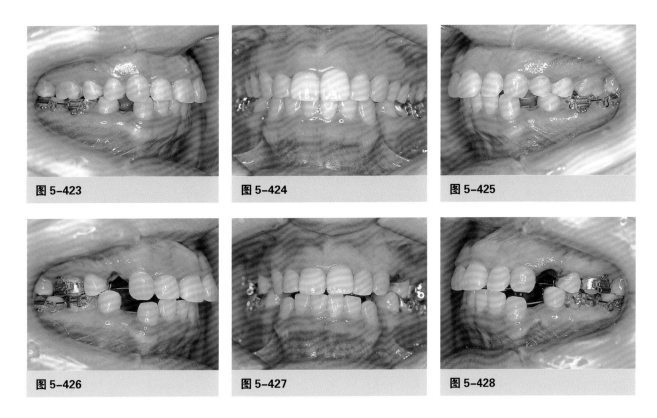

| 图 5-423 | 图 5-424 | 图 5-425 |
| 图 5-426 | 图 5-427 | 图 5-428 |

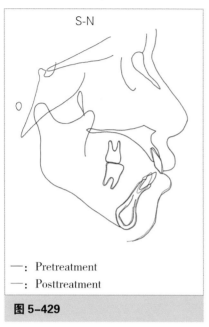

S-N

—: Pretreatment
—: Posttreatment

图 5-429

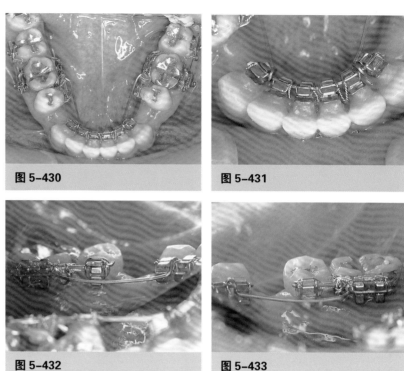

图 5-430

图 5-431

图 5-432

图 5-433

MAT 的第二阶段

内收过程中，上颌建立杠杆臂系统，以此来调节前牙转矩和后牙支抗。在下颌，将 0.018 英寸 ×0.018 英寸的不锈钢丝弯制的带有关闭曲的蘑菇型弓丝和 0.016 英寸 ×0.016 英寸的抗弯曲效应的不锈钢丝片段弓分别纳入下颌托槽的殆面槽沟和舌向槽沟内。

为了设计理想的杠杆臂系统，在关闭间隙之前首先拍摄了头颅侧位片。因为上切牙舌向倾斜（U1-FH=100.3°），在前牙内收时需要牙根舌向移动。另外，还需要加强后牙支抗。因此，需调整 TPA 上的牵引钩和杠杆臂的长度，使内收力位于前后牙阻抗中心的上方。

第二阶段持续了 15 个月。

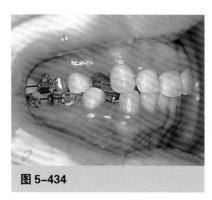

图 5-434

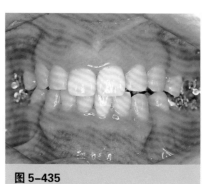

图 5-435

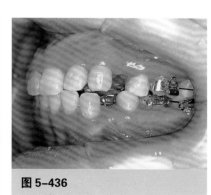

图 5-436

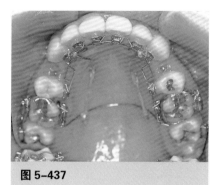

图 5-437

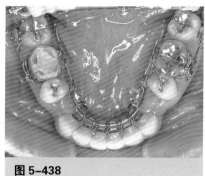

图 5-438

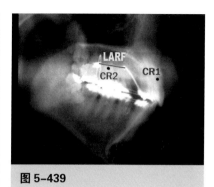

图 5-439

MAT 的第三阶段

为了伸长上颌左右侧切牙和左侧尖牙，将弯有台阶曲的 0.016 英寸 ×0.016 英寸的蘑菇型不锈钢弓丝纳入𬌗方槽沟内，并用结扎圈固定。由于托槽脱落上颌左右第二前磨牙轻微舌倾。

在上颌使用环绕型可摘保持器保持，下颌则将 0.0155 英寸的多股不锈钢丝弯制的舌侧保持丝黏结到两侧第二前磨牙之间。

此阶段持续 6 个月。

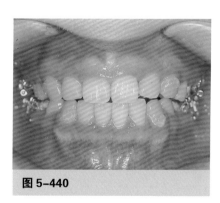

图 5-440

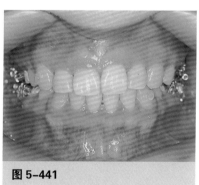

图 5-441

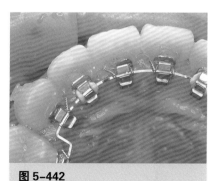

图 5-442

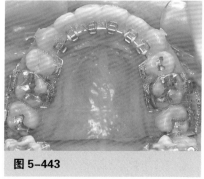

图 5-443

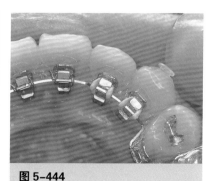

图 5-444

唇前突的状况得到了改善，并建立了安氏Ⅰ类𬌗关系。

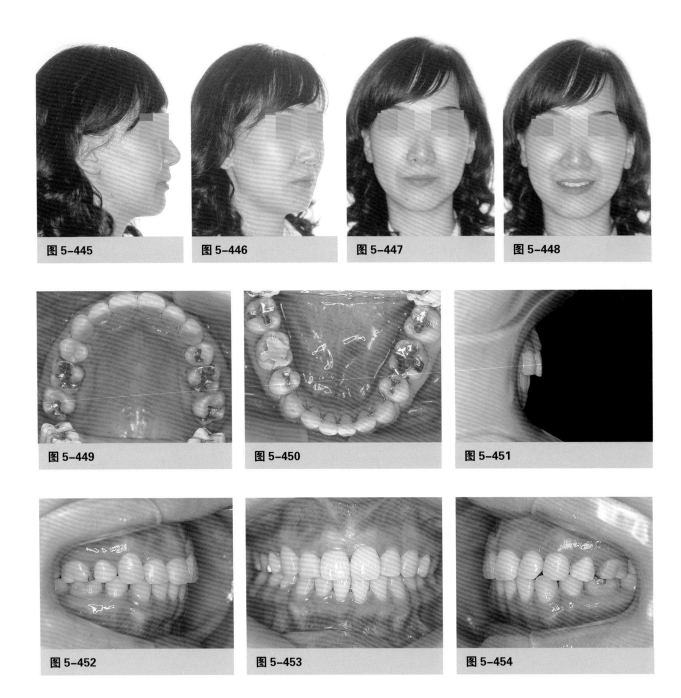

图 5-445　　　　　图 5-446　　　　　图 5-447　　　　　图 5-448

图 5-449　　　　　图 5-450　　　　　图 5-451

图 5-452　　　　　图 5-453　　　　　图 5-454

　　治疗前后的头颅侧位片重叠图发现没有明显的颌骨变化，唇前突的状况有非常明显的改善。局部重叠图显示上切牙的牙根内收量较牙冠多，下切牙内收时发生了轻微的舌向倾斜移动。上下磨牙都略前移。上下唇与 E 线相比，分别较矫治前内收了 4.5 mm 和 5.5 mm，说明唇前突的状况有了明显改善。

　　治疗结束后，全景片显示牙根的排列状况良好，前牙区见轻微的牙根吸收。

这种类型的病例中，应在内收过程中尽量避免上切牙舌倾。因此在上前牙预置了 10° 的根舌向转矩，并运用了杠杆臂系统，这些措施成功控制了前牙的转矩。使用杠杆臂系统还可以简便有效地加强上颌后牙的支抗，无需使用额外的牵引装置。

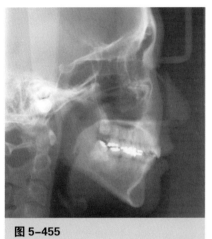

图 5-455

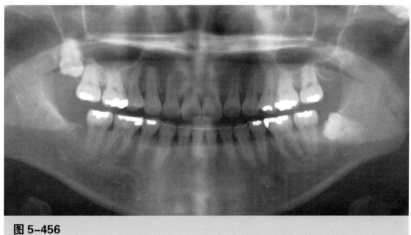

图 5-456

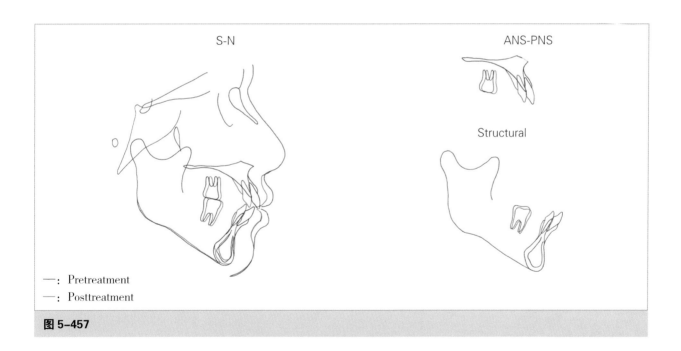

S-N

ANS-PNS

Structural

—：Pretreatment
—：Posttreatment

图 5-457

病例 9　正畸正颌联合矫治下颌前突病例

患者 21.7 岁，女性，主诉下颌前突及拥挤。侧貌为凹面型，安氏 Ⅲ 类咬合关系，其上牙列存在 1.4 mm 间隙，而下牙列拥挤 3.9 mm；上下牙列中线不正，偏移 1.5 mm，右上侧切牙为过小牙。

头颅侧位片头影测量显示上下颌 Ⅲ 类骨骼型（ANB=−1.0°），上下牙列代偿性倾斜，上前牙唇倾（U1−FH=120.0°），下前牙舌倾（FMIA=65.0°）。

矫治目标为：①纠正下颌前突畸形；②解除拥挤；③建立个别功能𬌗；④改善侧貌。为达到上述矫治目标，治疗计划为拔除上颌第一前磨牙去除代偿，同时正颌手术后退下颌改善侧貌。

在技工室阶段使用切牙倾斜度指示器，根据治疗目标在排牙模型上重新定位上下颌切牙（参见图5-37~图5-41）。在排牙模型上，上切牙的唇倾度与治疗前保持一致，而下切牙较术前唇倾5°，这样在上切牙托槽内并未加入额外的冠转矩，而在下切牙托槽中则加入了额外的冠唇向转矩。

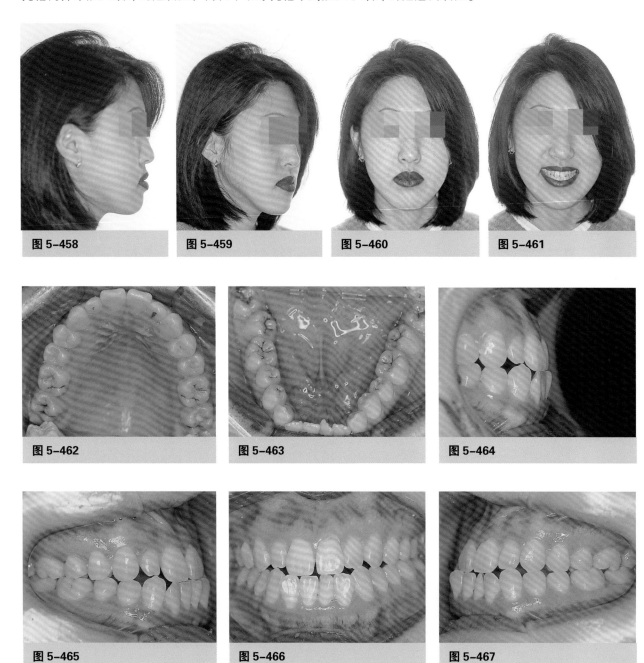

图 5-458　　图 5-459　　图 5-460　　图 5-461

图 5-462　　图 5-463　　图 5-464

图 5-465　　图 5-466　　图 5-467

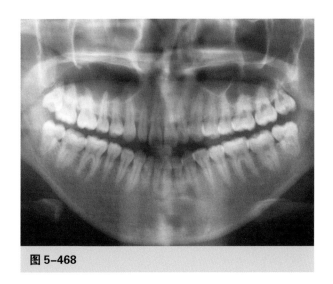

图 5-468

表 5-10	头影测量数据		
	Normal	Pretreatment	Posttreatment
Skeletal			
SNA	81.6°	79.0°	79.0°
SNB	79.2°	80.0°	75.0°
ANA	2.5°	−1.0°	4.0°
FMA	24.3°	35.0°	41.5°
NPo–FH	89.1°	90.0°	85.0°
Dental			
Overbite	1.8mm	0mm	2.0mm
Overjet	3.5mm	0mm	3.0mm
1–FH	116.0°	120.0°	110.0°
FMIA	59.8°	65.0°	61.0°
Interincisal angle	123.8°	125.0°	132.0°
Soft tissue			
Upper lip to E–line	−0.9mm	−2.0mm	−1.5mm
Lower lip to E–line	0.6mm	4.0mm	1.0mm

MAT 的第一阶段

在上颌使用间接黏结技术黏结舌侧托槽，由于上颌第二前磨牙与下颌第一磨牙存在咬合干扰，上颌第二前磨牙暂未黏结托槽。在下牙列同样黏结舌侧托槽，左下中切牙及左右下侧切牙因拥挤也暂未黏结托槽。在第一第二磨牙的颊侧黏结 0.018 英寸的标准方丝弓托槽。在舌侧托槽的殆面槽沟中置入 0.012 英寸的镍钛蘑菇型弓丝，磨牙颊侧的方丝弓槽沟中置入 0.016 英寸 ×0.022 英寸的镍钛片段弓。上颌置横腭杆，并在其上焊接牵引钩，上颌第二前磨牙黏结舌侧扣，使用链圈将舌侧扣与牵引钩连接，轻微压入第二前磨牙。在上第二前磨牙压入，消除咬合干扰后，在其上黏结舌侧托槽。在下颌第一磨牙的舌向外侧槽沟中置入舌弓，维持牙弓宽度。

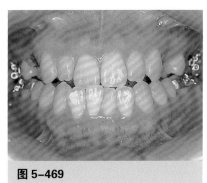

图 5-469

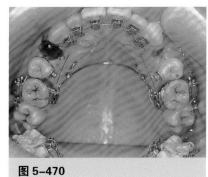

图 5-470

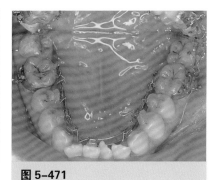

图 5-471

在上颌殆方槽沟中置入 0.012 英寸的蘑菇型不锈钢弓丝；在下颌舌向槽沟中置入 0.016 英寸的蘑菇型不锈钢弓丝，同时在右下中切牙至两侧尖牙间各放置一段镍钛推簧，扩展间隙。

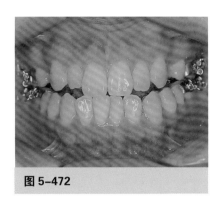
图 5-472

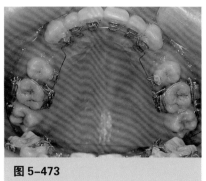
图 5-473

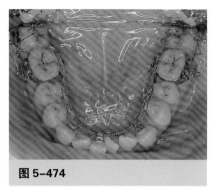
图 5-474

上颌殆方槽沟中置入 0.016 英寸的蘑菇型不锈钢弓丝；下颌前牙区获得间隙后，下左右侧切牙间接黏结托槽，在殆方槽沟中再置入 0.012 英寸的蘑菇型镍钛弓丝。

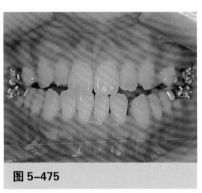
图 5-475

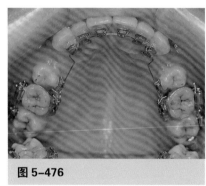
图 5-476

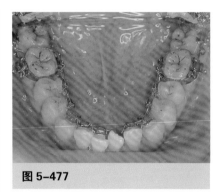
图 5-477

为获得树脂修复过小的右上侧切牙间隙，将 0.016 英寸的蘑菇型不锈钢弓丝置入舌向槽沟中，并在右上侧切牙的近远中各放置一小段推簧。在左下中切牙间接黏结托槽，重新在殆方槽沟中置入 0.012 英寸的蘑菇型镍钛弓丝，根据 MAT 技术的弓丝更换顺序排齐牙列。

第一阶段矫治持续了 9 个月。

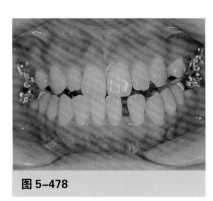
图 5-478

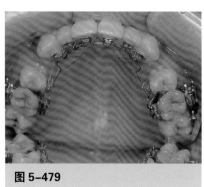
图 5-479

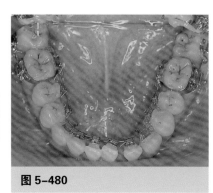
图 5-480

MAT 的第二阶段

在上颌沿方槽沟与上颌的舌向槽沟内，分别置入 0.018 英寸 ×0.018 英寸的含关闭曲的蘑菇型不锈钢弓丝和 0.016 英寸 ×0.016 英寸的抗弯曲效应片段弓，开始关闭间隙。在下颌置入 0.012 英寸的蘑菇型不锈钢弓丝。

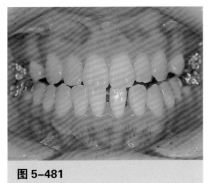
图 5-481

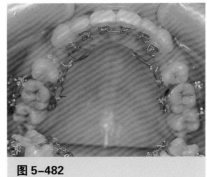
图 5-482

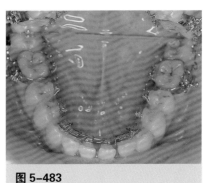
图 5-483

在间隙关闭以后，为了扩大磨牙间宽度，在上第一磨牙的舌向外侧槽沟中置入横腭杆。磨牙间宽度的维持一直持续到手术结束、较为稳定的咬合关系建立后为止。

第二阶段矫治持续了 16 个月。

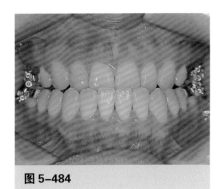
图 5-484

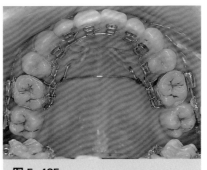
图 5-485

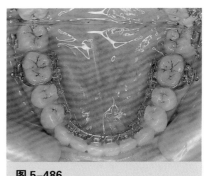
图 5-486

MAT 的第三阶段

下颌后退手术后，去除右上侧切牙的树脂冠，放置竖直簧，近中移动其牙根。同时使用推簧保持间隙，以利于新的冠修复。最终右上侧切牙伸长并冠修复。

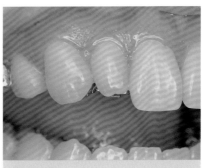
图 5-487

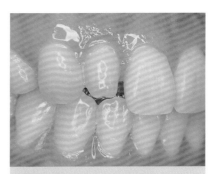
图 5-488

矫治结束后，上颌使用环绕型可摘保持器，下颌两侧尖牙间黏结固定舌侧保持丝。

第三阶段矫治耗时 7 个月。

患者矫治后下颌前突明显改善，尖牙中性、磨牙完全远中关系。

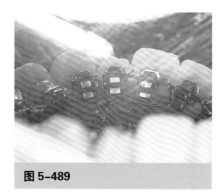

图 5-489

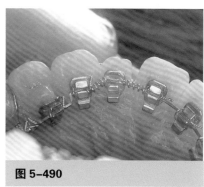

图 5-490

正畸舌侧矫治技术蘑菇型弓丝技术与舌侧托槽

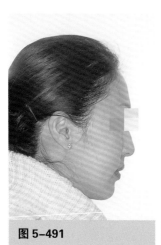

图 5-491

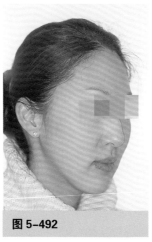

图 5-492

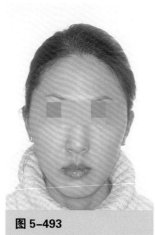

图 5-493

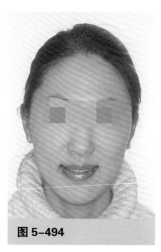

图 5-494

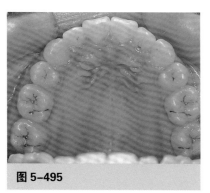

图 5-495

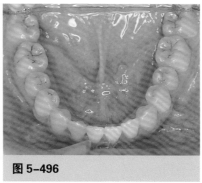

图 5-496

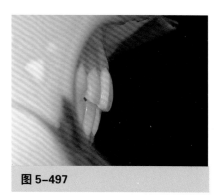

图 5-497

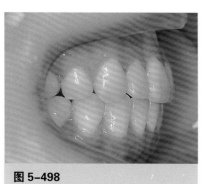

图 5-498

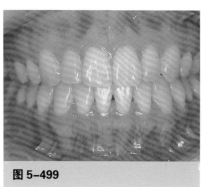

图 5-499

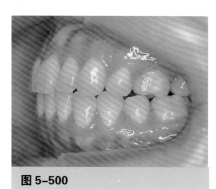

图 5-500

术前术后侧位片重叠图显示下颌后退，上前牙内收伴少量舌倾、压入，上后牙前移。

由于治疗前上前牙唇倾，下牙列不拔牙矫治，所以在制作排牙模型时，上前牙参照治疗前的唇倾度而下前牙增加5°唇倾。治疗结果显示，上前牙较术前舌倾了10°，下前牙唇倾了4°。

术后全景片显示牙根排列正常，未见明显的牙根吸收。

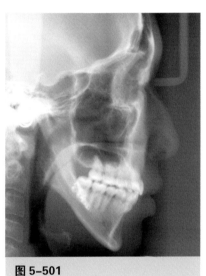

图 5-501

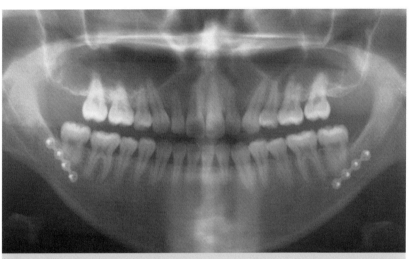

图 5-502

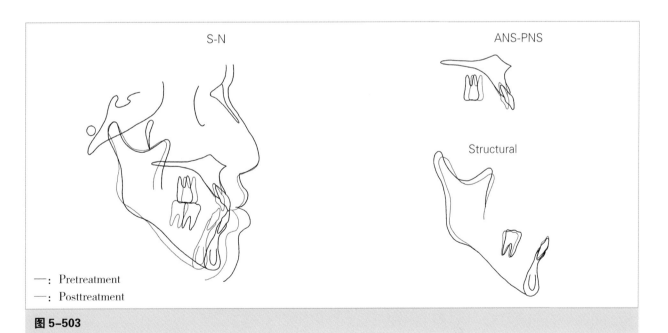

S-N

ANS-PNS

Structural

—：Pretreatment
—：Posttreatment

图 5-503

参考文献

1. Simons ME, Joondeph DR. Change in overbite: a ten–year postretention study. Am J Orthod 1973; 64:349–67.

2. Björk A, Skieller V. Normal and abnormal growth of the mandible. Eur J Orthod 1983; 5:1–46.

3. McNamara JA, Bookstein FL, Shanghnessy TG. Skeletal and dental changes following functional regulator therapy on Class II patients. Am J Orthod 1985; 88:91–110.

4. Sarver SM. Diagnosis and treatment planning of hypodivergent skeletal pattern with clockwise occlusal plane rotation. Int J Adult Orthod Orthognath Surgery 1993; 8:113–21 .

5. Hong RK, Hong HP, and Koh HS. Effect of Reverse Curve Mushroom Archwire on Lower Incisors in Adult Patients: A Prospective Study. Angle Orthod 2001; 71 :425–32.

6. Zachrisson BU. Esthetic factors involved in anterior tooth display and the smile: vertical dimension. J Clin Orthod 1998; 32:432–45.

7. Sarver SM. The importance of incisor positioning in the esthetic smile: The smile arc. Am J Orthod Dentofacial Orthop 2001; 120:98–111.

8. Gorman JC, Hilgers JJ, and Smith JR. Lingual orthodontics: a status report. Part 4. diagnosis and treatment planning. J Clin Orthod 1983; 17:26–35.

9. Fujita K. Multilingual–bracket and mushroom arch wire technique. A clinical report. Am J OJthod Dentofac Orthop 1982; 82:120–40.

10. AlQabandi AK, Sadowsky C, BeGole EA. A comparison of the effects of rectangular and round arch wires in leveling the curve of Spee. Am J Orthod Dentofacial Orthop 1999; 116:522–9.

11. Ricketts RM, BeGole RW, Gugino CF, Hilgers JJ, Schulhof RJ. Bioprogressive Therapy. Denver, Col: Rocky Mountain Orthodontics; 1979.

12. Burstone CJ. Deep overbite correction by intrusion. Am J Orthod 1977; 72:1–22.

13. Hong RK, Kim TG, Lim SM, Lee CH. Modified intrusive mechanics in lingual segmented–arch technique. J Clin Orthod 2005; 39;489–95.

14. Steiner CC. Cephalometrics for you and me. Am J Orthod 1953; 39:729–55.

15. Tweed CH. Frankfort mandibular incisor angle (FMIA) in orthodontic diagnosis, treatment planning, and diagnosis. Angle Orchod 1954; 24:121–69.

16. Low FD, Hunter WS. Changes in nasolabial angle related to maxillary incisor retraction. Am J Orthod 1982; 82:384–91.

17. Hong RK, and Sunwoo J, and Park JH. Incisor inclination indicators for diagnostic setups. J Clin Orthod 1997; 31:620–3.

18. Vanden Bulcke MM, Burstone CJ, Sachdeva RCL, Dermaut LR. Location of the centers of resistance for anterior teeth during retraction using the laser reflection technique. Am J Orthod Dentofacial Orthop 1987; 91:375–84.

正畸舌侧矫治技术蘑菇型弓丝技术与舌侧托槽

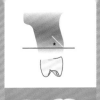

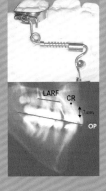

第六章 6

微螺钉种植体辅助蘑菇型弓丝矫治技术

- 微螺钉种植体的类型
- 解剖因素的考虑
- 微螺钉种植体的植入程序
- 微螺钉种植体作为绝对支抗应用于正畸牙移动

微螺钉种植体辅助蘑菇型弓丝矫治技术

微螺钉种植体的类型

近年来各种齿科种植体已被用作正畸治疗中的绝对支抗[1-13]。在各类种植体中，微种植体或迷你微螺钉种植体与其他（如迷你种植板、柱状骨内种植体或Onplant种植体）相比有明显的优势。作为绝对支抗，它的优势主要在于植入位置灵活，植入方法简单，可承受即刻加力，对周围组织刺激小。在本章，将会阐述暂时性微螺钉种植体作为绝对支抗在舌侧正畸治疗中的应用。

目前临床上常用的微螺钉种植体根据外形分为以下几类（图6-1）：

· 助攻型与自攻型：即微螺钉带有螺丝锥样的尖端，植入无需先锋钻。

· 柱形或锥形。

· 螺纹的形状与尺寸：微螺钉尖端和颈部螺纹的精细设计可以帮助降低植入难度，同时使骨与微螺钉的接触面积最大化，从而增加早期固位和稳定。

· 螺纹的定位方向：传统的微螺钉种植体，螺

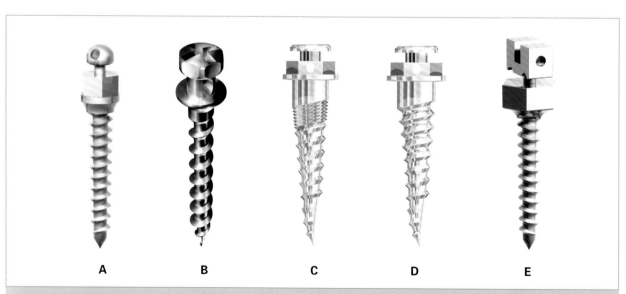

图6-1　各种微螺钉种植体
A. 圆柱形，单螺纹，右旋助攻型种植体
B. 圆柱形，单螺纹，改良开瓶锥型尖端，自攻型种植体
C. 锥形，双螺纹，右旋种植体，具备开瓶锥型尖端，自攻型。这种种植体的颈部螺纹与尖端螺纹不同，增加了骨接触面积，有利于早期稳定
D. 锥形，三角螺纹，右旋种植体，具备开瓶锥型尖端，自攻型。头部螺纹有利于穿透骨质，颈部螺纹有利于早期稳定，中部螺纹特点介于二者之间
E. 圆柱形，单螺纹，左旋种植体，助攻型。与传统的顺时针植入方式不同，这种种植体是逆时针植入

172

纹设计的方向倾向于植入时使微螺钉顺时针旋转进入。但是一旦反作用力以逆时针方向作用于微螺钉，易导致失败。这种情况下，需使用植入时逆时针进入的微螺钉。

对各类微螺钉的固位性和稳定性作进一步的研究，有助于针对各种临床情况选择正确的微螺钉和设计。研究者还需要进一步考虑其他因素对微螺钉稳定性的影响，如手术翻瓣与否、助攻型还是自攻型以及植入方向（垂直或斜向植入）、即刻加载还是延期加载、正畸力的方向等对微螺钉稳定性的影响也需要详细评估。

解剖因素的考虑

微螺钉植入时需要考虑的解剖因素主要包括：皮质骨的厚度与密度，覆盖软组织的性质与厚度，牙根、神经及血管的位置。

皮质骨的厚度与密度

皮质骨的密度和厚度最合适的部位是上颌腭中部、磨牙后区以及下后牙颊侧。[14] 由于这些部位可提供最大的稳定性，所以最适宜种植体植入，当然，如果能提供足够的力量以承受正畸力，微螺钉也可种植在其他部位。

Yoon 已测量出后牙间颊腭侧皮质骨的厚度。[15] 颊侧皮质骨最厚的区域是第一、二前磨牙和第二前磨牙与第一磨牙之间的釉牙骨质界（CEJ）处。在第一、二磨牙之间，颊侧皮质骨最厚的区域是从釉牙骨质界往根尖方向的 4 mm 区域内。腭侧皮质

骨最厚的区域是第一、二前磨牙间釉牙骨质界往根尖方向的 6 mm 区域内。在第二前磨牙和第一磨牙间，腭侧皮质骨在釉牙骨质界往根尖方向的 2 mm 区域内。

Tsunori 同样测出了下颌皮质骨的厚度。[16] 颊侧皮质骨最厚的区域是在第一、二磨牙间。另外，短面型的人普遍比长面型的人皮质骨厚，也说明了皮质骨的厚度与面型有关。

软组织的类型与厚度

如果微螺钉种植于活动的软组织区（如黏膜区），相对而言更容易肿胀发炎，因此微螺钉最好植入于附着龈区（图 6-2）。

由于口内各部位软组织厚度不同，因此选择时需考虑微螺钉的长度。微螺钉进入骨内的部分需要 5～6 mm，若软组织较厚，需选择较长的微螺钉。软组织的厚度可通过探诊得知（图 6-3）。

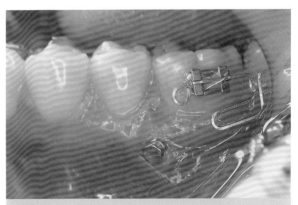

图 6-2　如果微螺钉种植于活动的软组织区（如黏膜区），相对而言更容易肿胀发炎，因此微螺钉最好植入于附着龈区

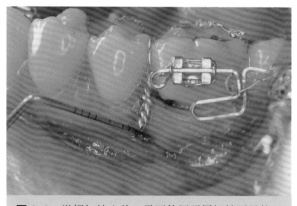

图 6-3 微螺钉植入前，需要使用牙周探针测量软组织厚度，以选择微螺钉的长度

上颌颊侧软组织在颈缘和根尖部分最厚，二者之间的黏膜最薄。[15] 在腭侧，软组织从釉牙骨质界到根尖逐渐变厚。

牙根、神经、血管的位置

在微螺钉植入过程中，应避免损伤有重要血管神经的管腔，特别是上颌的切牙管和翼腭管，下颌的下颌神经管及颏孔。在两颗牙之间植入微螺钉也

需要避免损伤牙根。

Lee[17] 通过 CT 技术测量出牙根间的距离，在选择微螺钉的直径和植入位置时可以作为参考（图 6-4，表 6-1，表 6-2）。前牙的根间距较窄，直径超过 2 mm 的种植钉均不适宜用在此区。在前磨牙区根间距有所增加，但颊侧牙槽嵴呈聚拢形，微螺钉的位置越接近𬌗方，其与𬌗平面的角度就要相应减小（图 6-5）。相反的，在磨牙区根间距不如前磨牙区那么宽，因此在此区域内，微螺钉的植入角度普遍增大，以减少牙根损伤。

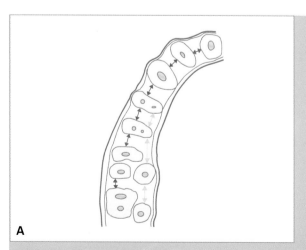
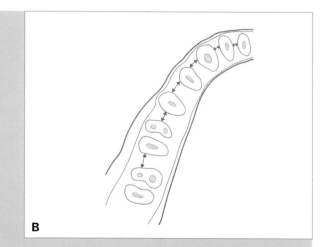

图 6-4 使用 CT 测量牙根间距
A. 上颌　　**B.** 下颌

表 6-1　上颌牙齿的根间距离

	A1	A2	A3	A4	A5b	A5l	A6b	A6l	A7b	A7l
CEJ2	1.8	1.5	2.1	2.2	2.0	2.4	2.4	2.6	2.2	2.7
CEJ4	2.4	2.0	2.8	2.6	2.9	3.1	3.3	4.3	2.2	3.6
CEJ6	3.0	2.6	3.2	3.3	3.5	3.6	3.9	5.2	2.0	3.7
CEJ8	3.5	2.7	4.1	3.5	3.5	3.7	4.2	5.4	2.3	4.2

A1：左右中切牙间最小的根间距离；

A2：中切牙和侧切牙间最小的根间距离；

A3：侧切牙和尖牙间最小的根间距离；

A4：尖牙和第一前磨牙间最小的根间距离；

A5b：第一、二前磨牙间颊侧最小的根间距离；

A5l：第一、二前磨牙间腭侧最小的根间距离；

A6b：第二前磨牙与第一磨牙间颊侧最小的根间距离；

A6l：第二前磨牙与第一磨牙间腭侧最小的根间距离；

A7b：第一、二磨牙间颊侧最小的根间距离；

A7l：第一、二磨牙间腭侧最小的根间距离；

CEJ2：从釉牙骨质界向根尖方向 2mm 处；

CEJ4：从釉牙骨质界向根尖方向 4mm 处；

CEJ6：从釉牙骨质界向根尖方向 6mm 处；

CEJ8：从釉牙骨质界向根尖方向 8mm 处；

表 6-2　下颌牙齿的根间距离

	A1	A2	A3	A4	A5	A6	A7
CEJ2	1.5	1.0	1.5	1.9	2.6	2.6	2.8
CEJ4	1.4	1.2	1.8	2.4	3.3	3.4	3.4
CEJ6	2.0	1.4	2.0	2.8	4.3	3.7	4.1
CEJ8	2.0	1.4	1.9	3.8	4.5	3.9	4.4

A1：左右中切牙间最小的根间距离；

A2：中切牙和侧切牙间最小的根间距离；

A3：侧切牙和尖牙间最小的根间距离；

A4：尖牙和第一前磨牙间最小的根间距离；

A5：第一、二前磨牙间最小的根间距离；

A6：第二前磨牙与第一磨牙间最小的根间距离；

A7：第一、二磨牙间最小的根间距离；

CEJ2：从釉牙骨质界向根尖方向 2mm 处；

CEJ4：从釉牙骨质界向根尖方向 4mm 处；

CEJ6：从釉牙骨质界向根尖方向 6mm 处；

CEJ8：从釉牙骨质界向根尖方向 8mm 处；

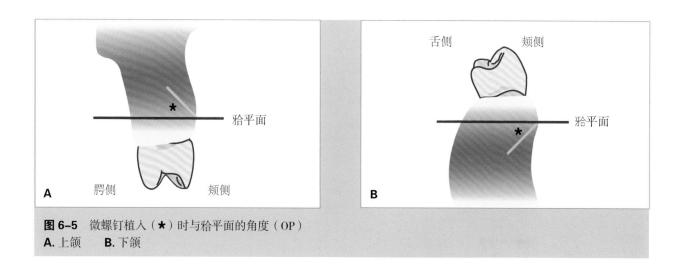

图6-5 微螺钉植入（★）时与𬌗平面的角度（OP）
A.上颌 B.下颌

微螺钉种植体的植入程序

麻醉与消毒

植入位置局部麻醉后，用含抗生素如己氧苯醚的漱口液含漱30秒（图6-6）。

确认微螺钉植入部位和角度

微螺钉植入的最佳位置是通过定位丝和牙片共同确定的（图6-7）。

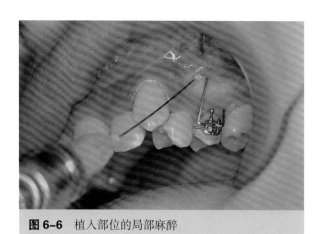

图6-6 植入部位的局部麻醉

测量植入区的软组织厚度

用牙周探针测量软组织的厚度，然后选一根总长度比软组织厚度长5～6mm的微螺钉（图6-8）。

植入微螺钉

微螺钉植入可分翻瓣和不翻瓣，或者分为助攻和自攻。笔者使用手动植入工具，不需翻瓣，不需要助攻。植入时参考牙片后决定植入位置（图6-9）。

若皮质骨密度过高，无法自攻植入时，可使用低速手机和钻头穿透骨皮质，然后用手柄旋入微螺钉（图6-10）。根据皮质骨的密度，手机转速一般设置为200～800 rpm，同时用生理盐水降温。

在微螺钉植入后，再次用漱口液含漱。一般无需使用抗生素或消炎药。

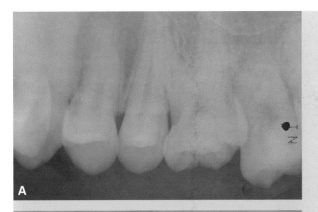

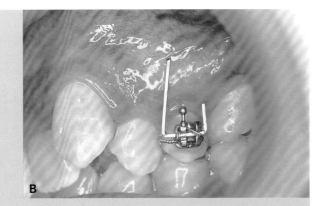

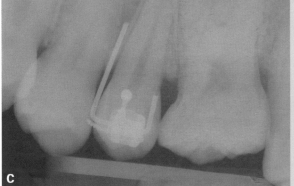

图6-7　使用定位丝和牙片确定植入位置
A. 植入前，拍牙片确定植入部位的根间距是否足够
B. 放置定位丝，拍片定位
C. 放置定位丝，拍片定位

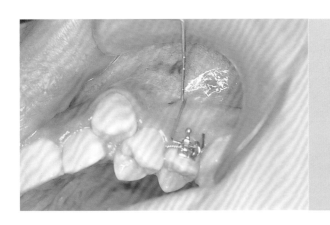

图6-8　植入位置确定后，测量局部软组织厚度

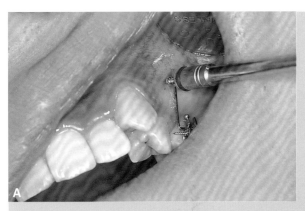

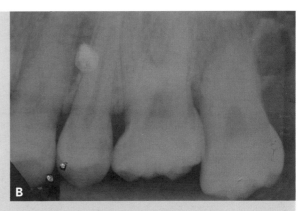

图6-9　植入后再拍片确认，这张牙片上显示微螺钉可能碰到了牙根的牙周膜，但临床上却没有任何异常

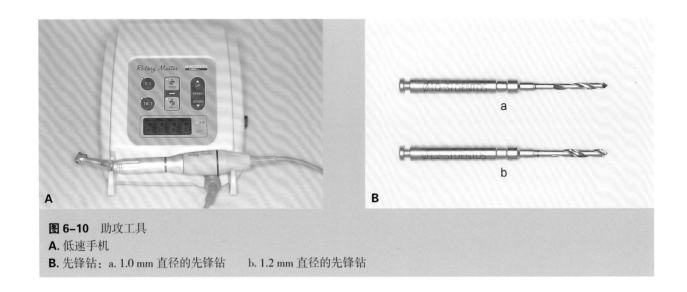

图 6-10 助攻工具
A. 低速手机
B. 先锋钻：a. 1.0 mm 直径的先锋钻　　b. 1.2 mm 直径的先锋钻

微螺钉种植体作为绝对支抗应用于正畸牙移动

矢状向移动，本篇将讨论如何使用微螺钉作为支抗，在各平面中移动牙（图 6-11）及相应的临床病例。

所有正畸中的牙齿移动不外乎垂直向、水平向、

正畸舌侧矫治技术蘑菇型弓丝技术与舌侧托槽

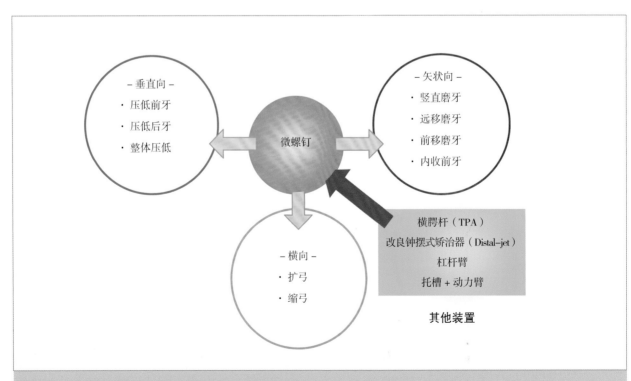

图 6-11　在各个方向上微螺钉支抗和牙齿移动方式之间的关系。利用微螺钉可以实现牙齿在各个方向上的移动，有时需要和其他装置联合使用，如横腭杆、远移滑动丝（改良钟摆式矫治器）、杠杆臂（Lever-arms）及托槽

牙齿垂直向的移动

前牙压低

正如本书第五章中所说，当外力施加于前牙舌侧，该力将直接或者基本上通过牙齿的阻抗中心，实现真正的压低，而且没有后牙伸长等副作用（见图5-13）。因此在舌侧矫治中的前牙压低并不需要使用微螺钉。

后牙压低

单个磨牙的压低

当后牙的对𬌗牙缺失后，该牙会伸长，为了便于义齿修复，修复前应将该牙压低。若采用传统的正畸技术压低磨牙并且无任何副作用，需设计复杂的矫治器以及生物力学技术[18-20]。

使用微螺钉支抗可以有效简化磨牙压低的过程（图6-12）。为避免不必要的邻牙移动，应该合理设计微螺钉和舌侧扣的位置，使颊舌侧外力直接通过磨牙的阻抗中心（图6-13）。

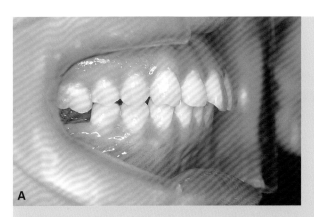
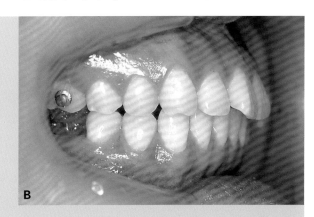

图6-12　利用微螺钉压低伸长的右侧上颌第一磨牙
A. 压入前　**B.** 压入后

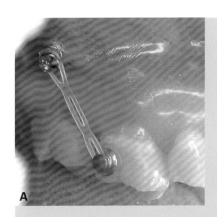
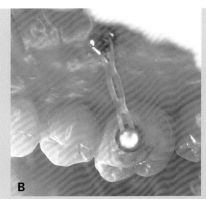
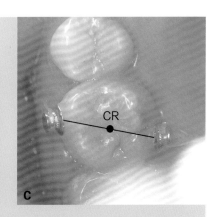

图6-13　压低伸长磨牙过程中，微螺钉和舌侧扣相对磨牙阻抗中心的位置。压低时，要保证微螺钉和舌侧扣的连线通过磨牙的阻抗中心。本病例中使用的微螺钉尺寸、型号和植入方法是：直径1.6 mm；长7 mm；圆柱型；单螺纹；右旋；颊侧不翻瓣自攻植入。腭侧使用的微螺钉尺寸、型号和植入方法是：直径1.6 mm；长10 mm；圆柱型；单螺纹；右旋；不翻瓣自攻植入
A. 颊侧　　**B.** 腭侧　　**C.** 𬌗面

左右侧多个磨牙的压低

前牙骨性开𬌗的成年患者，前牙的伸长会引起美观的问题，同时其结果的稳定性较差。正颌手术压低上颌骨后段，可以使下颌向前、上旋转，是较为理想的选择。若拒绝正畸 – 外科联合治疗，还可以选择其他方法，如头帽高位牵引，拔牙及多曲方丝弓技术。但是这些传统的方法不能够取得颌骨的有效改变。

采用微螺钉技术治疗前牙骨性开𬌗的患者可使后牙压低更精确更具有选择性，且无副作用，同时改变𬌗平面、下颌平面及面下 1/3 高度。

将微螺钉植于上颌第一、二磨牙间的腭侧，可增强支抗以压低磨牙，但可能损伤到腭大孔内的血管、神经（图 6-14）。因为腭侧软组织较厚，需要选择长的微螺钉。压低上颌多个后牙推荐使用腭中部绝对支抗技术（MAAS），该技术将于第七章详细讲述。

牙齿矢状向的移动

竖直磨牙

当单颗牙齿缺失后，邻牙的牙冠或牙根会向缺牙处移动，在修复治疗前须将倾斜的牙齿竖直。采用传统的技术需要复杂的矫治器才可以在对其他牙齿无任何影响的情况下竖直该牙。[21–25]

采用微螺钉支抗可以使竖直磨牙变得简单有效（图 6-15，图 6-16）。需竖直牙冠时，通过黏结在牙齿上的正畸附件，如舌侧扣，施加正畸力。若需竖直牙根，可以利用杠杆臂施加通过牙齿阻抗中心根方的力量。

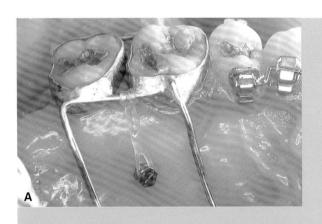

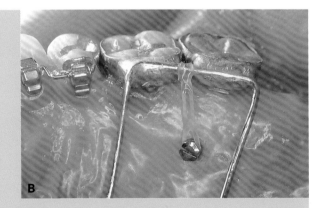

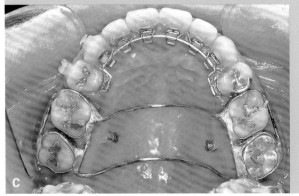

图 6-14 上颌磨牙压低系统。微螺钉植入于上颌第一、二磨牙的腭侧牙根间，上颌磨牙利用改良横腭杆连接，微螺钉和横腭杆间利用链圈加力。微螺钉的情况包括：直径 1.6 mm；长 7 mm；圆柱型；单螺纹；不翻瓣自攻植入。横腭杆由 0.9 mm 的不锈钢丝制作，距离腭部黏膜 2 ~ 3 mm，以免压低过程中压迫黏膜

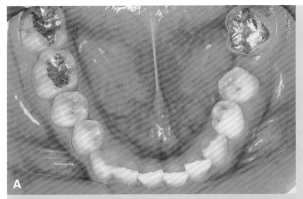
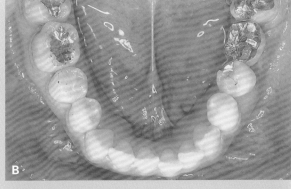
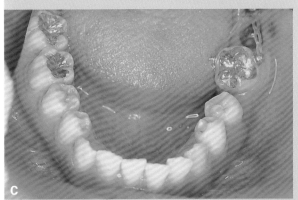
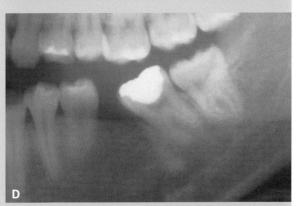
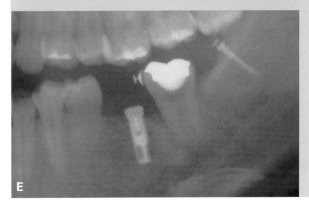

图 6-15 牙冠移动竖直磨牙
A. 左下第二磨牙竖直前的口内照片
B. 左下第二磨牙竖直后的口内照片
C. 拔除左下第三磨牙，采用自攻不翻瓣的方法，将直径 1.6 mm、7 mm 长的微螺钉同时植入于第三磨牙的远中，黏结舌侧扣，链圈加力
D. 左下第二磨牙竖直前的 X 线片
E. 左下第二磨牙竖直后的 X 线片

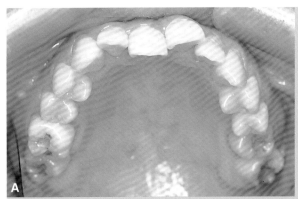
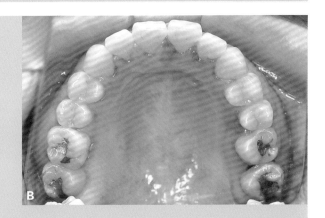

图 6-16 牙根移动竖直磨牙
A. 左上第二磨牙竖直前的口内照片
B. 左上第二磨牙竖直后的口内照片

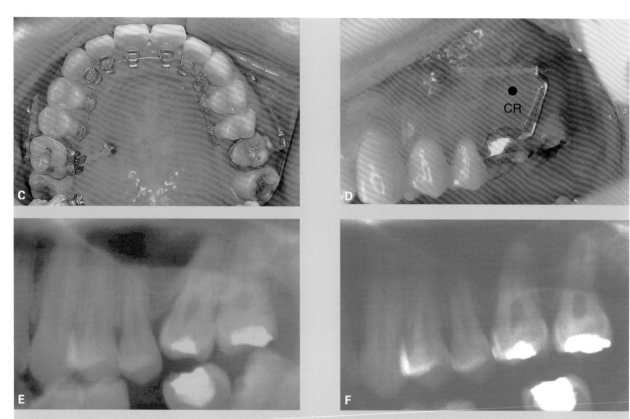

C 和 D. 微螺钉种植于左上第一、二前磨牙之间，左上第二磨牙带环上焊接杠杆臂，选择好微螺钉的位置和杠杆臂的长度，使得施加的正畸力通过左上第二磨牙阻抗中心的根方。采用自攻不翻瓣的方法，将直径 1.6 mm、7 mm 长的圆柱形微螺钉植入

E. 左上第二磨牙竖直前的 X 线片

F. 左上第二磨牙竖直后的 X 线片

近远中移动磨牙

在直接和间接骨支抗中，微螺钉种植体都有着重要的作用。在作为直接骨支抗时，微螺钉施加的正畸力直接作用于牙齿使其移动。作为间接骨支抗时，微螺钉承受的是移动牙齿时产生的反作用力。

直接骨支抗

图 6-17 显示的是一名 17.5 岁的女性患者，主诉为牙列拥挤，诊断为骨性 Ⅱ 类、长面型伴牙列拥挤。治疗方案包括拔除上颌第一前磨牙及下颌第二前磨牙。

在排齐上下牙弓后，可观察到磨牙为安氏 Ⅱ 类关系（图 6-18），使用微螺钉种植体作为直接骨支抗推上颌磨牙向远中并前移下颌磨牙。为了远移上颌第二磨牙，需要将微螺钉植于上颌后牙的腭侧，同时使用焊有牵引钩的横腭杆（如之前描述），横腭杆黏结在第二磨牙上（图 6-19A）。这样，远移力的方向可以通过上颌第二磨牙的阻抗中心，从而使其远中整体移动（图 6-19B）。到位后，将牵引钩结扎固定在微螺钉头部，利用第二磨牙，远移第一磨牙和第二前磨牙。

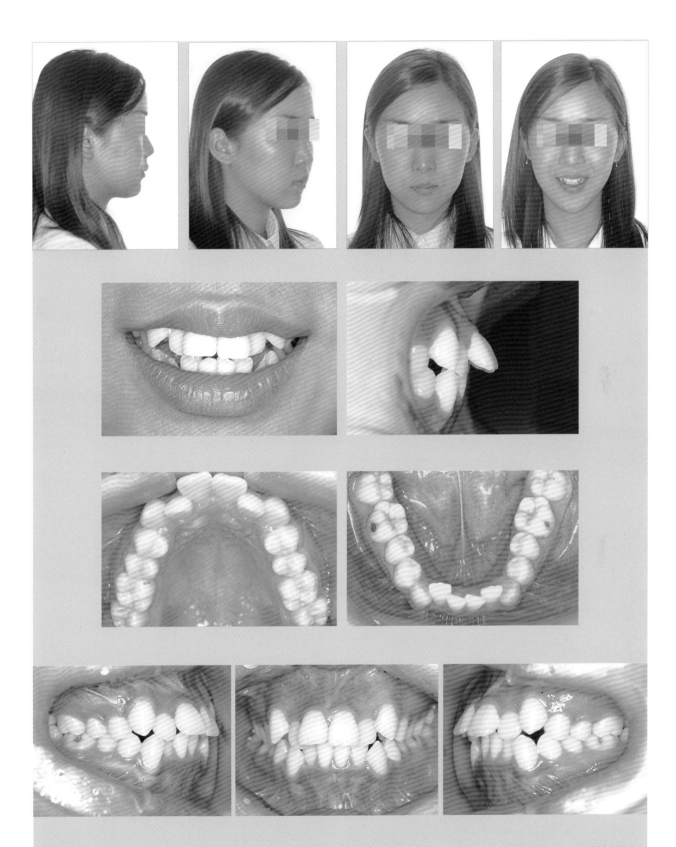

图 6-17　矫治前面相和口内照片。鼻唇角过小，上唇外翻，磨牙I类关系，覆盖 6 mm，覆𬌗 2 mm，上颌拥挤度 5 mm，下颌拥挤度 5.1 mm

正畸舌侧矫治技术蘑菇型弓丝技术与舌侧托槽

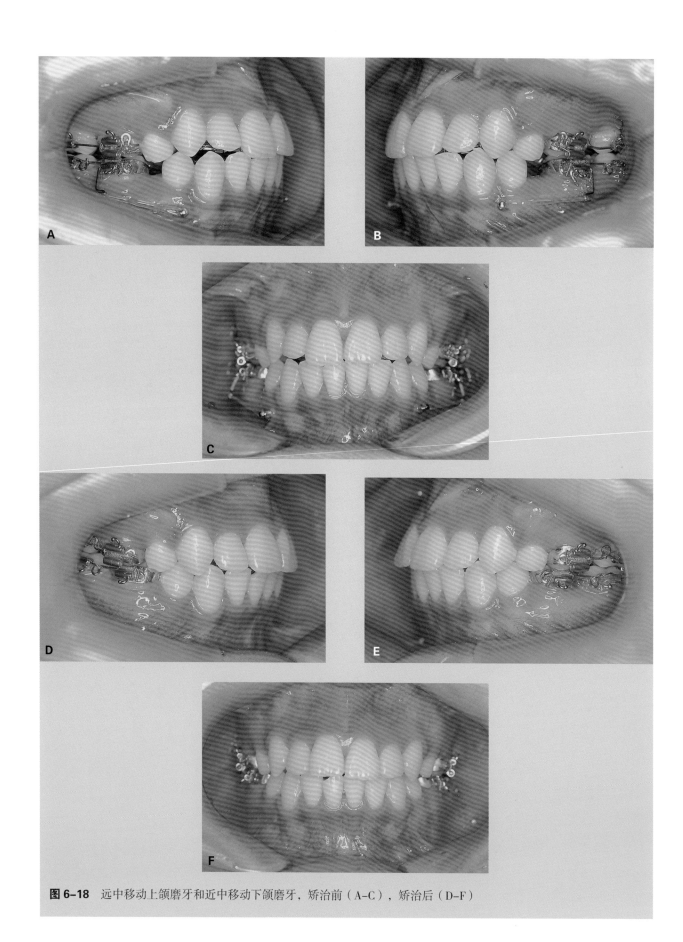

图6-18 远中移动上颌磨牙和近中移动下颌磨牙，矫治前（A-C），矫治后（D-F）

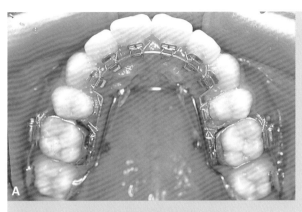
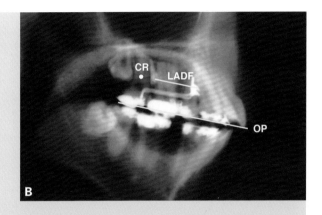

图 6-19　微螺钉作为直接支抗远移上颌磨牙

A. 𬌗相：采用自攻不翻瓣的方法，将直径 1.6 mm、9 mm 长的圆柱形微螺钉植入于后牙腭侧。将改良 TPA 黏结于上颌第二磨牙，微螺钉与 TPA 上的牵引钩之间使用链圈加力

B. 加力后拍摄头颅侧位片，微螺钉和牵引钩的连接线平行于𬌗平面，通过上颌第二磨牙的阻抗中心。CR：上颌第二磨牙的阻抗中心；LADF：远移力方向；OP：𬌗平面

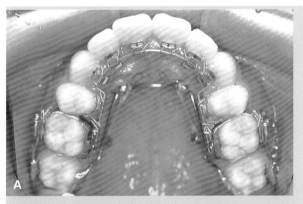
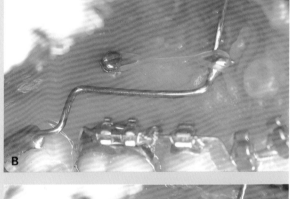
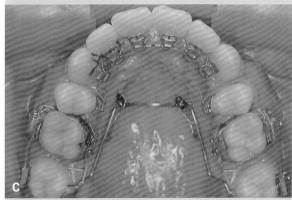
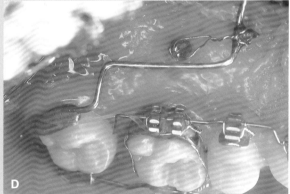

图 6-20

A 和 B. 利用微螺钉和 TPA 上的牵引钩，远移上颌第二磨牙

C 和 D. 第二磨牙远移到位后，微螺钉和牵引钩结扎固定，远移第一磨牙

在下颌，微螺钉种植于尖牙和第一前磨牙之间，在第一磨牙的双颊管中放置杠杆臂，通过施加正畸力使下颌第一、二磨牙整体前移（图6-21）。

最后通过远中移动上颌磨牙和近中移动下颌磨牙达到Ⅰ类磨牙关系（图6-22）。

间接骨支抗

当微螺钉和有远中移动磨牙作用的矫治器（如Distal-jet）联合使用时，其间接骨支抗的作用非常重要。

图6-23是一名28.6岁的女性患者，主诉为牙列拥挤和中线偏斜。尖牙和磨牙为安氏Ⅱ类关系，上颌右侧切牙缺失，正畸计划非拔牙矫治。

使用微螺钉种植体配合Distal-jet作为间接骨支抗，从而达到Ⅰ类尖牙和磨牙关系，并且为缺失的上颌侧切牙提供修复空间。

使用Distal-jet远中移动磨牙可能会使前牙发生不必要的唇倾，将微螺钉种植体植于前腭部可以抵消这种反作用力（图6-25）。在上颌中切牙和尖牙间放置螺旋开大簧，推上中线向左侧。

矫治后磨牙和尖牙达到Ⅰ类关系，上颌中线偏斜得以矫正（图6-26）。

在远中移动牙齿的矫治器中，Distal-jet的优点在于正畸力可以直接通过相关牙齿的阻抗中心。在需要远中移动磨牙时推荐使用微螺钉支抗和Distal-jet的联合装置（图6-27、图6-28）。

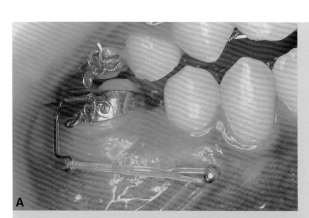
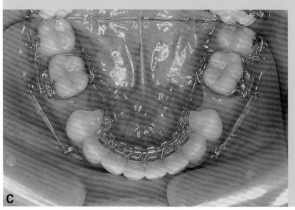
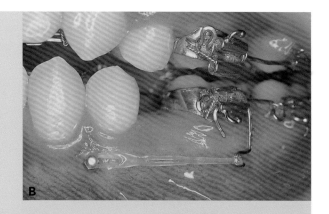

图6-21 微螺钉作为直接支抗前移下颌磨牙

在下颌尖牙与第一前磨牙之间，不翻瓣自攻法植入圆柱形、直径1.6 mm、长6 mm的微螺钉，微螺钉与第一磨牙上的杠杆臂间链圈加力，前移磨牙

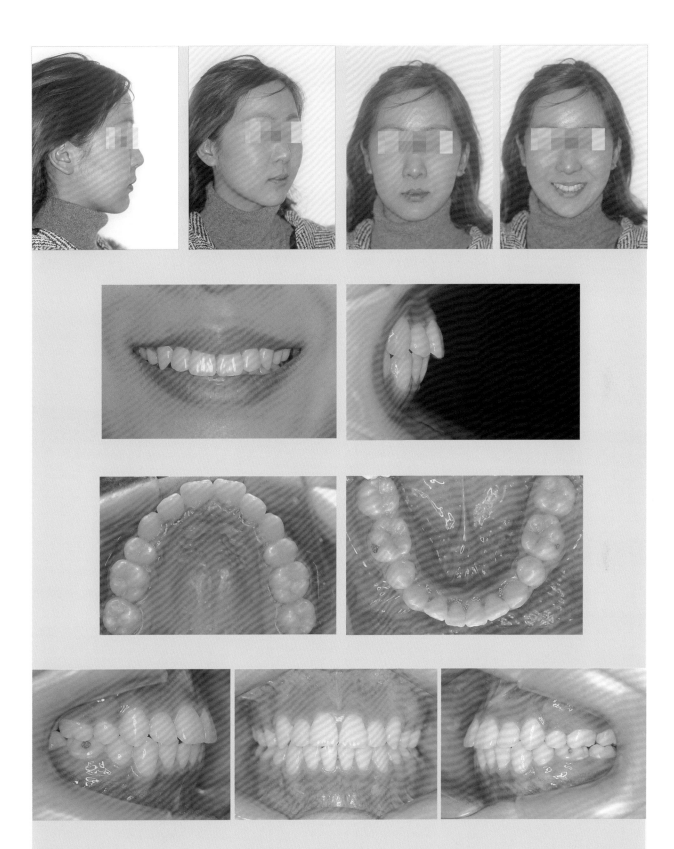

图 6-22　矫治后的面相和口内照片。鼻唇角增大，上唇外翻情况改善，由于上下前牙的 Bolton 比不调，上前牙偏大，术后前牙覆盖偏大，接近 4 mm，但尖牙和磨牙关系是 I 类

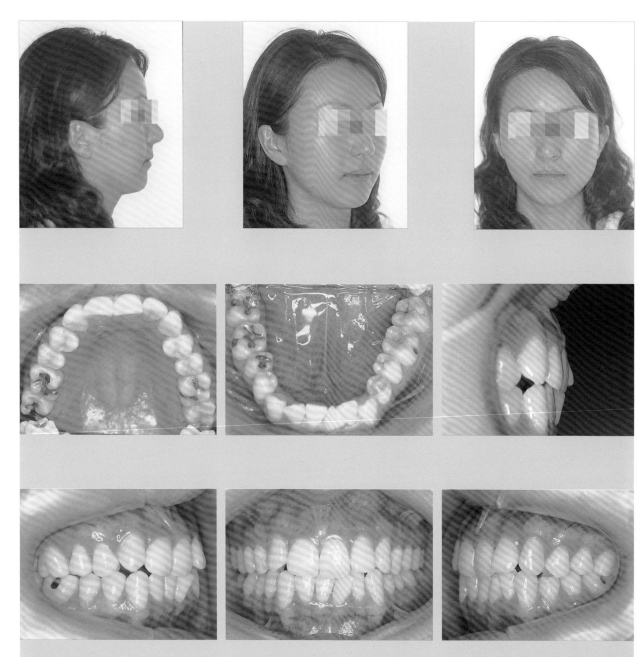

图 6–23 矫治前面相和口内相。面部不对称，II 类磨牙关系，上中线相对面中线右偏 2 mm，右上侧切牙缺失，下中线左偏 2 mm

正畸舌侧矫治技术蘑菇型弓丝技术与舌侧托槽

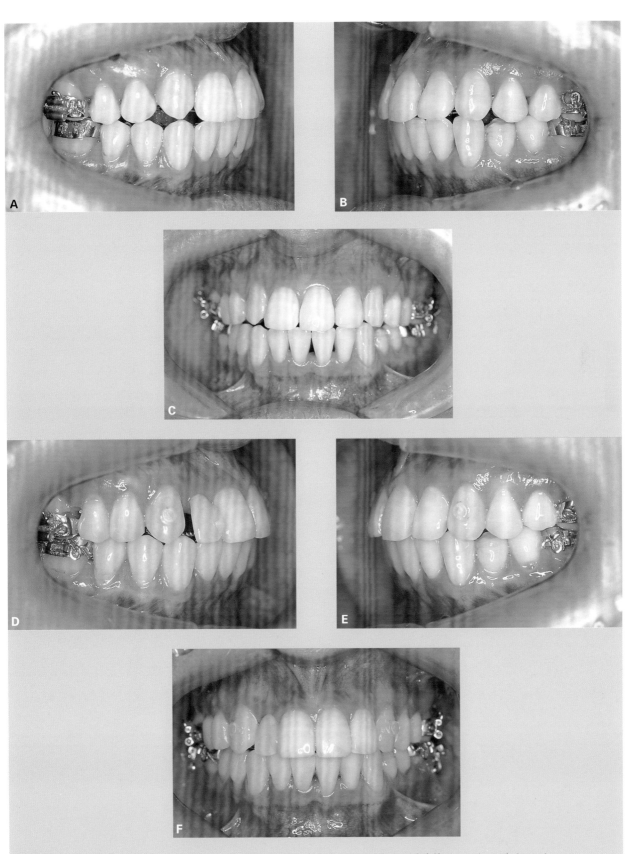

图 6-24　上颌磨牙远移、上中线偏斜，上中线和尖牙、磨牙关系得以矫正，矫治前（A-C），后（D-F）

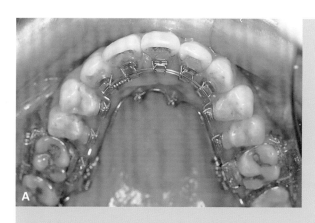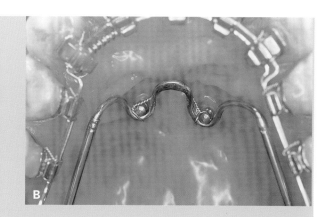

图 6-25 微螺钉作为间接支抗远移上颌磨牙

A. 不翻瓣，助攻法在前腭部植入两颗圆柱形、直径 1.2 mm、8 mm 长的微螺钉，承受改良钟摆式矫治器远移磨牙的反作用力，如果没有微螺钉，上前牙将会唇向开展

B. 放大图像：微螺钉和改良钟摆式矫治器结扎固定在一起

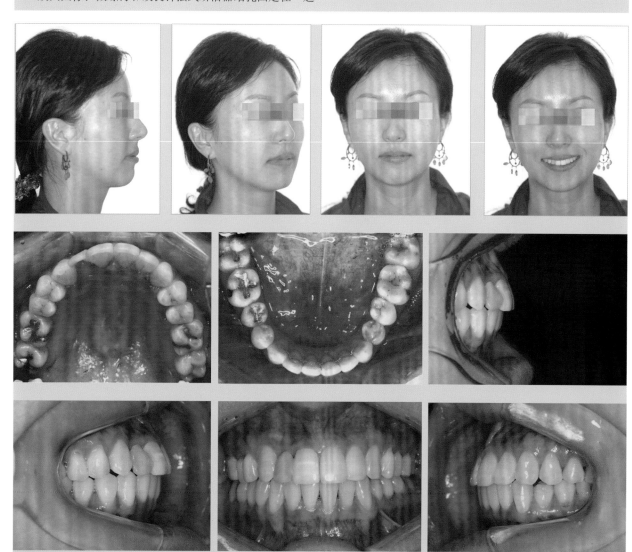

图 6-26 治疗后的面相和口内相。治疗后获得 I 类咬合关系及一致的上下中线

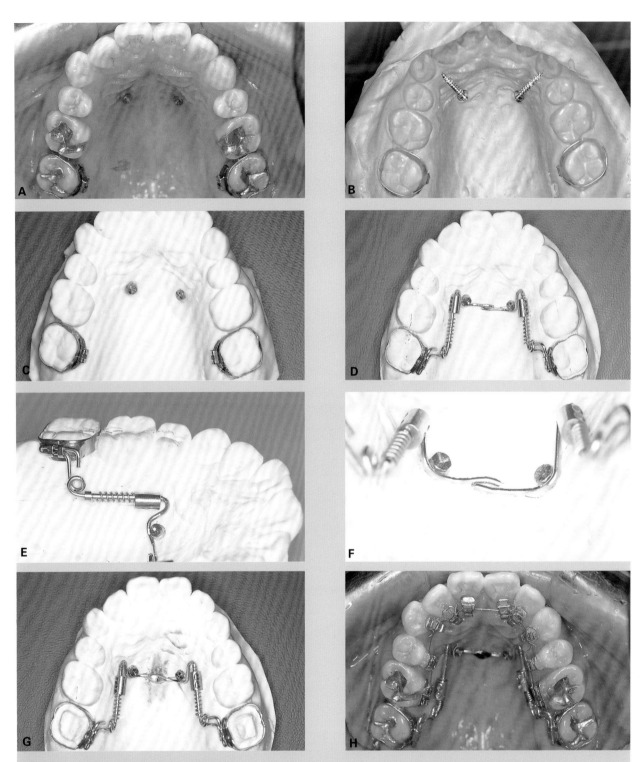

图6-27　微螺钉和 Distal-jet 结合的制作方法

A. 磨牙带环上焊腭管，前腭部植入微螺钉

B. 取模，将微螺钉翻至印模中

C. 灌制工作模

D-F. 制作 Distal-jet，使得远移磨牙的力量通过其阻抗中心，矫正器前部的钢丝卡在微螺钉颈部的凹槽内

G. 将 Distal-jet 的左右部分焊接在一起，完成矫治器的制作

H. 口内情况

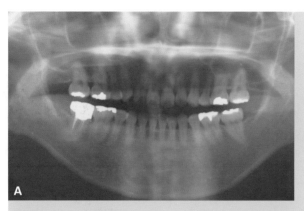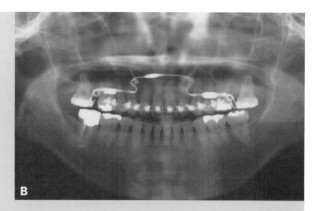

图 6-28 利用微螺钉和 Distal-jet 结合，远移上颌第二磨牙前后的 X 片，上颌第二磨牙整体远移

内收前牙

在内收前牙过程中，通常使用微螺钉作为绝对支抗（图 6-29A）。若与杠杆臂联合使用，微螺钉不但可以作为绝对支抗还可以对前牙进行转矩控制（6-29B）。

使用微螺钉作为绝对支抗

图 6-30 是一名 23 岁的女性患者，主诉为牙列拥挤嘴唇突出，该病人诊断为骨性安氏 II 类伴牙列拥挤。治疗计划为上下颌不对称拔除前磨牙。

以拔除第一前磨牙进行诊断性排牙实验，发现问题，最终下颌右侧拔除第二前磨牙（图 6-31）。

牙弓排齐后，观察到右侧磨牙 I 类关系而左侧磨牙为 II 类关系，这就要求在左上颌关闭间隙时需要使用绝对支抗（图 6-32）。在上颌左侧第二前磨牙和第一磨牙间植入微螺钉，利用微螺钉打开关闭曲（图 6-33）。在临床中遇到这种情况时，微螺钉的位置越接近𬌗平面越好，这样垂直向分力最小。

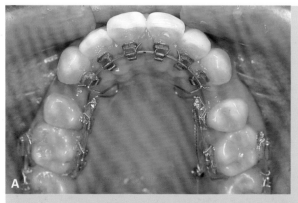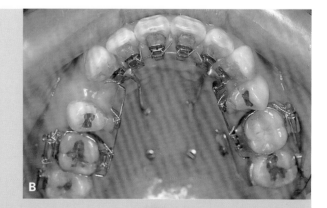

图 6-29 前牙内收时微螺钉的作用
A. 微螺钉种植于上颌第一、二磨牙之间的腭部，作为绝对支抗，打开关闭曲加力
B. 微螺钉既作为绝对支抗，又能控制前牙转矩。微螺钉种植于后牙区的腭中部，通过用链圈连接弓丝上的杠杆臂和种植钉来内收前牙

正畸舌侧矫治技术蘑菇型弓丝技术与舌侧托槽

治疗结束后，之前的上唇前突显著改善，双侧磨牙均为Ⅰ类关系，中线偏斜也得到纠正（图6-34）。

微螺钉作为绝对支抗和对前牙转矩控制的应用

在前牙内收过程中，微螺钉与杠杆臂联合使用不仅可以作为绝对支抗，还可以控制前牙的唇倾度。该方法被称为 LA-MI 系统（Lever-arm and Micro-Implant）。可以通过改变杠杆臂的长短和微螺钉的位置，调整内收力的作用方向与前牙区阻抗中心的关系，这样可以很好地控制前牙内收，并且没有支抗丧失。[26]

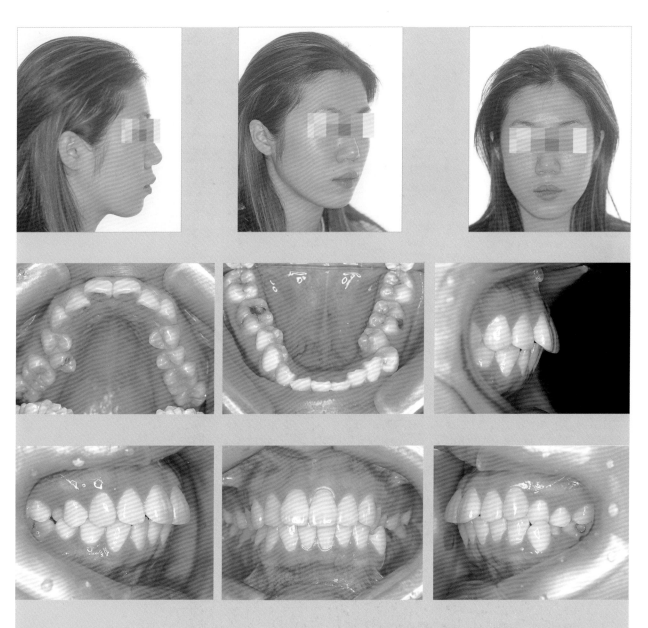

图6-30　矫治前的面相和口内照片。凸面型，中线偏斜，由于上颌右侧第二前磨牙的舌向错位和下颌左侧第一前磨牙的颊向错位，导致局部的牙弓塌陷

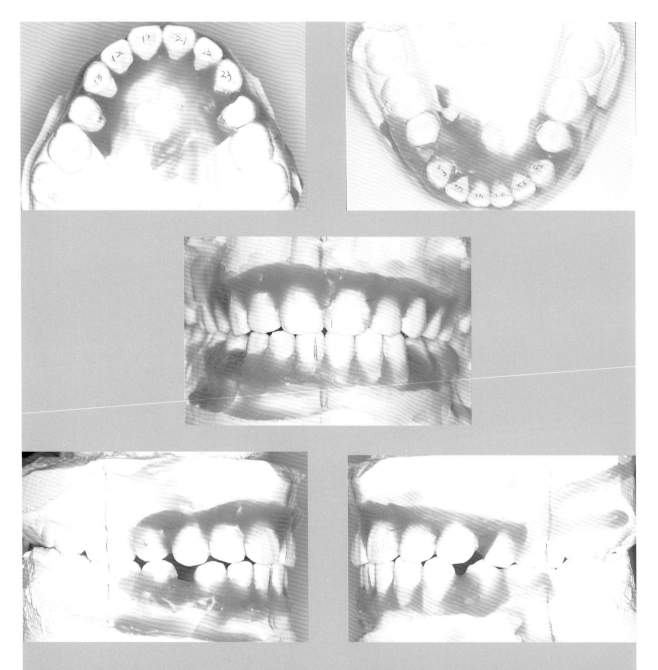

图 6-31 诊断性排牙实验。拔除上下颌第一前磨牙之后,在模型上解除拥挤和纠正中线不调。由于右下的剩余间隙比其他部位明显大,所以右下选择拔除第二前磨牙。这样右下区的支抗设计为弱支抗

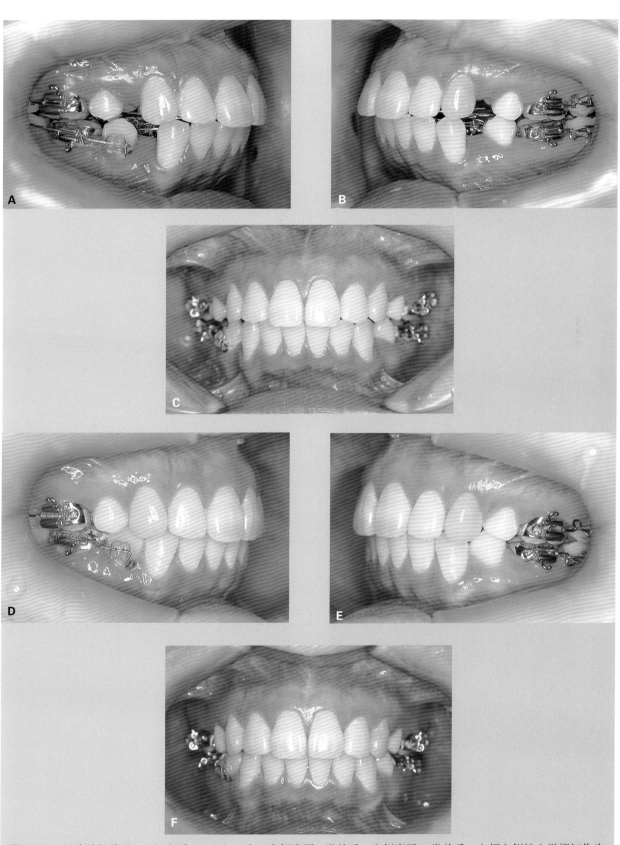

图6-32 间隙关闭前（A-C）和后（D-F）。由于右侧磨牙 I 类关系，左侧磨牙 II 类关系，上颌左侧植入微螺钉作为绝对支抗，以适应间隙关闭过程中两侧不同的支抗要求

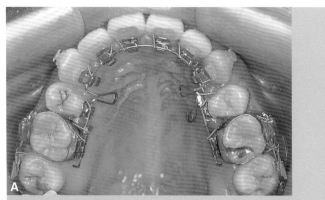
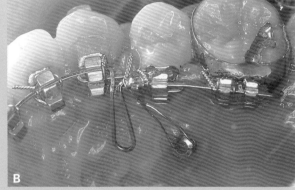

图 6-33 **A.** 间隙关闭阶段的𬌗面相，在上颌第二前磨牙和第一磨牙之间的腭侧，采用不翻瓣自攻植入圆柱形、直径 1.6 mm、9 mm 长的微螺钉，利用微螺钉打开关闭曲内收前牙

B. 放大图像

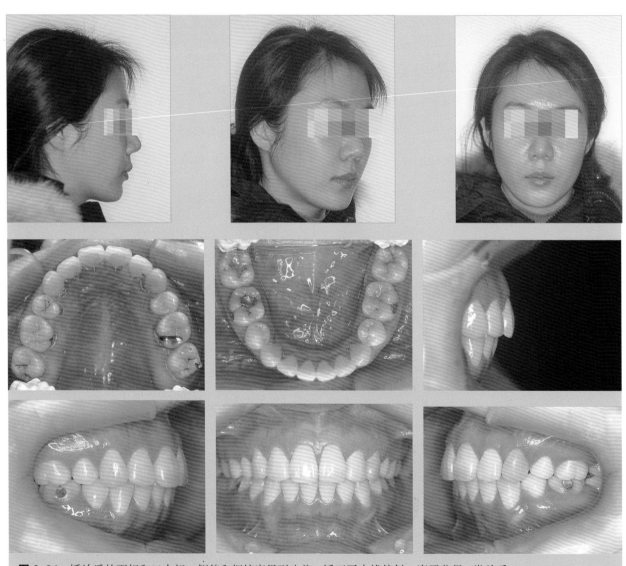

图 6-34 矫治后的面相和口内相。侧貌和拥挤度得到改善，矫正了中线偏斜，磨牙获得 I 类关系

图 6-35 显示了临床常见的各种加力方法。可以看出，平行于殆平面并直接通过前牙阻抗中心的内收力可以实现牙齿的整体移动（图 6-35Ab）。而图 6-35Aa 则显示内收力通过前牙阻抗中心时可以实现前牙的整体远中移动和前牙压低。图 6-35Ac 中前牙将会内收和伸长。

图 6-35B 和图 6-35C 分别显示使用 LA-MI 系统模拟前牙的冠部和根部远中倾斜移动。

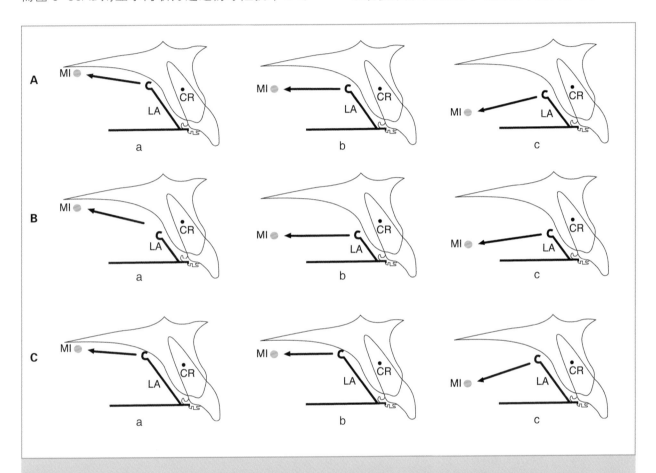

图 6-35　LA-MI 系统中，牵引力方向的变化会引起前牙移动方式的改变。系统中，上颌放置 0.018 英寸 ×0.018 英寸的不锈钢蘑菇型弓丝，0.9 mm 不锈钢丝制作的杠杆臂焊接在侧切牙和尖牙之间，通过调整杠杆臂的长短和微螺钉的位置，控制内收力的方向及其与前牙区阻抗中心的关系。由此控制前牙是整体远移还是倾斜远移，是否伴有压低或伸长。LA：杠杆臂；MI：微螺钉；CR：前牙区阻抗中心
A. 前牙整体移动加力系统
　　a. 前牙整体远移并压低
　　b. 前牙整体远移
　　c. 前牙整体远移并伸长
B. 前牙内收时牙冠远中倾斜的加力系统
　　a. 前牙牙冠远中倾斜并压低
　　b. 前牙牙冠远中倾斜
　　c. 前牙牙冠远中倾斜并伸长
C. 前牙内收时牙根远中倾斜的加力系统
　　a. 前牙牙根远中倾斜并压低
　　b. 前牙牙根远中倾斜
　　c. 前牙牙根远中倾斜并伸长

组牙的阻抗中心是确定正畸力系统的基本要素。Vanden Bulcker 等认为：6 颗前牙的阻抗中心一般位于中切牙之间牙槽嵴顶的根方 7.0 mm 处（垂直于殆平面测量）。[27]

在术前拍摄头颅侧位片，根据该片确定杠杆臂的长度和微螺钉种植体的位置、确定内收前牙的方式（图 6-36）。采用 0.9 mm 不锈钢丝弯制杠杆臂，焊接在蘑菇型弓丝的侧切牙与尖牙之间，并确定适合的长度。0.018 英寸 ×0.018 英寸不锈钢丝弯制定位杆固定在磨牙托槽中并拍摄 X 片，

根据该片确定微螺钉植入的位置，这样便完成理想的 LA-MI 系统。

在内收前牙之前，一定要分析每个病例并确定合适的 LA-MI 系统。下面将分析两个治疗目标不同的病例最后前牙内收的情况。

病例 LA，患者为一名 25 岁的韩国女性，主诉为嘴唇前突（图 6-37）。该患者诊断为单纯双牙弓前突伴右下侧切牙缺失。治疗计划选择拔除上下颌第一前磨牙。

正畸舌侧矫治技术蘑菇型弓丝技术与舌侧托槽

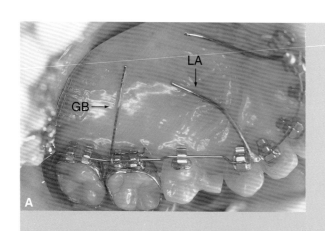

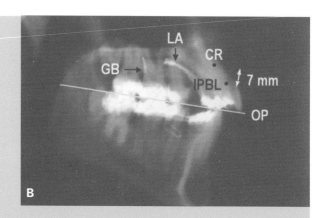

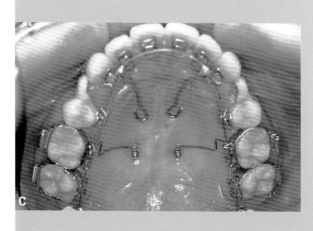

图 6-36 建立合适的 LA-MI 系统

A. 0.9 mm 不锈钢丝弯制杠杆臂，焊接在蘑菇型弓丝的侧切牙与尖牙之间，然后将主弓丝固定在上颌槽沟中。将 0.018 英寸 ×0.018 英寸不锈钢丝弯制的定位杆（GB）固定在双侧磨牙托槽的舌向内侧槽沟中，以确定微螺钉植入的位置。

B. 拍摄头颅侧位片，在侧位片上根据内收前牙的方式，确定内收力方向与前牙阻抗中心的关系，由此决定杠杆臂的长度和微螺钉的位置和植入方向。

C. 弯制牵引钩，植入微螺钉，建立 LA-MI 系统

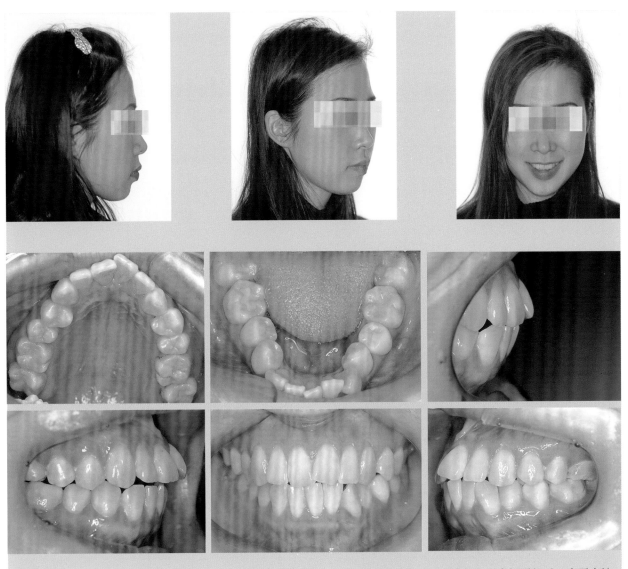

图 6-37　患者 LA 矫治前面相及口内相：凸面型伴牙列拥挤，右下侧切牙缺失，上中线与左下中切牙相对，磨牙中性偏近中关系，覆盖 5 mm，覆𬌗 1 mm

在关闭间隙阶段，上颌需要后牙绝对支抗并整体内收前牙（图 6-38）。首先确定好杠杆臂的长度及微螺钉的位置，使内收力平行于𬌗平面并通过 6 颗前牙的阻抗中心（图 6-39）。

图 6-40 显示矫治前的双唇前突及牙列拥挤明显改善。根据 X 片显示，前牙整体内收并且无支抗丧失（图 6-41、表 6-3）。

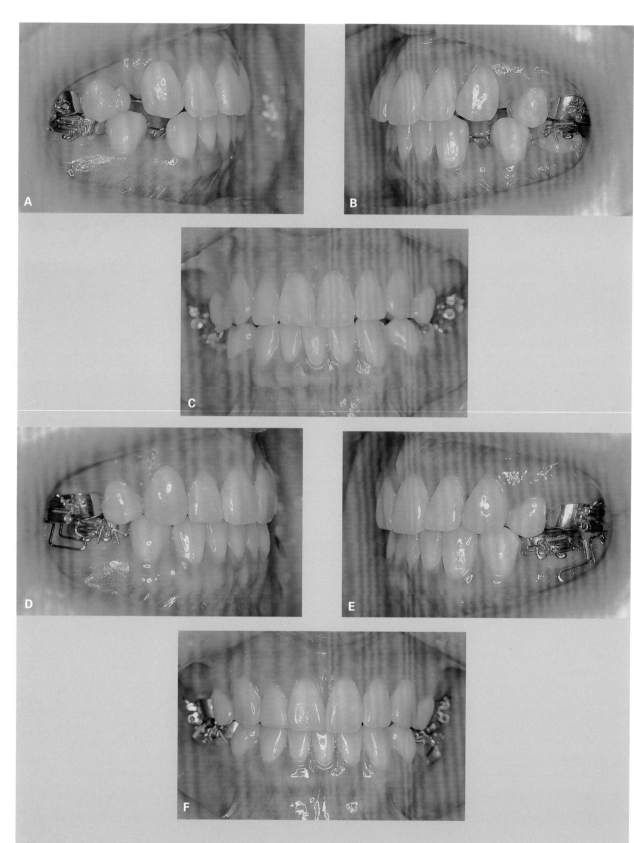

图 6-38 内收前，上前牙与 FH 平面成 114° 角，所以要求后牙绝对支抗，前牙整体内收
A–C. 内收前　　**D–F.** 内收后

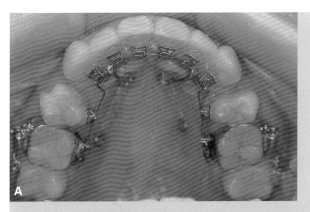
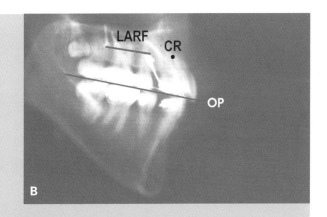

图 6-39 患者 LA 使用 LA-MI 系统进行前牙整体内收

A. 𬌗面观：直径 2 mm、长 13 mm 的圆柱形微螺钉植入于后牙区的腭侧，采用不翻瓣、自攻法植入

B. 头颅侧位片：微螺钉与牵引钩确定内收力的方向，通过 6 颗前牙的阻抗中心，平行于𬌗平面。CR：6 颗前牙的阻抗中心；LARF：内收力的方向；OP：𬌗平面

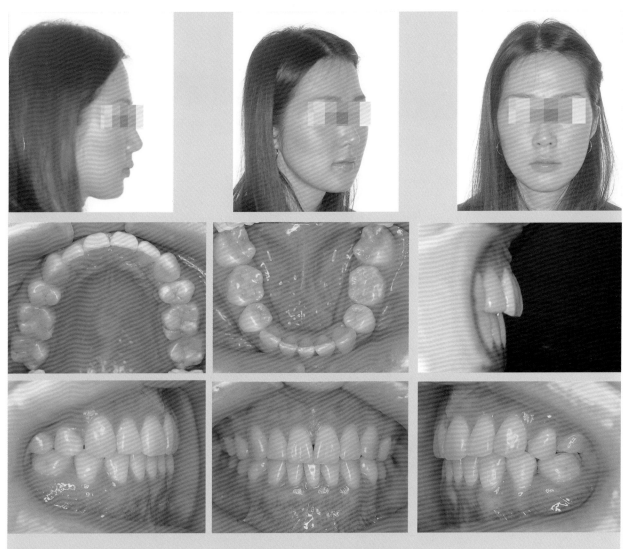

图 6-40 患者 LA 矫治后的面相和口内照片。侧貌得以改善，磨牙为超 I 类关系

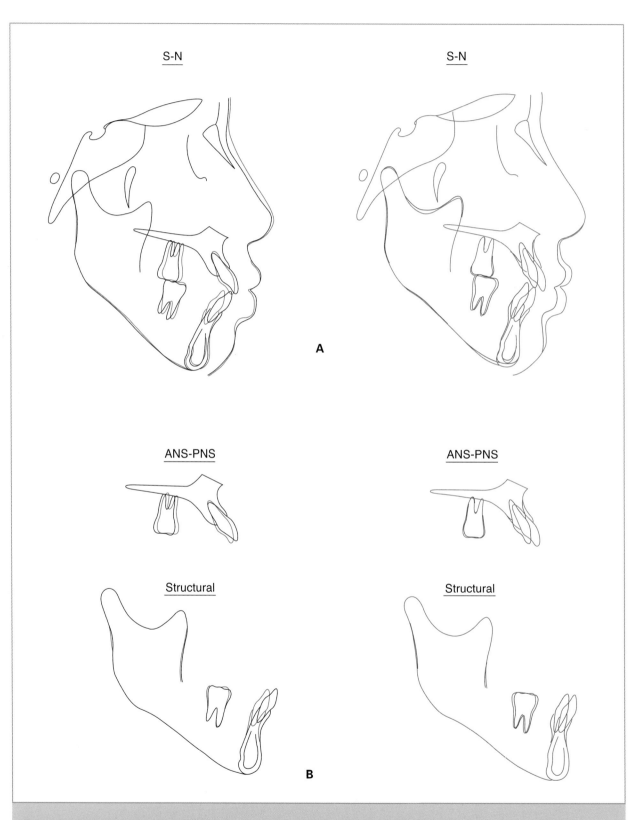

图 6-41 头颅侧位片重叠图，矫治前（黑），内收前（蓝），矫治后（红）
A. 整体重叠图：下颌未后下旋转，由于鼻整形手术，鼻部隆起，嘴唇前突改善
B. 局部重叠图：上前牙整体内收并压低，上颌磨牙在矫治中没有前移，下前牙整体内收，下颌磨牙轻度前移

表 6-3 头影测量数据（患者 LA）

Measurement	Normal	Pretreatment	Before Retraction	Posttreatment
Skeletal				
SNA (degrees)	81.6	88.0	88.3	88.1
SNB (degrees)	79.2	83.6	83.7	83.2
ANB (degrees)	2.5	4.4	4.6	4.8
FMA (degrees)	24.3	35.6	35.9	35.5
NPo–FH (degrees)	89.1	89.4	89.7	89.7
Dental				
Overbite (mm)	1.8	1.0	1.9	2.7
Overjet (mm)	3.5	5.0	5.0	4.5
1–FH (degrees)	116.0	124.3	114.0	109.2
FMIA (degrees)	59.8	53.5	61.7	68.0
Interincisal (degrees)	123.8	109.2	127.7	138.8
Is–Is' (mm)	31.9	28.5	30.0	28.2
Soft tissue				
Upper lip to E–line (mm)	−0.9	4.0	4.8	2.3
Lower lip to E–line (mm)	0.6	5.5	5.2	0.1

Is–Is', upper incisor dental height.

病例 MI 的患者是一名 22 岁的韩国女性，主诉为嘴唇前突和牙列拥挤（图 6-42）。该患者为骨性 I 类关系，左下侧切牙及右下第二前磨牙缺失，右下第二乳磨牙滞留。拔除上颌双侧第一前磨牙及下颌滞留乳磨牙。

在内收过程中，需要上颌前牙压低、倾斜移动且无支抗丢失（图 6-43）。因此需要确定好杠杆臂的长度及微螺钉的位置，使内收力的作用方向位于 6 颗前牙阻抗中心的𬌗方（图 6-44）。

矫治后患者凸面型得到显著改善，并且牙列拥挤和中线偏斜得到纠正（图 6-45）。上颌切牙实现了有控制的倾斜移动，且无支抗丧失（图 6-46、表 6-4）。

同样是前牙内收，病例 LA 中 U1-FH 角减少 4.8°，是由于设计的杠杆臂长度和微螺钉的位置使上切牙整体移动。相反，在病例 MI 中，U1-FH 角减少了 11.9°，则是通过上颌切牙倾斜移动实现的。病例 MI 中的 U1-FH 角减小的度数比病例 LA 大了 7.1°，数据证实使用舌侧矫治技术内收前牙时，LA-MI 系统可以实现对切牙唇倾度精确复杂的控制。

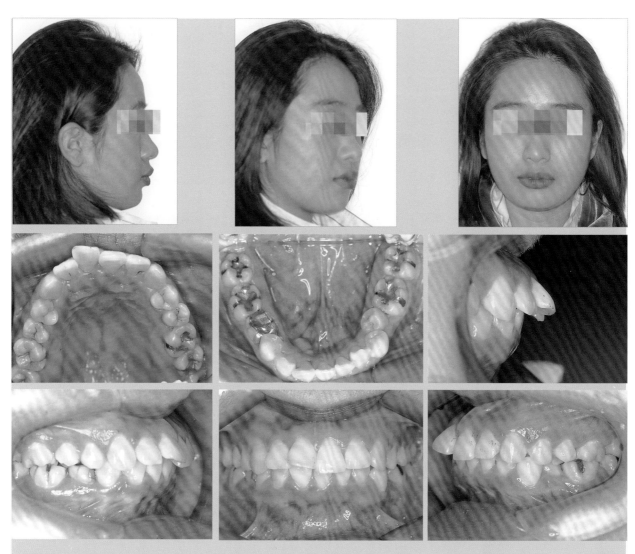

图 6-42 患者 MI 矫治前的面相和口内相：嘴唇前突和牙列拥挤。左下侧切牙及右下第二前磨牙缺失，右下第二乳磨牙滞留。由于左下侧切牙缺失，下中线左偏一颗下颌中切牙的位置，覆盖 5.7 mm，覆殆 4.2 mm

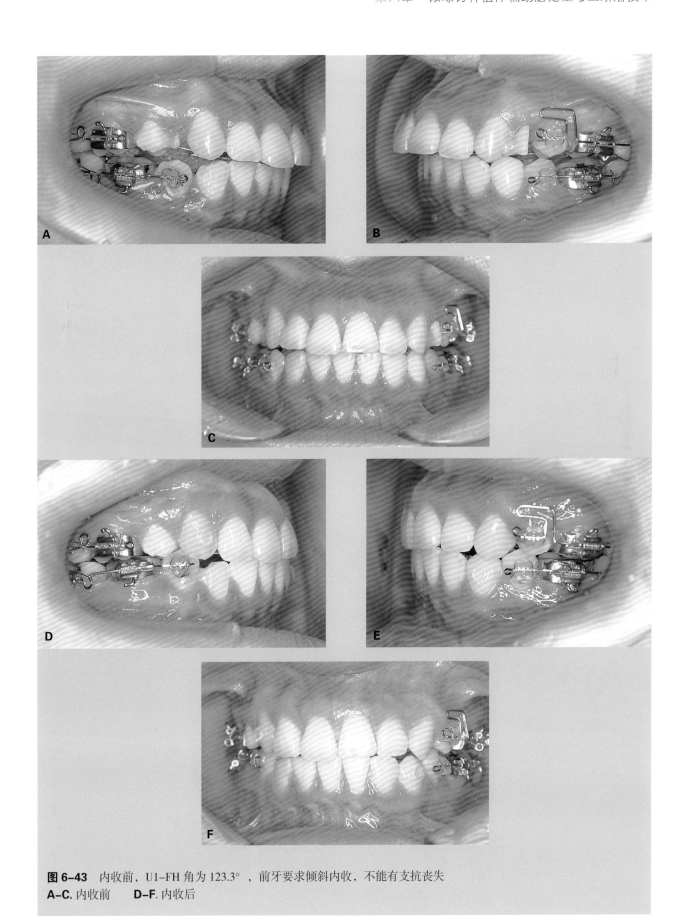

图6-43 内收前，U1-FH角为123.3°，前牙要求倾斜内收，不能有支抗丧失
A~C. 内收前　　**D~F.** 内收后

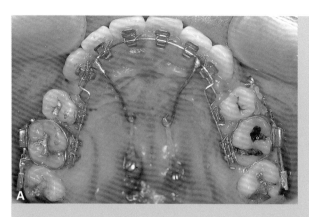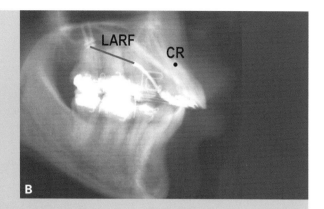

图 6-44 患者 MI 使用 LA-MI 系统倾斜内收上前牙

A. 殆面观：直径 2 mm、长 8 mm 的微螺钉植入于腭穹隆部，采用不翻瓣、自攻法植入

B. 头颅侧位片：微螺钉和牵引钩的连线即内收力方向通过 6 颗前牙阻抗中心的殆方。CR：6 颗前牙阻抗中心；
LARF：内收力方向

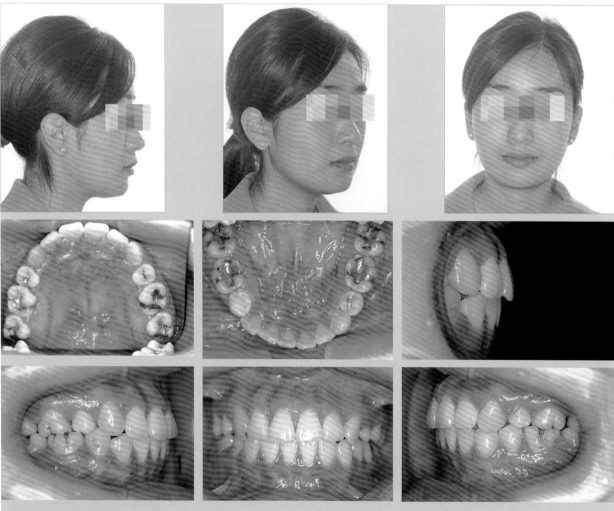

图 6-45 患者 MI 矫治后的面相及口内相：嘴唇前突和牙列拥挤得到改善，下颌中线基本与上颌中线一致

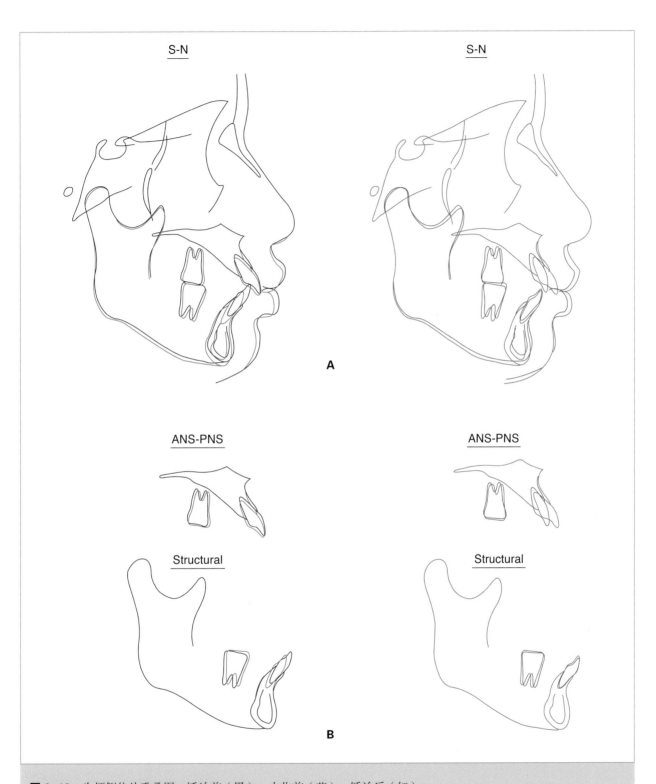

图 6-46　头颅侧位片重叠图，矫治前（黑），内收前（蓝），矫治后（红）

A. 整体重叠图：矫治早期阶段下颌顺时针旋转，内收过程中下颌逆时针旋转，嘴唇前突改善

B. 局部重叠图：早期，下前牙显著压低，内收过程中，上前牙倾斜内收并仔细控制其唇倾度，上颌磨牙在矫治中没有前移

表 6-4 头影测量结果（患者 MI）

Measurement	Normal	Pretreatment	Before Retraction	Posttreatment
Skeletal				
SNA (degrees)	81.6	80.4	80.3	79.5
SNB (degrees)	79.2	76.8	75.8	76.1
ANB (degrees)	2.5	3.6	4.5	3.4
FMA (degrees)	24.3	21.1	22.0	20.7
NPo–FH (degrees)	89.1	89.9	89.2	89.5
Dental				
Overbite (mm)	1.8	4.2	0.9	1.0
Overjet (mm)	3.5	5.7	8.6	2.4
1–FH (degrees)	116.0	123.6	123.3	111.4
FMIA (degrees)	59.8	57.5	56.2	53.5
Interincisal (degrees)	123.8	113.9	112.9	122.2
Is–Is' (mm)	31.9	29.8	30.6	29.3
Soft tissue				
Upper lip to E–line (mm)	−0.9	4.4	4.4	23.3
Lower lip to E–line (mm)	0.6	4.9	4.7	2.3

Is–Is', upper incisor dental height.

水平向牙齿移动

水平向移动磨牙需使用腭中部绝对支抗系统MAAS，该系统将会在第七章详细讨论。

总结

在舌侧矫治中，微螺钉不仅可以作为直接支抗（如压低后牙，竖直磨牙，远中移动磨牙，伸长磨牙及内收前牙），还可以作为间接支抗（如与Distal-jet联合使用，远中移动磨牙）。

LA-MI系统中使用微螺钉作为绝对支抗，可以完全控制前牙内收过程中的唇倾度。

参考文献

1. Creekmore TD, Eklund MK. The possibility of skeletal anchorage. J Clin Orthod 1983;17:266–269.
2. Kanomi R. Mini-implant for orthodontic anchorage. J Clin Orthod 1997;31:763–767.
3. Lee JS, Park HS, Kyung HM Micro-implant anchorage for lingual treatment of a skeleta Class II malocclusion. J Clin Orthod 2001;35:643–647.
4. Karaman AI, Basciftci FA, Polat O. Unilateral distal molar movement with an implant-supported distal jet appliance. Angle Orthod 2002;72:167–174.
5. Kyung SH, Hong SG, Park YC. Distalization of maxillary molars with a midpalatal miniscrew. J Clin Orthod 2003;37:22–26.
6. Park YC, Lee SY, Kim DH, Jee SH. Intrusion of posterior teeth using mini-screw implants. Am J Orthod Dentofacial Orthop 2003;123:690–694.
7. Umemori M, Sugawara J, Mitani H, Nagasaka H, Kawamura H. Skeletal anchorage system for open-bite correction. Am J Orthod Dentofacial Orthop 1999;115:166–174.
8. Chung KR, Kim YS, Lee Linton J, Lee YJ. The miniplate with tube for skeletal anchorage. J Clin Orthod 2002;36:407–412.
9. Roberts WE, Smith RK, Zilberman Y, Mozsary PG, Smith RS. Osseous adaptation to continuous loading of rigid endosseous implants. Am J Orthod 1984;86:95–111.
10. Roberts WE, Helm FR, Marshall KJ, Gongloff RK. Rigid endosseous implants for orthodontic and orthopedic anchorage. Angle Orthod 1989;59:247–255.
11. Odman J, Lekholm U, Jemt T, Thilander B.Osseointegrated implants as orthodontic anchorage intreatment of partially edentulous adult patients. Eur J Orthod 1994:16:187–201.
12. Wehrbein H, Feifel H, Diedrich P. Palatal implant anchorage reinforcement of posterior teeth: A prospective study. Am J Orthod Dentofacial Orthop 1999;116:678–686.
13. Block MS, Hoffman DR. A new device for absolute anchorage for orthodontics. Am J Orthod Dentofacial Orthop 1995;107:251–258.
14. Costa A, Raffaini M, Melsen B. Miniscrew as orthodontic anchorage: A preliminary report. Int J Adult Orthod Orthognath Surg 1998;13:201–209.
15. Yun HS, Kim HJ, Kim KH, Park YC. The thickness of the maxi/lary soft tissue and cortical bone related with an orthodontic implantation (Thesis). Seoul: Yonsei University, 2001.
16. Tsunori, Mashita M, Kasai K. Relationship between facial types and tooth and bone characteristics of the mandible obtained by CT scanning. Angle Orthod 1998;68:557–562.
17. Lee KJ et al. Computed tomographic analysis of tooth-bearing alveolar bone for orthodontic miniscrew placement. Am J Orthod Dentofacial Orthop 2009 (in press).
18. Levitt HL. Intrusion of anterior and posterior teeth. In: Marks MH, Corn H, editors. Atlas of adult orthodontics. Philadelphia: Lea and Febiger; 1989. p. 448–456.
19. Bonetti GA, Giunta D. Molar intrusion with a removable appliance. J Clin Orthod 1996;30:434–437.
20. Chun YS, Woo YJ, Row J, Jung EJ. Maxillary molar intrusion with the molar intrusion arch. J Clin Orthod 2000;34:90–93.
21. Tuncay OC, Biggerstaff RH, Cutcliffe JC, Berkowitz JB. Molar uprighting with T-loop springs. J Am Deny Assoc 1980;100:863–866.
22. Roberts WW, Chacker FM, Burstone CJ. A segmental apprach to mandibular molar uprighting. Am J Orthod 1982;81:177–184.
23. Weiland FJ, Bantleon HP, Droschl H. Molar uprighting with crossed tipback springs. J Clin Orthod 1992;26:335–337.
24. Capelluto E, Lauweryns I. A simple technique for molar up righting. J Clin Orlhod 1997;31:119–125.
25. Shellhart WC, Oesterle LJ. Uprighting molars without extrusion. J Am Dent Assoc 1999;130:381–385.
26. Hong RK, Heo JM, Ha YK. Lever-arm and mini-implant system for anterior torque control during retraction in lingual orthodontic treatment. Angle Orthod 2004;75:129–141.
27. Vanden Bulcke MM, Burstone CJ, Sachdeva RCL, Dermaut LR. Location of the centers of resistance for anterior teeth during retraction using the laser reflection technique. Am J Orthod Dentofacial Orthod 1987;91:375–384.

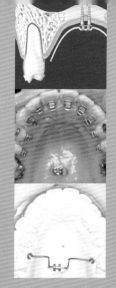

第七章 **7**

腭中部绝对支抗系统 MAAS

- 构建 MAAS 的步骤
- 应用 MAAS 系统在三维方向移动牙齿
- 总结

腭中部绝对支抗系统 MAAS

腭中缝后部是放置微螺钉种植体的合适位置，因为该处软组织厚度最薄，基本小于 1 mm；没有重要的解剖结构如神经血管等；三角形的皮质骨丰富（图 7-1）。

腭中部绝对支抗系统（MAAS）作为一种骨性支抗系统，可以承受更大的正畸力，而且该系统还可以灵活地实施各个方向的正畸力。

常规的 MAAS 主要包括 2 颗植于腭中缝后部的微螺钉，直径 1.6 mm，长 5 mm，0.032 英寸 × 0.032 英寸槽沟系统的托槽黏结在微螺钉头部，再放入 0.032 英寸 × 0.032 英寸的动力臂，由不锈钢丝或者 TMA 丝弯制（图 7-2）。

构建 MAAS 的步骤

麻醉消毒

在植入部位实施局部麻醉，用含有抗生素如己氧苯醚的漱口液含漱 30 秒。

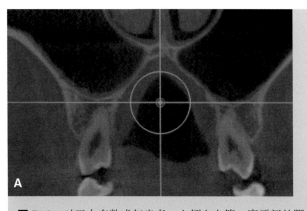
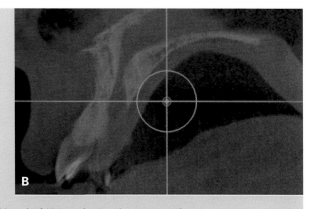

图 7-1 对于大多数成年患者，上颌左右第一磨牙间的腭中缝区皮质骨呈三角型，宽 5.4 mm，高 5.6 mm
A. CT 扫描：上颌左右第一磨牙间腭中缝的冠状面
B. CT 扫描：腭中缝的矢状面

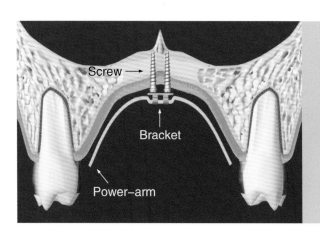

图 7-2 腭中部绝对支抗系统（MAAS）
2 颗植于上颌左右第一磨牙间腭中缝区的微螺钉，直径 1.6 mm，长 5 mm，0.032 英寸 × 0.032 英寸槽沟系统的托槽黏结在微螺钉头部，再放入 0.032 英寸 × 0.032 英寸的动力臂，由不锈钢丝或者 TMA 丝弯制。可以施加足够大的正畸力，并可以根据要求调整加力方向。改变动力臂的形态，可以将 MAAS 系统用于不同的病例

微螺钉的植入

将两颗直径 1.6 mm、长 5 mm 的微螺钉植于上颌双侧第一磨牙连线和腭中缝的交界区域（图7-3）。

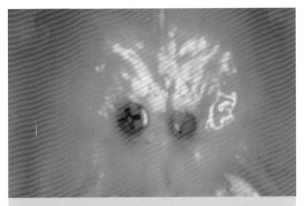

图 7-3　将两颗直径 1.6 mm、长 5 mm、头部喷砂处理过的微螺钉植于上颌双侧第一磨牙连线和腭中缝的交界区域

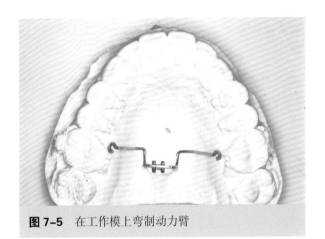

图 7-5　在工作模上弯制动力臂

弯制动力臂

黏结完托槽后，取模。最准确的弯制方法是在工作模型上用 0.032 英寸 ×0.032 英寸的不锈钢丝或者 TMA 丝完成（图 7-5）。

黏结托槽

将 0.032 英寸 ×0.032 英寸的托槽黏结于微螺钉种植体的头部（图 7-4）。为了增强托槽的黏结力，在消毒前喷砂处理微螺钉的头部。

建立所需的 MAAS 系统

将弯制好的动力臂用结扎丝固定于托槽上，可以从最佳的角度施加正畸力，以获得最佳的牙齿移动方向（图 7-6）。

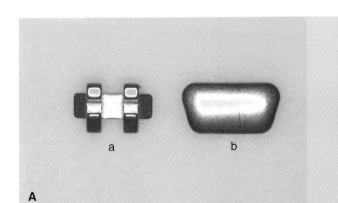

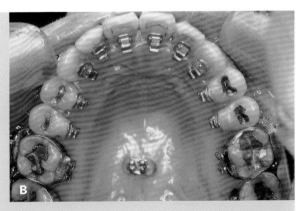

图 7-4
A. 0.032 英寸 ×0.032 英寸的托槽 (a) 和底板 (b)
B. 将托槽和底板焊接，然后黏结在微螺钉的头部

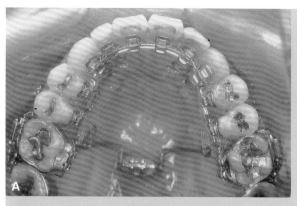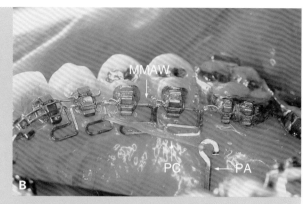

图 7-6 利用 MAAS 系统远移整个上颌牙列。为了施加远移力，上颌弯制 MMAW 丝，动力臂的牵引钩与上颌尖牙和第一前磨牙间的 L 曲之间挂链圈加力

A. 殆面观

B. 局部放大照片：动力臂（PA）、多曲蘑菇型弓丝（MMAW）、链圈（PC）

应用 MAAS 系统在三维方向移动牙齿

为了纠正错殆畸形，需要牙齿进行三维方向移动。下面将以病例举例说明 MAAS 如何构建并实现牙齿三维方向的移动。

垂直向移动牙齿

压低后牙

一名 23 岁的男性患者，主诉为前牙开殆（图 7-7）。该患者为骨性 II 类关系，长面型伴前牙开殆及面中线偏斜。如果需要纠正面部不对称，必须行正颌手术。但是患者拒绝接受手术，于是决定进行非拔牙的正畸治疗。

使用四眼簧进行上颌磨牙间扩弓后，在上下牙列黏结舌侧托槽。上牙弓的前后牙区分别使用 0.012 英寸的镍钛片段弓丝，下牙弓使用 0.012 英寸的镍钛蘑菇型弓丝。

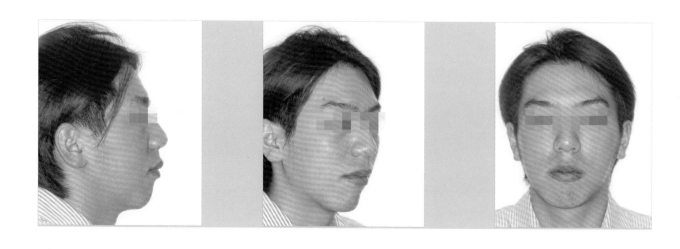

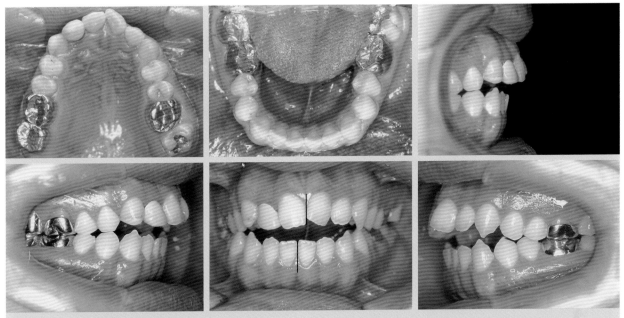

图 7-7 矫治前面相和口内照片

患者凸面型，面部不对称，安氏 II 类的尖牙和磨牙关系，颊向覆盖不明显，前牙垂直向开𬌗 6.0 mm，覆盖 7.0 mm，上下中线偏差 2 mm，ANB 角 7.5°，FMA41.0°，提示骨性 II 类关系，长面型。上前牙唇倾度相对 FH 平面处于正常范围，下前牙唇倾（U1-FH=111.0°，FMIA=46.5°）

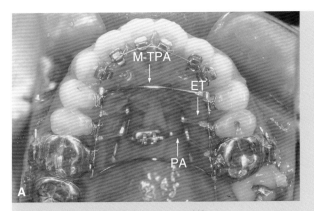
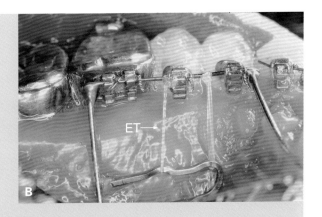

图 7-8 压低上颌磨牙的 MAAS 系统

A. 在动力臂和改良 TPA 间用弹力线加力，压低上颌第一前磨牙、第二前磨牙和第一磨牙。改良 TPA（M-TPA）；动力臂（PA）；弹力线（ET）

B. 放大照片。弹力线（ET）

牙齿基本排齐后，构建压低上后牙的 MAAS 装置（图 7-8）。此时，在上前牙段使用 0.012 英寸的镍钛片段弓，在上颌后牙区使用 0.9 mm 不锈钢丝和置于𬌗方槽沟的 0.018 英寸 × 0.018 英寸的不锈钢丝弯制的改良横腭杆。用弹力线连接动力臂和 TPA，施加压低力。横腭杆主要是为了防止从舌侧压低后牙时造成的上颌后牙舌侧倾斜移动。压低治疗持续到上下颌尖牙发生接触为止（图 7-9）。

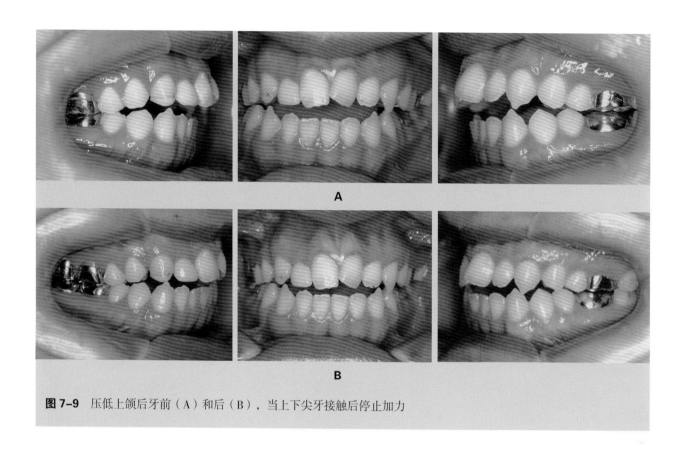

图7-9 压低上颌后牙前（A）和后（B），当上下尖牙接触后停止加力

在上颌后牙被压低后，下颌会随之自动逆时针旋转，在此基础上伸长上下颌前牙，前牙开𬌗得到矫正（图7-10，图7-11）。同时也可以观察到下颌后牙的伸长。

整体压低牙齿

图7-12的病例是一名女性患者，之前接受过不拔牙正畸治疗。她的主诉为双唇前突，推荐拔牙正畸治疗和颏成形术，但是患者拒绝接受拔牙治疗。治疗计划由此改为用MAAS使上颌牙列整体后移并压低，下牙列使用多曲蘑菇型弓丝（MMAW，见图5-73）远中移动。

上颌设计改良舌弓，在尖牙和第一磨牙上放置牵引钩，将改良舌弓黏结在上颌牙列的双侧第二磨牙之间，然后放置动力臂（图7-13A）。根据头颅侧位片确定挂钩的位置以及动力臂的形状，这样施加于前后牙的正畸力可以通过上颌整个牙列的阻抗中心，从而整体后移并压低上颌牙弓（图7-13B）。

在上颌牙列完成向上向后的移动后，采用MMAW技术远中移动下颌牙列（图7-14）。同时指导患者使用牵引圈进行Ⅲ类颌间牵引。

上颌牙列向后向上移动后，下颌会自动逆时针旋转，再配合下牙弓的后移，改善了矫治前的唇部前突和露龈笑，侧貌更为美观（图7-15～图7-17）。

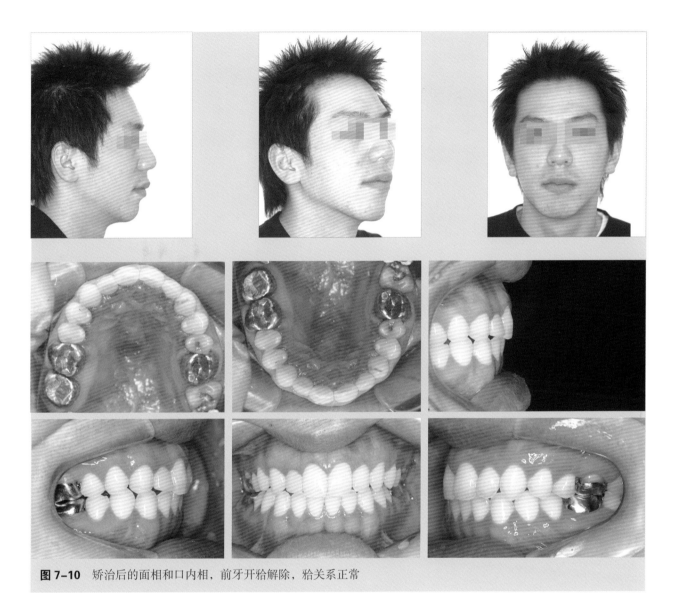

图 7-10　矫治后的面相和口内相，前牙开殆解除，殆关系正常

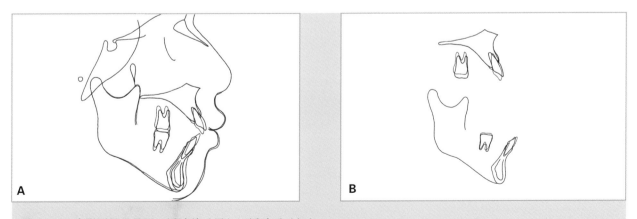

图 7-11　头影测量重叠图，矫治前（黑），矫治后（红）
整体重叠图显示由于上颌后牙的压低，下颌骨逆时针旋转。在局部重叠图上，上颌磨牙压低，下颌磨牙伸长，上下前牙伸长

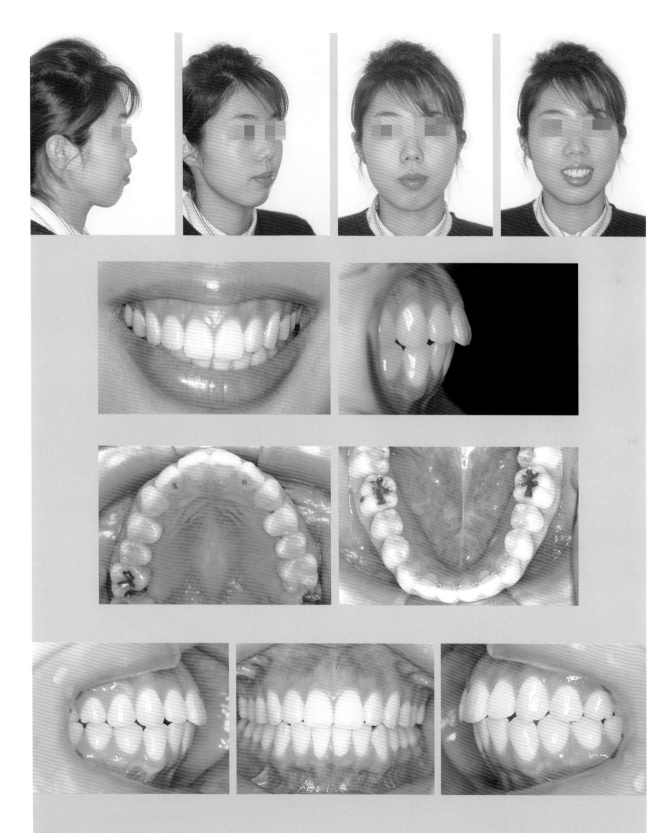

图 7-12 矫治前的面相和口内相
凸面型，安氏 II 类关系，唇前突，露龈笑

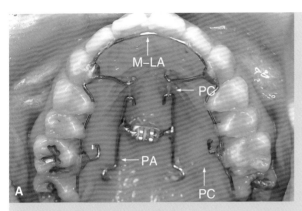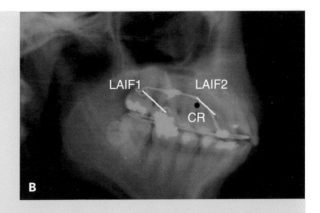

图7-13 用于上颌牙列向后向上移动的 MAAS 系统

A. 𬌗面观：在动力臂牵引钩和改良舌弓的尖牙和第一磨牙上的牵引钩之间挂链圈，对上牙弓施加向上向后的矫治力。改良舌弓（M-LA）；动力臂（PA）；链圈（PC）

B. 构建 MAAS 系统前拍摄头颅侧位片，在侧位片上决定改良舌弓上牵引钩的长度和动力臂牵引钩的位置，以整体远移并压低上颌牙弓。CR：上颌牙弓的阻抗中心；LAIF1：上颌牙弓阻抗中心远中的加力方向；LAIF2：上颌前部牙弓的加力方向

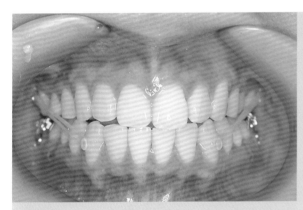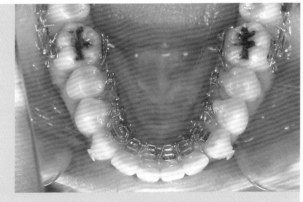

图7-14 上颌牙弓远中压低移动后，下颌使用 MMAW 丝，利用 III 类牵引远移下颌牙列

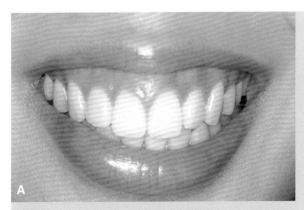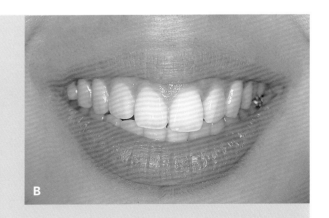

图7-15 由于上牙弓的远中压低移动后，露龈笑改善

A. 矫治前　　**B.** 矫治后

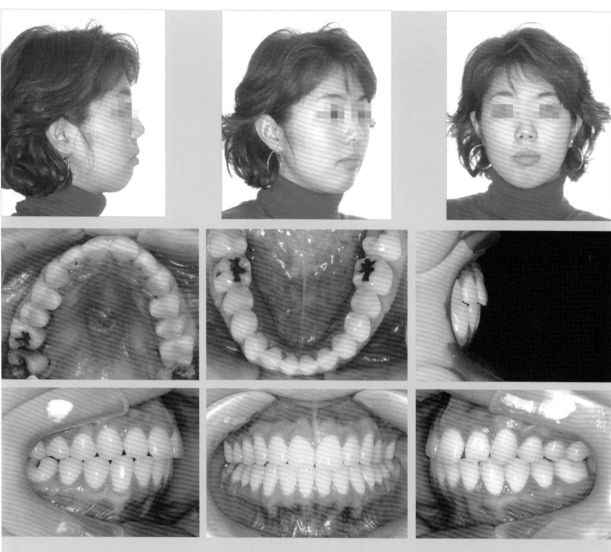

图 7-16 矫治后的面相和口内相，前突面相和露龈笑改善，安氏 II 类磨牙关系得到纠正

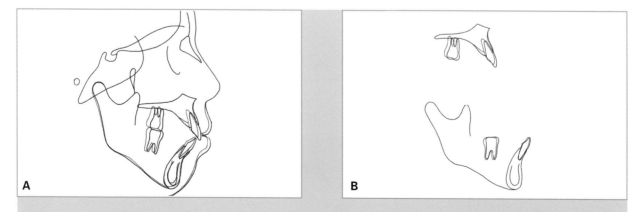

图 7-17 头影测量重叠图，矫治前（黑），矫治后（红）。整体重叠图显示下颌逆时针旋转，上下唇内收。局部重叠图显示上牙弓远中压低移动，下牙弓远中移动

矢状牙齿移动

远中移动磨牙

女性患者，26.8 岁，主诉为牙列拥挤（图 7–18）。为了矫治拥挤和左侧的 II 类磨牙关系，考虑使用不拔牙正畸方案配合远中移动磨牙。

在上颌双侧第一磨牙间黏结舌侧托槽，右侧尖牙除外。在下颌牙的唇面黏结和牙齿颜色一致的托槽。

基本排齐牙齿后，使用 MAAS 远中移动上

颌后牙。在第一、第二磨牙的颊侧放置推簧以远中移动上颌第二磨牙（图 7–19A）。为了抵消作用于前牙的反作用力，用结扎丝将动力臂与第一前磨牙连接在一起（图 7–19B）。在远中移动第二磨牙后，依次移动第一磨牙、第二前磨牙、第一前磨牙，直到有足够的间隙排列右侧尖牙。这时弯制新的动力臂与第二磨牙相连作为绝对支抗（图 7–20）。

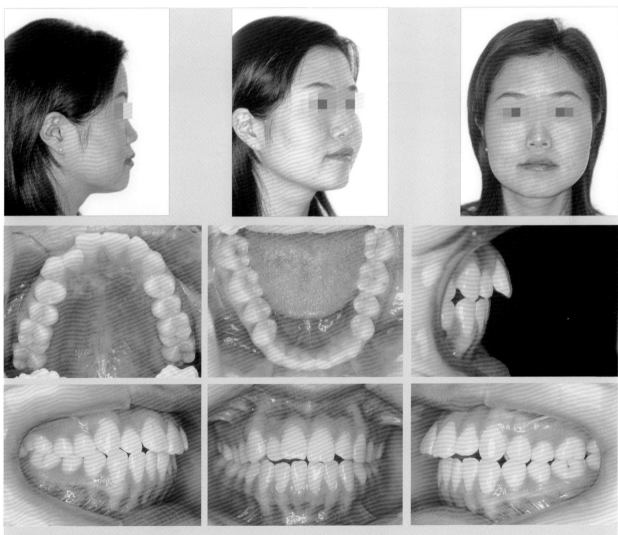

图 7–18 矫治前面相和口内相
患者凸面型，右侧安氏 I 类尖牙和磨牙关系，左侧安氏 II 类尖牙和磨牙关系。覆𬌗 1.0 mm，覆盖 4.5 mm。上下牙轻度拥挤。没有颞下颌关节和其他异常。ANB 角 1.0°，FMA28.0°，提示骨性 I 类关系，平均面型。上前牙稍唇倾，下前牙稍直立（U1–FH=121.0°，FMIA = 63.0°）

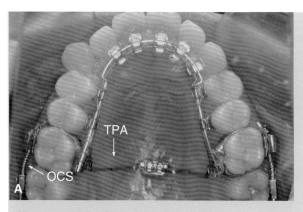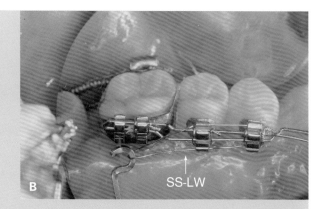

图 7-19 远移上颌后牙的 MAAS 系统

A. 除右上尖牙外的牙齿排齐后，在上颌第一、二磨牙之间的颊侧放置镍钛推簧推第二磨牙向远中，用结扎丝将动力臂和第一前磨牙的舌侧托槽相连，抵抗反作用力。镍钛推簧（OCS）；动力臂（PA）

B. 局部放大照片：不锈钢结扎丝（SS-LW）

通过使用 MAAS 推上颌后牙向远中，前牙拥挤以及左侧尖牙磨牙的 II 类关系得以矫治，上前牙没有唇倾（图 7-21、图 7-22）。

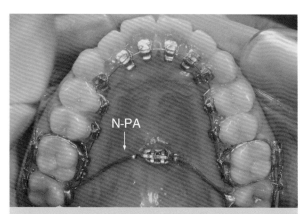

图 7-20 第二磨牙远移到位后，重新弯制动力臂并与第二磨牙相连，作为绝对支抗依次远移第一磨牙、第二前磨牙和第一前磨牙，最终为右侧尖牙提供足够间隙。新动力臂（N-PA）

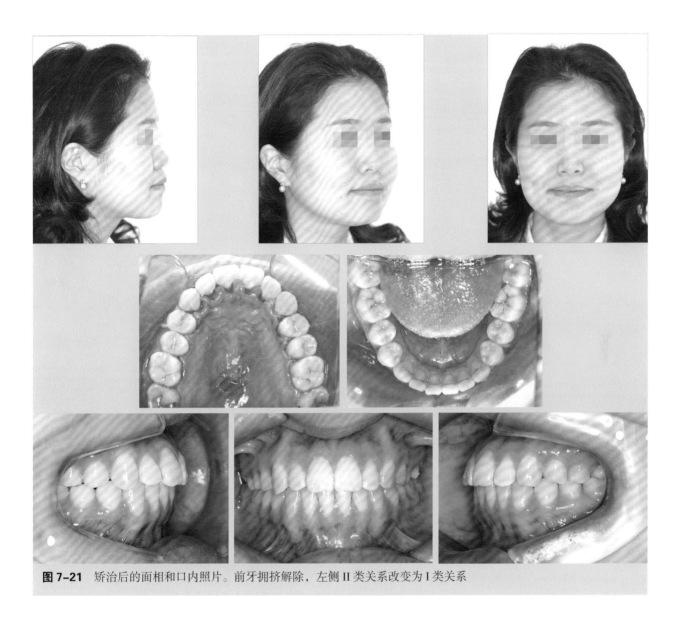

图7-21 矫治后的面相和口内照片。前牙拥挤解除，左侧 II 类关系改变为 I 类关系

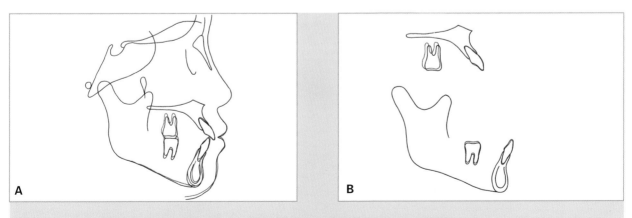

图7-22 头影测量重叠图，矫治前（黑），矫治后（红）。磨牙远移，前牙没有唇倾

整体远中移动

这名 43.4 岁的女性患者主诉为牙列拥挤（图 7-23）。经过不拔牙正畸治疗后拥挤得到改善，但是患者对轻度的唇部前突不满意，需要整体远中移动上下颌牙列。

将舌侧托槽间接黏结于上下颌牙列。在排齐牙列后，将 0.016 英寸 × 0.016 英寸的不锈钢丝弯制的多曲蘑菇型弓丝（MMAW）放置于上下牙列的舌侧，这样可以使上下牙弓整体远中移动。为了获得绝对支抗，在上颌牙弓使用 MAAS，并且在下颌第二磨牙和第二前磨牙间的缺牙区域植入直径 1.6 mm、长 6 mm 的微螺钉（图 7-24、7-25）。在上颌，动力臂和 MMAW 弓丝的尖牙和第一前磨牙间 L 曲之间挂链状橡皮圈，提供远中移动力。下颌链状橡皮圈挂在第一前磨牙的颊侧和微螺钉的头部。

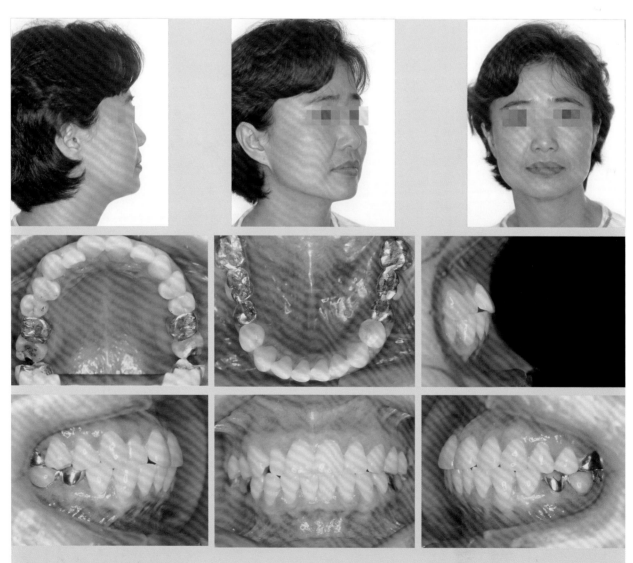

图 7-23 矫治前面相和口内照片

患者直面型，安氏 I 类尖牙和磨牙关系，覆𬌗 1.0 mm，覆盖 2.0 mm。上下牙轻度拥挤，轻度中线偏斜。没有颞下颌关节和其他异常。ANB 角 1.5°，FMA 24.0°，提示骨性 I 类关系，平均面型。上下前牙稍唇倾（U1-FH=123.0°，FMIA=54.0°）

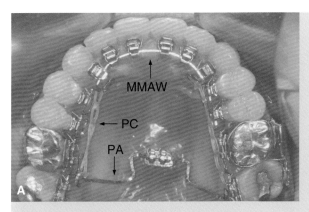

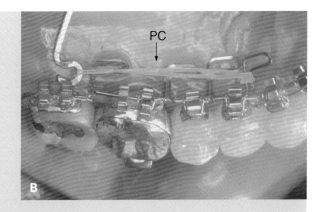

图 7-24 整体远移上颌牙弓的 MAAS 系统

A. 为了整体远移上牙弓，0.016 英寸 ×0.016 英寸的不锈钢丝弯制的多曲蘑菇型弓丝（MMAW）放置于上牙弓的舌侧，在动力臂和 MMAW 弓丝的尖牙和第一前磨牙 L 型曲之间挂链圈。多曲蘑菇型弓丝（MMAW）；动力臂（PA）；链圈（PC）

B. 局部放大照片：链圈（PC）

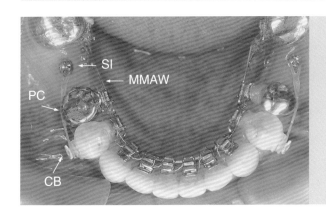

图 7-25 为了整体远移下颌牙列，0.016 英寸 ×0.016 英寸的不锈钢丝弯制的多曲蘑菇型弓丝（MMAW）放置于下牙弓的舌侧，在下颌第二磨牙和第二前磨牙间的缺牙区域植入直径 1.6 mm、长度 6 mm 的微螺钉，下颌链状橡皮圈挂在第一前磨牙颊侧的透明舌侧扣和微螺钉的头部之间。两侧第一前磨牙之间连扎，以防尖牙和第一前磨牙之间出间隙。多曲蘑菇型弓丝（MMAW）；微螺钉（SI）；链圈（PC）；透明舌侧扣（CB）

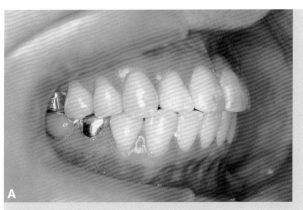

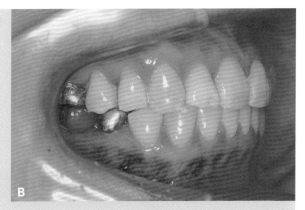

图 7-26 口内相：远移上下牙弓矫治前（A）和矫治后（B），可以看到上下牙弓向远中移动

　　矫治后拥挤得以纠正，同时由于上下颌牙列整体远中移动从而使唇突度减小（图 7-26 ~ 图 7-28）。

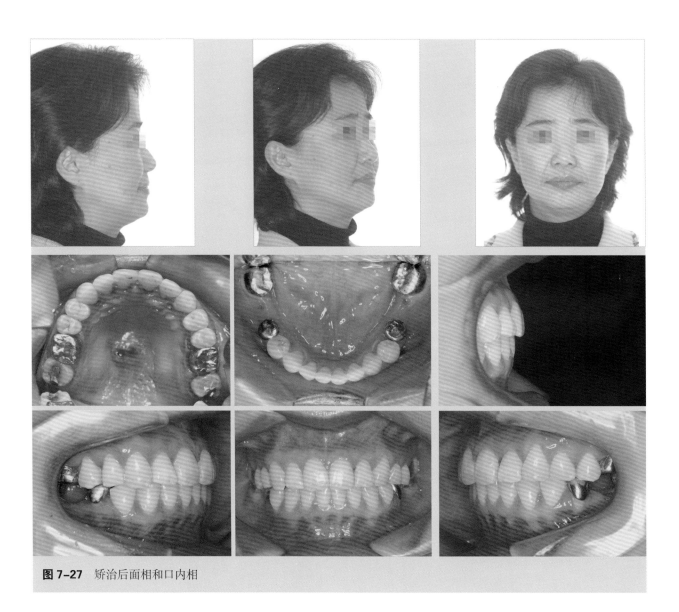

图 7-27 矫治后面相和口内相

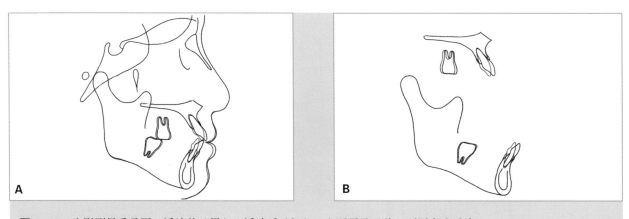

图 7-28 头影测量重叠图，矫治前（黑），矫治后（红）。上下牙弓远移，下唇突度减小

内收前牙

在内收前牙过程中，MAAS 不仅可以作为绝对支抗还可以控制前牙转矩。下面的病例将会讲述在前牙内收时，何种情况下 MAAS 仅作为绝对支抗使用，何种情况下 MAAS 作为绝对支抗并同时控制前牙转矩。

内收前牙时作为绝对支抗

一名 29.2 岁的女性患者因为双唇前突，牙列拥挤前来就诊（图 7-29）。由于左下第一磨牙及右下第二前磨牙缺失，计划拔除上颌双侧第一前磨牙。

间接黏结舌侧托槽后排齐牙列。关闭间隙期间，使用 MAAS 加强右上颌绝对支抗（图 7-30，图 7-31）。如图 7-31B 所示，通过与动力臂上的牵引钩结扎激活闭合曲。

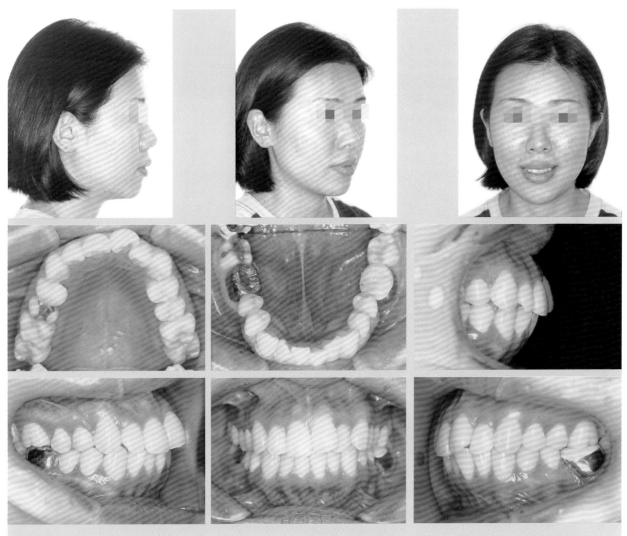

图 7-29 矫治前面相和口内相
患者凸面型，中度牙列拥挤，左下第一磨牙和右下第二前磨牙缺失，覆𬌗 2.0 mm，覆盖 5.0 mm。上下中线偏移 1.5 mm。ANB 角 4.4°，FMA 31.5°，提示骨性 II 类关系，长面型。上下前牙唇倾（U1-FH=122.9°，FMIA=51.3°）

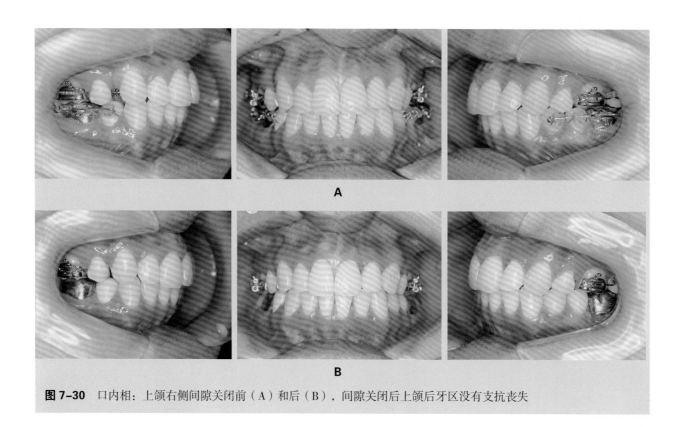

图 7-30 口内相：上颌右侧间隙关闭前（A）和后（B），间隙关闭后上颌后牙区没有支抗丧失

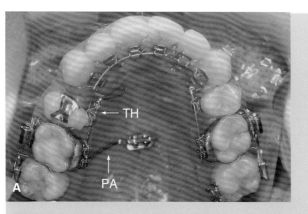
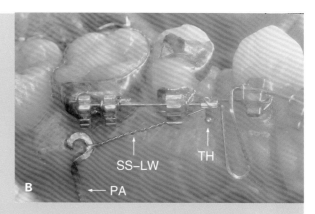

图 7-31 上颌右侧区 MAAS 作为绝对支抗
A. 动力臂与弓丝上的牵引钩结扎，激活关闭曲。动力臂（PA）；远中结扎牵引钩（TH）
B. 局部放大照片：动力臂（PA）；远中结扎牵引钩（TH）；不锈钢结扎丝（SS-LW）

矫治后，牙列拥挤和双唇前突得到改善。上颌前牙内收且无支抗丧失，下颌后牙竖直，下前牙按预期达到内收效果（图 7-32，7-33）。

绝对支抗内收前牙并控制前牙转矩

一名 29 岁的女性患者因为双唇前突、牙列拥挤前来就诊，因此计划拔除双侧上下第一前磨牙（图 7-34）。

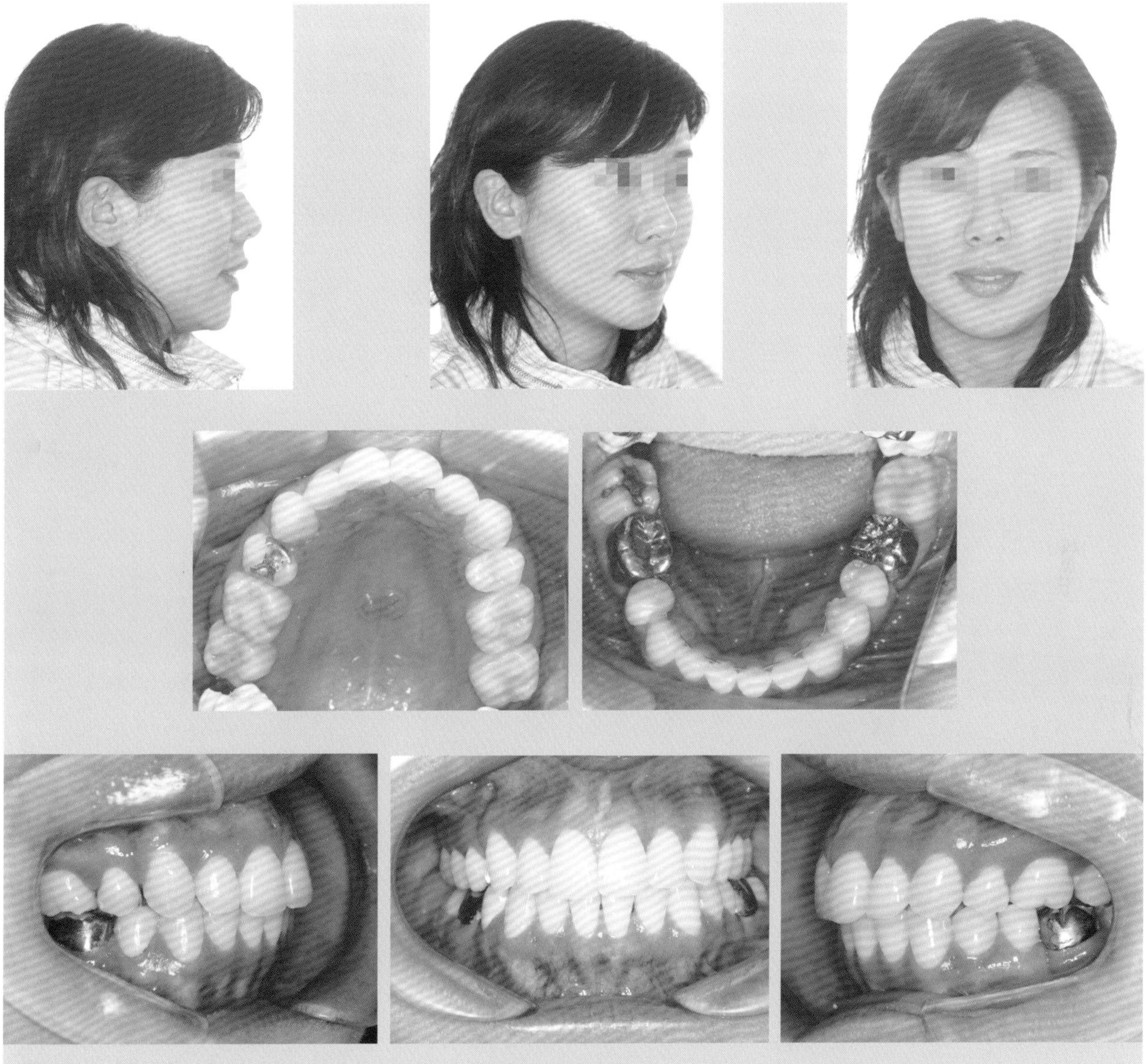

图 7-32　矫治后面相和口内相，双唇前突和中度牙列拥挤得以矫治

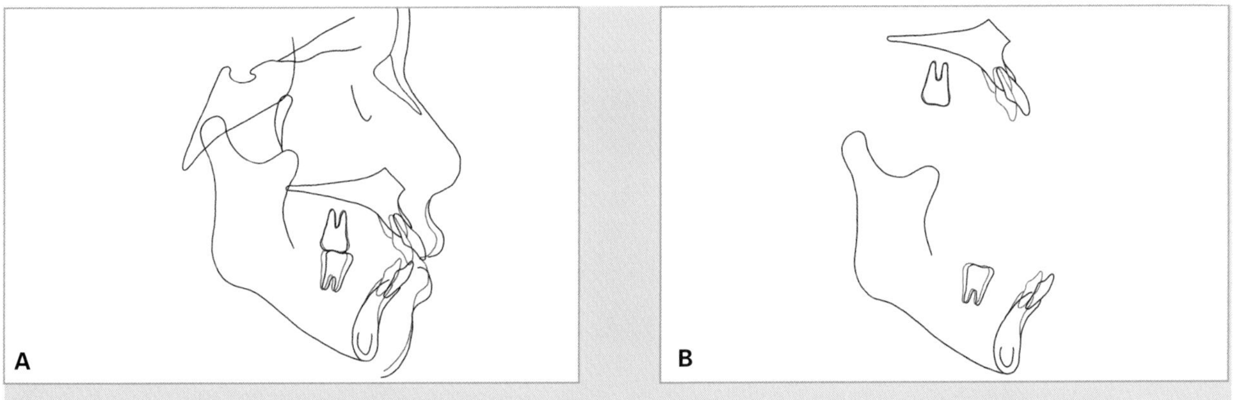

图 7-33　头影测量重叠图，矫治前（黑），矫治后（红）。上下前牙内收，下颌后牙竖直。上颌没有支抗丧失

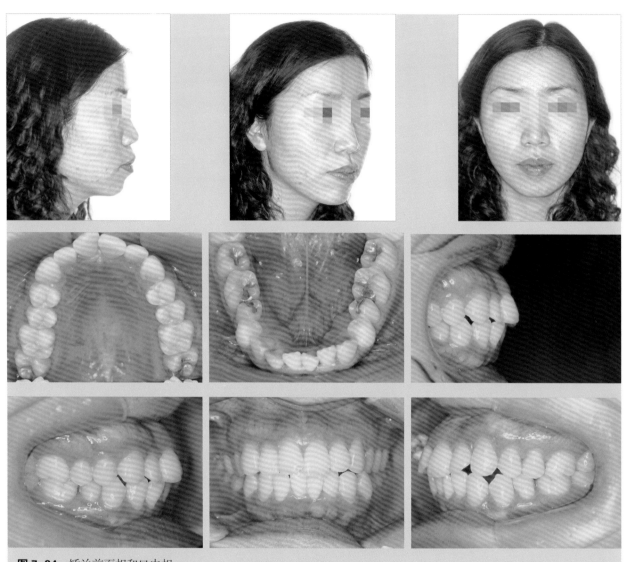

图 7-34 矫治前面相和口内相

患者凸面型，安氏 II 类尖牙关系和磨牙 I 类关系，覆殆 1.0 mm，覆盖 5.5 mm。上下牙轻度拥挤，上下中线偏移 1.5 mm。没有颞下颌关节和其他异常。ANB 角 4.5°，FMA31.0°，提示骨性 I 类关系，长面型。上前牙唇倾度在正常范围，下前牙唇倾（U1-FH=115.0°，FMIA=50.0°）

间接黏结舌侧托槽。在排齐牙列后关闭拔牙间隙，此阶段要求绝对支抗。在关闭间隙前拍摄头颅侧位片，测量发现 U1-FH 角为 116.0°，需要前牙整体内收。因此使用 MAAS 配合杠杆臂（Lever-arm）在前牙内收过程中作为绝对支抗并控制前牙转矩（图 7-35）。确定好杠杆臂的长度和动力臂（power-arm）的位置，使内收力的作用方向通过 6 颗上前牙的阻抗中心。内收力由链状橡皮圈施加。

矫治后，牙列拥挤和双唇前突得到改善（图 7-36）。由于使用 MAAS 和杠杆臂，上颌前牙整体内收且无支抗丢失。下颌后牙轻度前移，前牙整体内收（图 7-37）。

230

正畸舌侧矫治技术蘑菇型弓丝技术与舌侧托槽

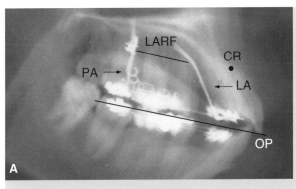 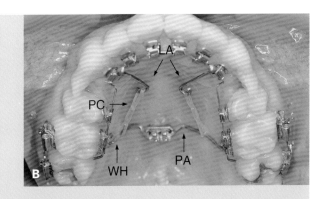

图 7-35 使用杠杆臂和 MAAS 整体内收前牙

A. 在上颌放置蘑菇型弓丝、杠杆臂和动力臂后，拍摄头颅侧位片。为了使内收力的方向通过 6 颗前牙的阻抗中心，可以在侧位片上决定杠杆臂的长度和动力臂牵引钩的位置。为了实现绝对支抗和加强前牙内收过程中的转矩控制，需要确保矫治力通过 6 颗前牙的阻抗中心，并与殆平面平行。内收力的方向（LARF）；动力臂（PA）；杠杆臂（LA）；6 颗前牙阻抗中心（CR）；殆平面（OP）

B. 根据头颅侧位片，在杠杆臂上弯制牵引钩，在动力臂上焊接牵引钩，实现在头颅侧位片上预期的加力方向

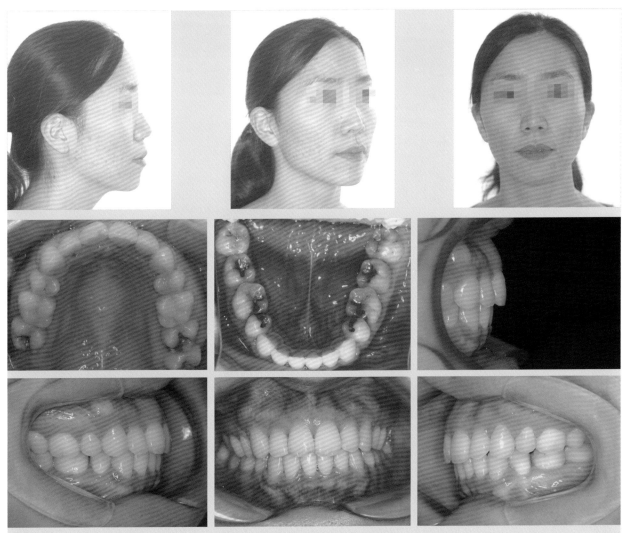

图 7-36 矫治后的面相和口内相。牙列拥挤和双唇前突得以矫治

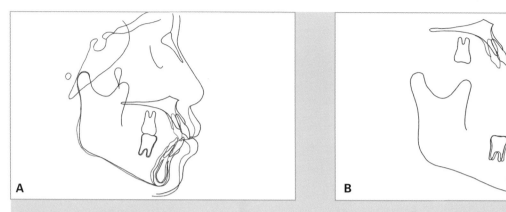

图 7-37 头影测量重叠图，矫治前（黑），矫治后（红）。内收时上前牙整体内收没有支抗丧失，下颌磨牙轻度前移，下前牙整体内收

水平向牙齿移动

在矫正双侧后牙反𬌗时，在缩窄牙弓和扩弓时由于作用力与反作用力相互平衡，所以并不需要绝对支抗。但是矫正单侧后牙反𬌗时，为了抵消反作用力需要绝对支抗。

处理单侧后牙反𬌗病例时，可以使用 MAAS 技术配合 TMA 丝弯制的动力臂来扩大上颌牙弓或者缩窄下颌牙弓。

单侧扩大牙弓

一位 22.8 岁的女性患者前来就诊，其主诉为牙列拥挤、双唇前突、前牙开𬌗（图 7-38）。检查发现患者后牙反𬌗，计划快速上颌扩弓后拔除上颌双侧第一前磨牙。排齐牙列后再决定下颌

是否需要拔牙。

外科辅助快速扩弓后黏结舌侧托槽排齐牙列。关闭拔牙间隙时，右侧后牙反𬌗复发（图 7-39）。为了矫正后牙反𬌗，右上后牙区作为单独的牙弓段，将 TMA 丝弯制的动力臂激活后置入右上后牙托槽的舌向槽沟中（图 7-40，图 7-41）。用 TMA 丝弯制动力臂而非不锈钢丝，可以增加弓丝的弹性。

矫治后，牙列拥挤、双唇前突以及前牙开𬌗得到矫正（图 7-42）。上颌后牙轻度前移并压入，上颌前牙伸长并内收。下颌后牙伸长竖直，前牙伸长唇倾（图 7-43）。可能由于下颌后牙伸长，下颌骨向后旋转。

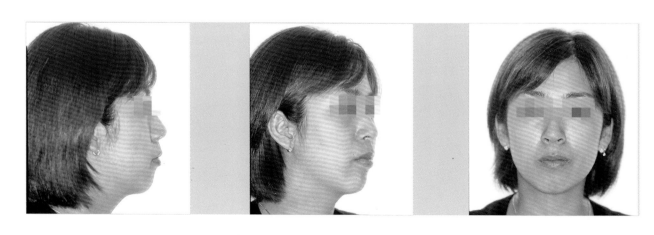

正畸舌侧矫治技术蘑菇型弓丝技术与舌侧托槽

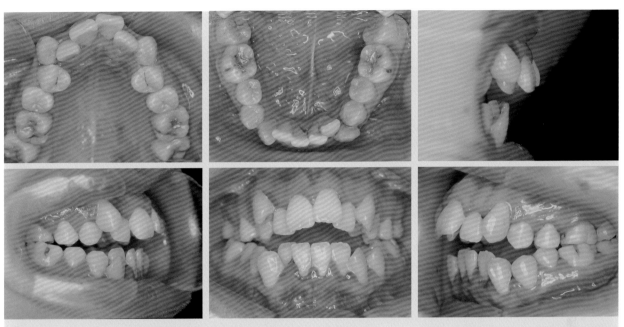

图 7-38 矫治前面相和口内相。患者凸面型，安氏 II 类尖牙和磨牙关系，开𬌗 4.0 mm，覆盖 7.0 mm。右侧后牙反𬌗，上下前牙严重拥挤，上下中线偏移 1.0 mm。ANB 角 5.0°，FMA 41.5°，提示轻度骨性 II 类关系，长面型。上前牙唇倾度在正常范围，下前牙唇倾（U1-FH=115.0°，FMIA=50.0°）

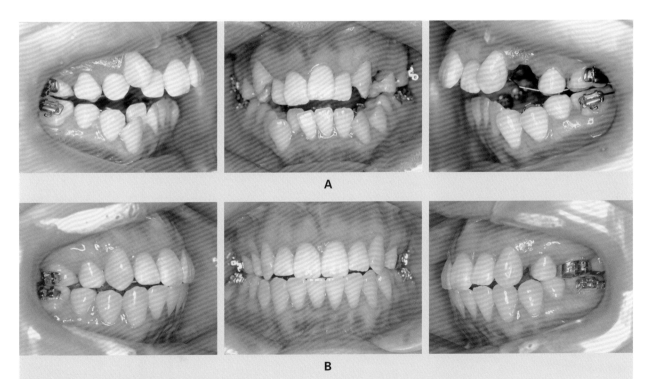

图 7-39 口内相：牙弓排齐前（A）和后（B）。间隙关闭过程中，右侧后牙反𬌗复发

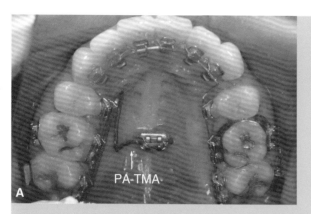
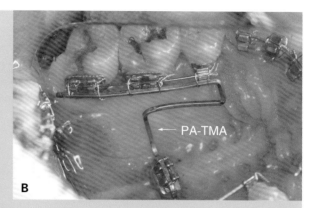

图7-40 利用MAAS对右侧后牙进行扩弓。TMA动力臂激活后扎入右侧后牙托槽的舌向槽沟中，使右侧后牙颊向移动。该处动力臂由TMA丝弯制（PA-TMA）
A. 殆面观 **B.** 局部放大照片

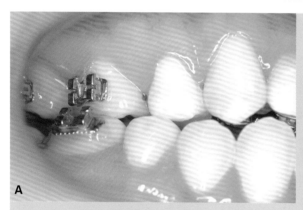
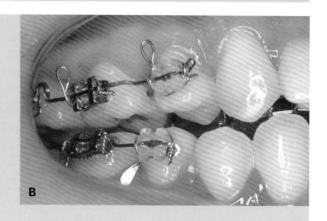

图7-41 后牙对刃矫治前（A）和后（B）

正畸舌侧矫治技术蘑菇型弓丝技术与舌侧托槽

单侧缩窄牙弓

一位21.2岁的女性患者前来就诊，其主诉为牙列拥挤、双唇前突、前牙开殆（图7-44）。计划拔除上下第一前磨牙。

间接黏结舌侧托槽。在关闭拔牙间隙后，不知何种原因患者右侧后牙变成正锁殆（图7-45）。为了矫正锁殆，断开上颌连续弓丝，使右上第一、第二磨牙作为单独的牙弓段，激活动力臂，利用结扎丝连接动力臂和右上后牙段达到右侧上颌缩弓效果（图7-46，图7-47）。使用TMA丝弯制动力臂。

经过正畸治疗，牙列拥挤得到矫正。上下

前牙的内收前牙开殆及双唇前突也得到改善（图7-48，图7-49）。

总结

在舌侧正畸中，通过改变动力臂的外形和三维方向，MAAS不仅可以矫治部分牙列，还可以实现全牙弓的整体移动。

MAAS与杠杆臂联合使用不仅可以作为绝对支抗，还可以在前牙内收过程中完全控制前牙轴倾度。

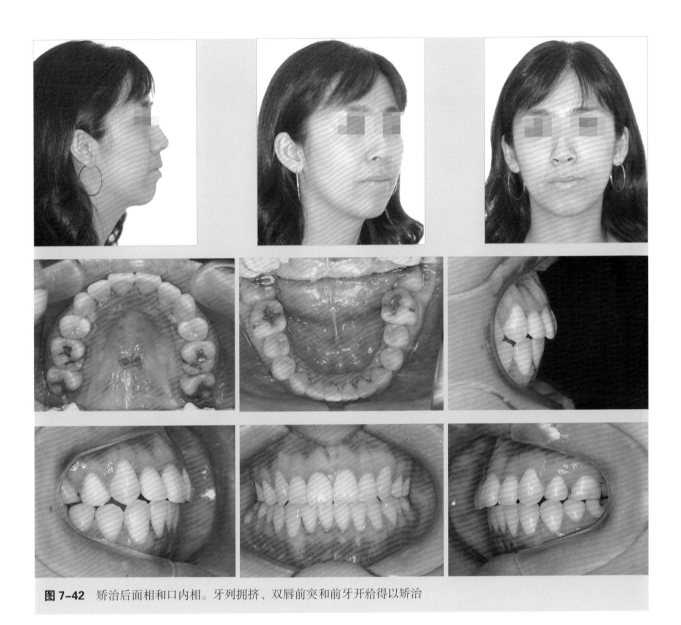

图 7-42 矫治后面相和口内相。牙列拥挤、双唇前突和前牙开殆得以矫治

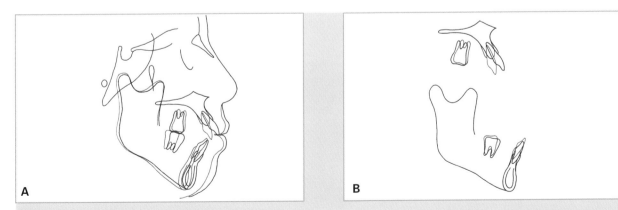

图 7-43 头影测量重叠图，矫治前（黑），矫治后（红）。上颌后牙压低、前牙伸长并内收，下颌后牙伸长竖直，下颌前牙伸长并唇倾。由于下颌后牙的伸长，下颌向后移动

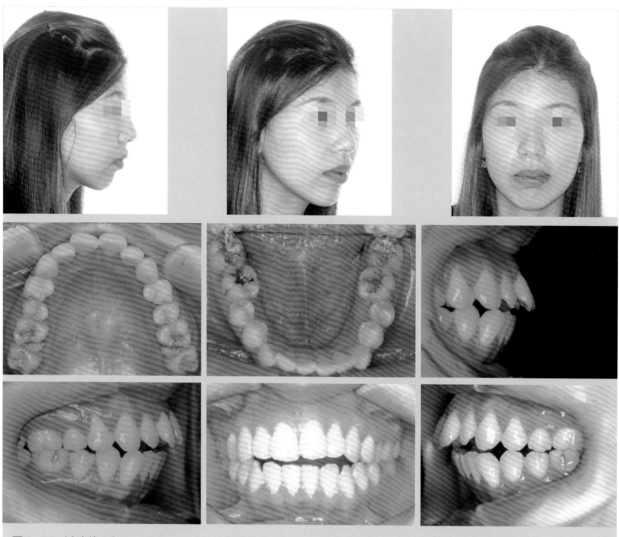

图 7-44 矫治前面相和口内相

患者凸面型，安氏 II 类尖牙和磨牙关系，开𬌗 1.0 mm，覆盖 4.5 mm。上下牙列中度拥挤。ANB 角 8.0°，FMA36.5°，提示骨性 II 类关系，长面型。上前牙唇倾度在正常范围，下前牙唇倾（U1-FH=113.5°，FMIA=40.5°）

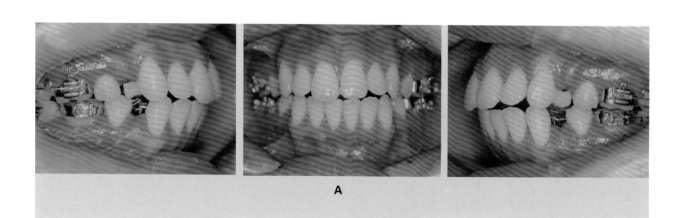

A

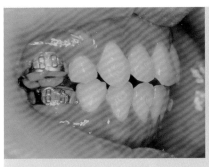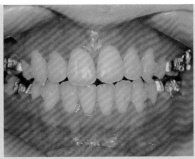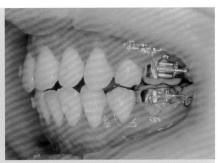

B

图 7-45 口内相：间隙关闭前（A）和后（B）。间隙关闭后右侧后牙不明原因的出现正锁𬌗

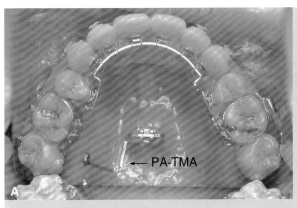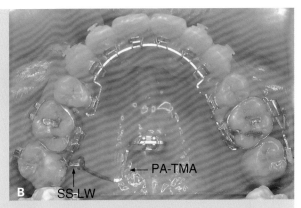

图 7-46 利用 MAAS 对上颌右侧后牙进行缩弓。激活 TMA 动力臂后，用结扎丝将动力臂和右侧后牙的片段弓结扎在一起，以将这些牙齿舌向移动。TMA 丝弯制的动力臂（PA-TMA）；不锈钢结扎丝（SS-LW）
A. 将动力臂与上颌右侧后牙结扎前
B. 将动力臂与上颌右侧后牙结扎后

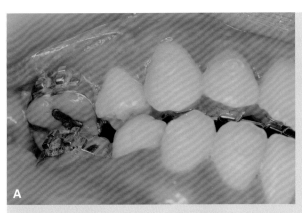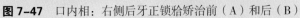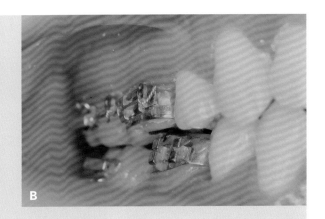

图 7-47 口内相：右侧后牙正锁𬌗矫治前（A）和后（B）

正畸舌侧矫治技术蘑菇型弓丝技术与舌侧托槽

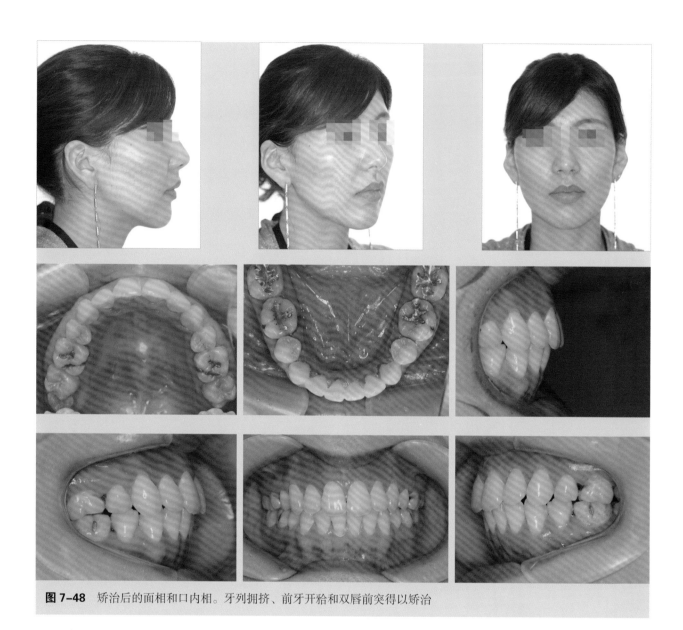

图 7-48 矫治后的面相和口内相。牙列拥挤、前牙开𬌗和双唇前突得以矫治

图 7-49 头影测量重叠图，矫治前（黑），矫治后（红）。上下前牙按预期目标内收，没有支抗丧失

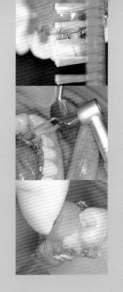

第八章 8

舌侧矫治中的注意事项

- 刷牙
- 美观义齿
- 颌间固定
- 横腭杆
- 邻面去釉
- 再黏结

舌侧矫治中的注意事项

刷牙

与唇侧矫治一样，在舌侧矫治中，刷牙和漱口等预防措施也是必要的，以防止菌斑堆积，牙龈炎和脱矿等情况出现。

根据 Fujita 的研究，巴斯刷牙法配合 2 行 5 列硬毛牙刷能够取得最满意的口腔卫生结果（图 8-1）[1]。在治疗期间使用这种方式刷牙的绝大多数患者显示了良好的口腔卫生。

Hohoff 等人对使用齿间清洁器，如冲牙器（Water Pik），对于舌侧患者口腔卫生的影响作了评价[2]。从个人观点来看，这些装置能取得较好的临床效果。尽管如此，各种清洁器之间并无统计学差异。

美观义齿

由于大多数舌侧矫治的患者希望在整个治疗过程中保持高度的美观效果，因此不希望拔牙间隙被看见。最好的办法是在拔牙间隙两侧邻牙黏结暂时的美观义齿（图 8-2）。在前牙内收过程中，通过不断地调磨美观义齿来关闭拔牙间隙。

颌间固定

对于正颌外科的患者，正畸矫治器不仅用来移动牙齿而且可以在术后起到固定上下颌的作用。在方丝弓矫治系统中，使用圆丝或方丝来移动牙齿或固定牙弓。在 Begg 矫治系统中，使用圆丝来快速地移动牙齿。但是，圆丝不能用来作为正颌手术后的固定弓丝。

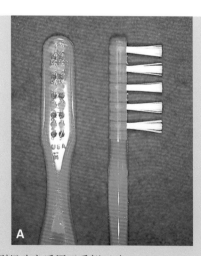
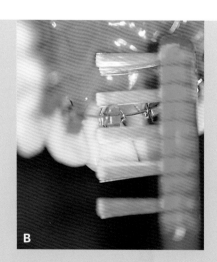

图 8-1 普通牙刷经改良后用于舌侧正畸
A. 普通的 2 排 10 列牙刷改为 2 排 5 列牙刷
B. 使用改良后的牙刷清洁牙齿舌面

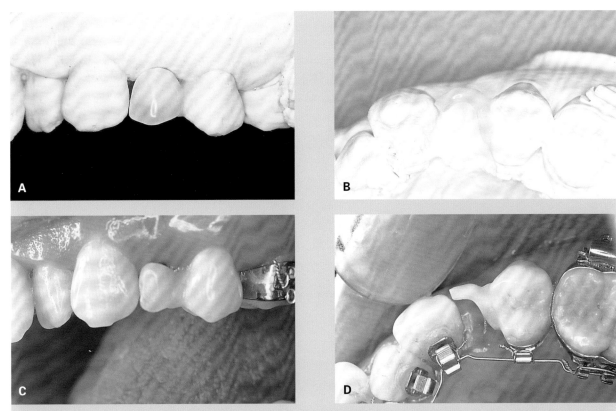

图 8-2　在尖牙远中或第二前磨牙近中制作美观义齿，可以掩饰拔牙间隙，有助于美观。一般在工作模型上利用自凝树脂制作
A 和 B. 工作模型上的美观义齿
C 和 D. 美观义齿黏结在患者口内的照片

Proffit 和 White 认为舌侧矫治器不会影响正颌手术 [3]。但从临床角度看，使用舌侧矫治器作为颌间固定装置，来维持上下颌间的稳定，促进愈合是行不通的。而且，因为手术后开口度的限制，很难立即进行临床操作。

尽管如此，随着因追求美观而进行正颌外科治疗患者的增多，舌侧矫治必须适应颌间固定的要求。因此，特殊的颌间固定方法，如使用舌侧扣、种植钉或使用辅助的唇侧矫治器，已经在接受手术治疗的舌侧矫治患者中运用 [4-6]。

使用舌侧扣进行颌间固定

在手术前，必须在牙齿的唇颊面黏结舌侧扣，便于在手术过程中用来颌间固定（图 8-3）。这种方法简便有效，对组织没有任何损伤。但是，患者在这段期间内会不美观。尽管如此，因为舌侧扣仅是提供弹性牵引的装置，随着牵引的完成，其造成的不美观问题将消失。

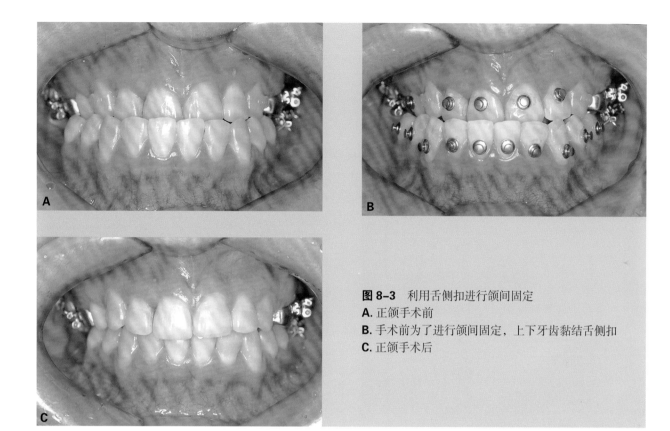

图 8-3 利用舌侧扣进行颌间固定
A. 正颌手术前
B. 手术前为了进行颌间固定，上下牙齿黏结舌侧扣
C. 正颌手术后

使用种植钉进行颌间固定

在手术过程中，可以选择直径 1.6 mm，长度 7 ~ 8 mm 的种植钉种植在上下颌的侧切牙和尖牙间，用于颌间固定（图 8-4）。这种方法由外科医生在手术过程中操作，减轻了正畸医生的负担。采用种植钉，可以获得更有力的颌间固定，但也会影响相关的牙齿和软组织。而且，术后则很难使用这种方法进行颌间牵引。

总结

对于需要进行正颌手术的舌侧矫治患者，颌间固定的方法多种多样，如种植钉、辅助的唇侧方丝弓矫治器或舌侧扣。种植钉方法能提供较好的美观性，但也存在对邻牙或牙周组织可能造成的损害。使用辅助方丝弓矫治器的方法过于复杂，比如托槽必须被动的黏结在牙齿的唇颊面。

颌间固定的最后一种方法是唇颊面黏结舌侧扣，这种方法有几个主要的优点：它不会损伤牙齿和牙周组织；操作过程简单；在颌间固定过程中没有明显的副作用。因此，推荐使用这种方法。

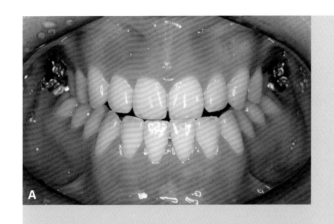

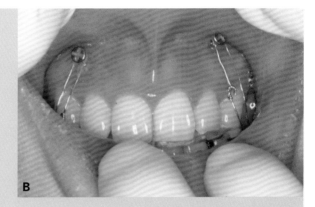

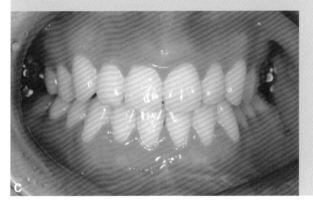

图 8-4 利用微螺钉进行颌间固定（CH Paik 医师提供）
A. 正颌手术前
B. 正颌手术过程中利用微螺钉进行颌间固定
C. 正颌手术后

横腭杆

横腭杆可以用在固定或活动矫治器中。在舌侧治疗中，由于牙齿舌侧面的托槽干扰，使用固定式横腭杆不方便。因此，作者推荐将 0.7 mm 不锈钢丝弯制的横腭杆放置在上颌第一磨牙舌向槽沟的外部槽沟中来增强支抗；或者维持上颌扩弓后的横向宽度；或者在正颌手术前扩大或缩小上颌牙弓以维持上下牙弓的协调性；也可以矫正第二磨牙的颊向位置等（图 8-5 ～图 8-8）。

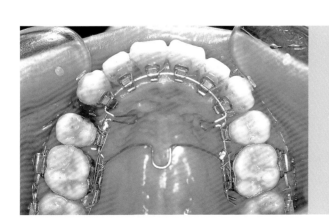

图 8-5 间隙关闭过程中利用横腭杆增加支抗

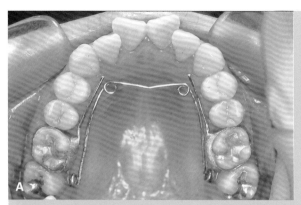
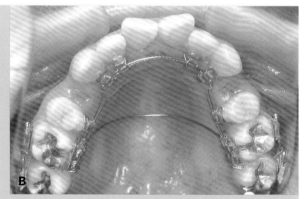

图8-6 上颌使用四角圈簧扩弓后，用刚性横腭杆来保持磨牙间宽度
A. 扩弓前　　**B.** 扩弓后

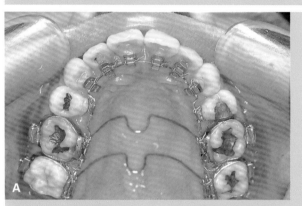
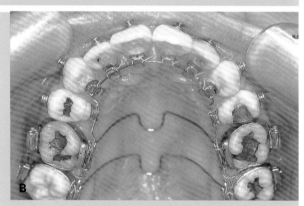

图8-7 正颌手术的患者，使用横腭杆来扩宽上颌第一、二磨牙之间的宽度，以匹配下颌宽度
A. 扩弓前　　**B.** 扩弓后

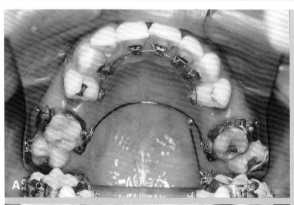

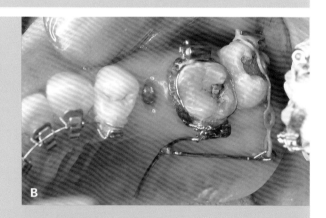

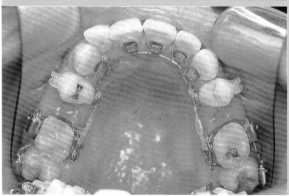

图8-8 横腭杆上焊接牵引钩，矫治左上颊向错位的第二磨牙
A. 在左上第二磨牙颊面黏颊面管，与横腭杆上焊接的牵引钩之间挂链圈，可以实现其腭向移动和压低
B. 局部放大照片
C. 左上第二磨牙矫治完成

邻面去釉

如图 8-9 所示，一位 27.1 岁的女性患者，主诉是上颌切牙前突。治疗中拔除了上颌第一前磨牙。在接近矫治结束的阶段，覆盖过小。因此下颌前牙邻面去釉（IPR）并内收（图 8-10）。治疗结束后，过大的深覆盖得到矫正并且建立了良好的 II 类磨牙关系（图 8-11）。

邻面去釉应尽量避免，但有些时候是必须的，如：

- 下颌前牙拥挤的复发

- Bolton 指数不调

- 牙齿间的点接触变为面接触，以增强正畸治疗的稳定性

- 切牙间更紧密的邻面接触以减小黑三角

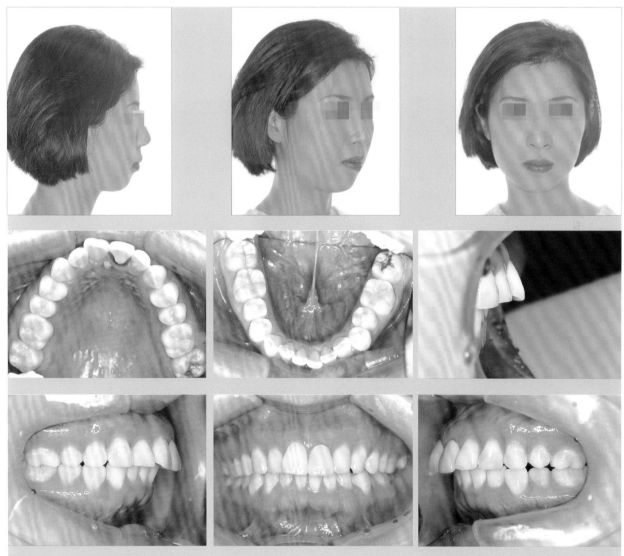

图 8-9　术前面相和口内相
患者凸面型，安氏 II 类磨牙关系，覆盖 6.1 mm，覆𬌗 2 mm，ANB 角 8.5°，提示骨性 II 类关系；FMA 32.9°，提示长面型

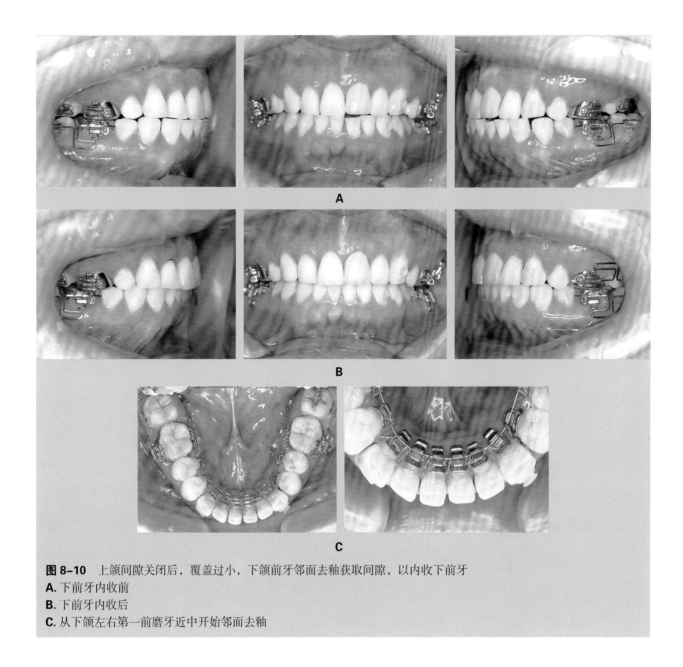

图 8-10 上颌间隙关闭后，覆盖过小，下颌前牙邻面去釉获取间隙，以内收下前牙
A. 下前牙内收前
B. 下前牙内收后
C. 从下颌左右第一前磨牙近中开始邻面去釉

邻面去釉可以使用手动片切砂条、片切盘或机动片切系统，如 ARS 系统或 Intensiv 系统。笔者更倾向于使用 Intensiv 系统，因为它速度可控、对牙周组织损伤较小、可修整片切表面，并且口内操作便捷。

Intensiv 系统由不同粗细的砂条和能产生特殊震动（非旋转）的反角头部组成（图 8-12）。砂条有弹性，有利于牙面的改型。这种片切系统非常安全，因为砂条经过特殊设计，所以当其承受过度弯曲力时能够无伤害性的自动断裂。反向头部的螺纹能够允许 360° 的旋转，因此砂条可定位在任意角度（图 8-13）。

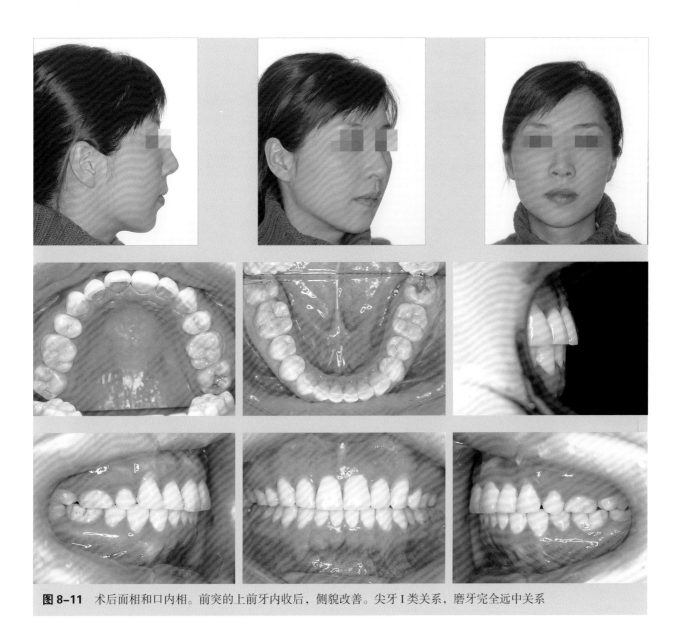

图 8-11 术后面相和口内相。前突的上前牙内收后，侧貌改善。尖牙 I 类关系，磨牙完全远中关系

　　邻面去釉不应过量。需要时，每个牙齿的一侧可以减径 0.25 mm。

　　临床上，扭转的牙齿最好不要片切，一定要等到扭转纠正后再进行。另外，在使用机动片切系统时需要用水来降温。

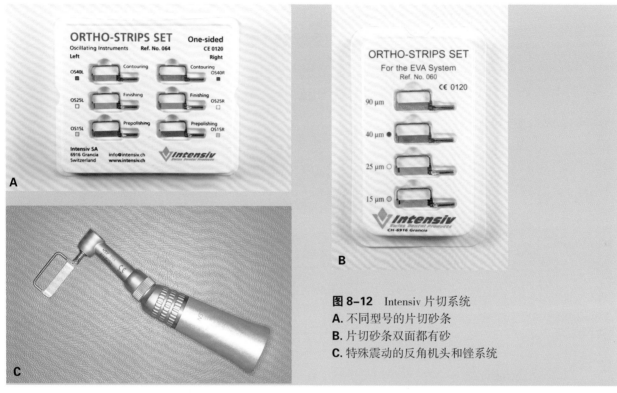

图 8-12　Intensiv 片切系统
A. 不同型号的片切砂条
B. 片切砂条双面都有砂
C. 特殊震动的反角机头和锉系统

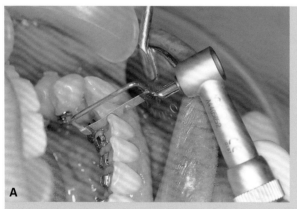
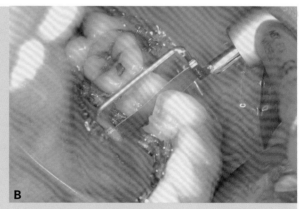

图 8-13　片切反转头可以 360° 旋转，可以根据需要确定片切的角度
A. 前牙邻面去釉　　**B.** 后牙邻面去釉

再黏结

在舌侧治疗中，托槽脱落是件非常麻烦的事，会影响矫治。因此，最好的方法是按照在第三章描述的正确方法进行舌侧托槽的间接黏结。

一般而言，如果托槽在治疗的早期阶段松脱，只需使用个别托盘进行托槽的再黏结（图 8-14）。尽管如此，如果托槽在治疗中期脱落，可能的话最好继续使用原来的硬弓丝，这时虽然托槽脱落的牙齿会有移位，但可以采用被动黏结的方式重新黏结托槽，而不必使用个别托盘精确定位（图8-15）。如果使用个别托盘黏结托槽，就无法使用原来的硬弓丝，不得不选用软弓丝来重新排齐

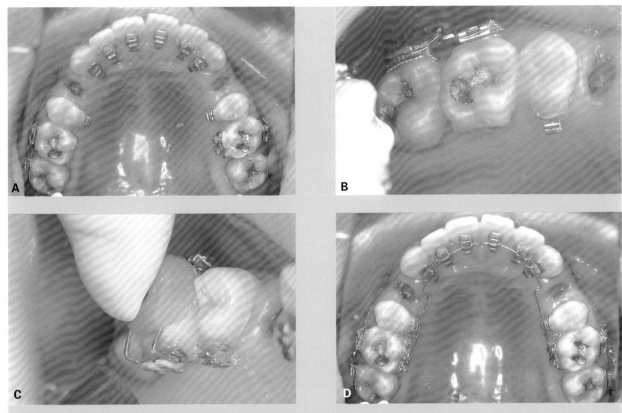

图 8-14　矫治早期阶段托槽脱落，使用个别托盘重新黏结托槽

A. 排齐阶段右上第一磨牙托槽脱落

B. 托槽底板与黏结树脂分离，黏结树脂仍留在牙齿表面，树脂表面可见托槽底板的外形

C. 托槽底板和黏结树脂表面进行喷砂处理，涂布黏结剂，利用个别托盘黏结托槽

D. 右上第一磨牙托槽黏结完成

牙列。这对于单槽沟系统的舌侧托槽来讲，会打乱原先设计好的弓丝替换顺序，造成牙齿移动机制的改变，至少会延长矫治时间。因此，应视当时的矫治阶段选择重新黏结托槽的方法。

在大多数病例中，如果一个托槽脱落，黏结剂要么保留在牙齿表面，要么在托槽底板上。如果树脂黏结剂粘在托槽底板上，不必完全去除，可以使用喷砂机去除表层的黏结剂。这样，实验室制作的树脂底板的形态将被保存。相应的牙齿进行酸蚀、清洗和干燥，重新黏结托槽。

相反，如果黏结剂残留在牙齿的舌面，那么口内的黏结剂表面和托槽底板都需要喷砂处理。新的黏结剂涂在托槽底板上，以进行托槽的再黏结。在任何情况下，黏结面（牙齿舌侧残留黏结剂的表面和托槽表面）的喷砂处理都会增强黏结性。

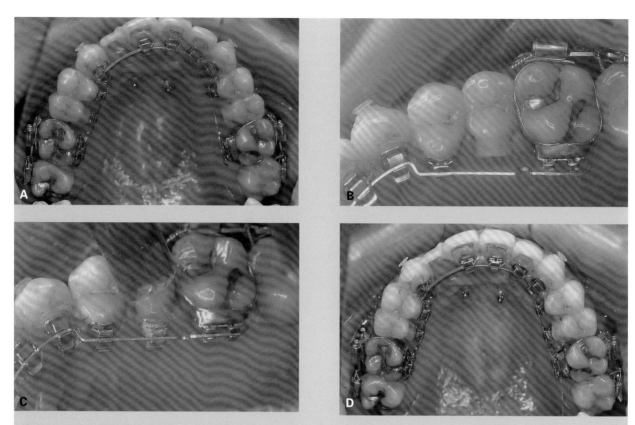

图 8-15 如果托槽是在舌侧矫治的中期阶段脱落，硬弓丝将继续使用并维持该牙齿的现有位置
A. 在完成阶段，上颌左侧第二前磨牙托槽脱落，但没有发生移位
B. 该牙舌侧面保留有树脂底板
C. 不要去除树脂底板，用喷砂的方式处理树脂底板表面和托槽底板。然后将托槽被动黏结于树脂底板上

参考文献

1. Fujita K. Brushing method for the lingual bracket technique with Fujita. J Jpn Orthod Soc 1978;37:399–403.

2. Hohoff A et al. Effects of a mechanical interdental cleaning device on oral hygiene in patients with lingual brackets. Angle Orthod 2003;73:579–87.

3. Proffit WR and White RP. Combined surgical–orthodontic treatment: who does, what, when?, in Surgical–Orthodontic Treatment, ed. WR Proffit and RP White, Mosby Year Book, St. Louis, 1991, pp.192–224.

4. Fukui T, Tsuruta M, Choi YB, and Kuwahara Y. Case report. Multilingual bracket treatment combined with orthognathic surgery in a skeletal Class III patient with facial asymmetry. Am J Ortho Dentofac Orthop 1999;115:654–9.

5. Hong RK, Lee JG, Sunwoo J, and Lim SM. Lingual ortho-dontics combined with orthognathic surgery in a skeletal Class III patient. J Clin Orthod 2000;34:403–8.

6. Paik CH, Woo YJ, Kim JS, Park JU. Use of miniscrews for in-term axillary fixation of lingual orthodontic surgical patient. J Clin Orthod 2002;36:132–6.

正畸舌侧矫治技术蘑菇型弓丝技术与舌侧托槽

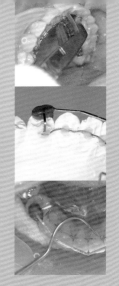

第九章 9

拆除矫治器和保持

- 拆除矫治器
- 保持器
- 有矫治作用的保持器

拆除矫治器和保持

拆除矫治器

拆除矫治器的复诊安排

从提高临床效率和方便患者的角度来说，最好一次复诊拆除所有的矫治器，这样拆除矫治器的装置只需准备一次。矫治器去除后，一般第二天戴上保持器。

但是，如果矫治过程中，单颌的矫治进度早于对颌，可以先拆除单颌的矫治装置。

拆除矫治器的程序

使用带角度的托槽拆除钳，不用去除弓丝，将托槽带弓丝完整取下（图9–1）。

托槽去除后，用8号钨碳磨头去除牙面的黏结剂（图9–2）。如果牙龈肿胀，要避免损伤牙龈。

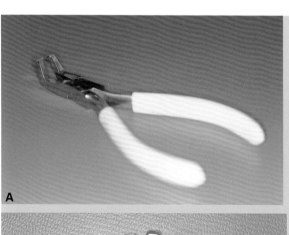

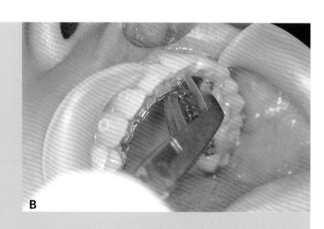

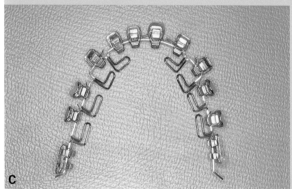

图9–1
A. 利用成角的托槽去除钳拆除舌侧矫治器
B. 托槽去除钳夹住托槽的𬌗方和龈方的翼，可以去除托槽
C. 去除托槽时保留了弓丝，可以防止托槽脱落进入口腔的风险，也可避免托槽掉入气道

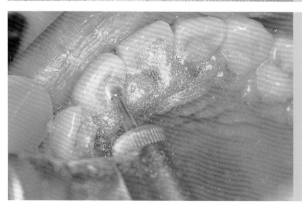

图9–2　去除托槽后，利用8# 碳化钨球钻去除牙面残留树脂

为了保证牙龈的健康，一定要将残留的黏结剂去除干净。牙龈肿胀一般 1 ~ 2 周消退（图 9-3）。

矫治后的釉质脱矿（白斑）处理

即使矫治非常成功，可一旦发现釉质脱矿，医生和患者都会很不开心。唇侧矫治中，这种脱矿大都由于患者口腔卫生不佳造成。但是舌侧矫治中却极少出现釉质脱矿。具体原因尚不清楚，但从大量的矫治病例来看，可能是由于进行舌侧矫治的患者大都成年，能够有意识地保持口腔卫生。此外，由于唾液的自洁作用，也有助于保持舌侧的卫生。同时，相对于舌侧，牙齿的唇侧表面存在一些沟槽，这些区域液体流动性差，更加容易脱矿。

保持器

舌侧矫治常用的保持器包括：

- Begg 型环绕式活动保持器（图 9-4）
- 舌侧固定保持器（图 9-4）
- 透明压膜保持器（图 9-5）

笔者一般在上颌使用 Begg 型环绕式活动保持器，下颌采用 0.015 英寸多股不锈钢丝弯制的舌侧黏结式固定保持器。尽管活动保持器的唇弓可以看到，但患者大多能够接受。如果患者不愿意戴这种保持器，还可以在上颌制作透明压膜式保持器，这样患者在白天戴透明保持器进行社交活动，晚上在家戴活动保持器。另外也可以在上下

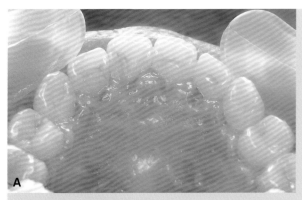
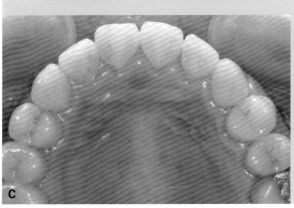
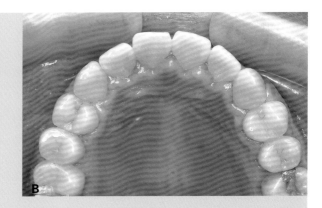

图 9-3　舌侧矫治过程中会出现牙龈的轻度增生，托槽去除后 1~2 周，牙龈肿胀会自动消退
A. 弓丝去除矫治器
B. 去除矫治器后 1 周
C. 去除矫治器后 2 周

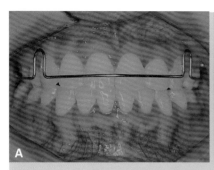
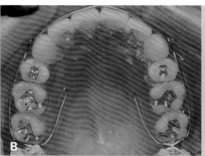
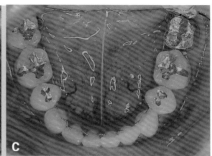

图 9-4　上颌为 Begg 型环绕式活动保持器，下颌为固定舌侧保持器

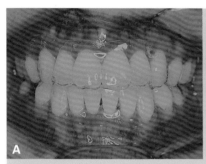
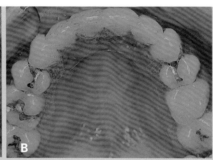
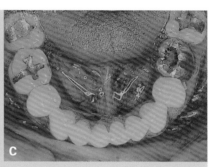

图 9-5　上下颌透明压膜保持器。该保持器由 0.020 英寸厚的热塑性塑料膜片制成

颌都制作固定舌侧保持器。

透明保持器制作方便，外形美观，但是容易磨损，过段时间就需要重做。

固定舌侧保持器的间接黏结法

直接黏结舌侧保持丝时，一般采用牙线[1-3]、弹力线[4-6]、结扎丝、焊接在舌侧保持丝上的定位丝[7,8]、手指[7]和（或）嵌体式树脂等来定位弓丝[9]，以方便黏结。但是临床操作要求非常严格，黏结时弓丝的移位会影响矫治结果的稳定，还会导致保持丝的松脱。

为了避免这些不良影响，已经发明出许多间接黏结的方法。比如使用压膜塑料片或硅橡胶印模材料制成的间接黏结转移托盘。[10-14] 然而，由于这些托盘的材料是半透明或不透明的，那么黏结时就得

选择化学固化黏结剂，这需要更多的椅旁复诊时间，同时多余的黏结剂可能会流进龈沟刺激牙龈。

本书作者使用的是一种新的间接黏结舌侧保持丝的方法，首次公布是在 2004 年。[15]

技工室和临床制作程序

1. 模型涂布分离剂，按照前牙舌面弯制保持丝，将保持丝用蜡固定在左右中切牙的中间（图 9-6）。然后用光固化树脂（Transbond LR，3M Unitek，蒙罗维亚，加州）涂布在保持丝与舌面相接触的地方，做成树脂底板。建议底板做成 1 mm 厚（图 9-7），每个底板光照 30 秒。

2. 用 0.021 英寸 × 0.028 英寸的不锈钢丝按模型上前牙切缘形态来弯制转移架。转移架用黏蜡黏结在尖牙和前磨牙上形成帽状。在转移

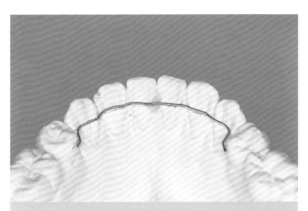

图 9-6　多股麻花丝制作的舌侧保持丝，用蜡将其固定在下中切牙之间

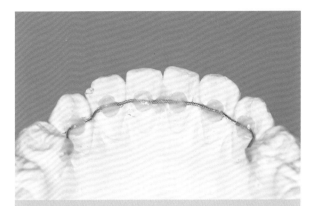

图 9-7　在模型上保持丝由光固化树脂底板覆盖在每个牙齿舌面

架和保持丝之间用 Bisfil-core（Bisco, Inc., Schaumburg, IL）连接。彩色树脂可以提示黏结保持丝后需要在此处磨去转移架。Bisfil-core 是光固化的材料（图 9-9）。

　　3. 将工作模型放入水中浸泡 20 分钟，取下转移架和保持丝。在黏结至口内前，喷砂处理树脂底板，去除所有分离剂残留物，增加黏结强度。

　　4. 拆除舌侧托槽并对舌面抛光后，用 37% 的磷酸酸蚀 30 ~ 40 秒，冲洗、干燥。预涂

布 Transbond 液，在保持丝的树脂底板涂布 Transbond 胶。

　　5. 转移架和保持丝在口内就位后，刮除底板边缘多余的光固化胶（图 9-10）。每一个舌面底板光照 20 秒。仔细钳断转移架和保持丝连接处，去除转移架（图 9-11）。去除残留在连接处的树脂（图 9-12）。

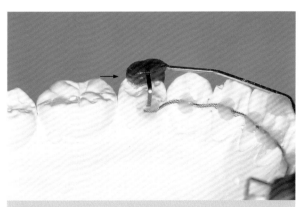

图 9-8　模型上的不锈钢转移架和与前磨牙尖形态一致的黏蜡（箭头所指）

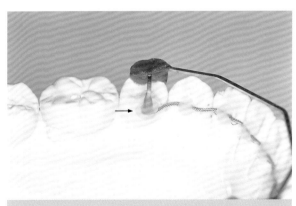

图 9-9　转移架和保持丝连接处的彩色树脂（箭头所指）

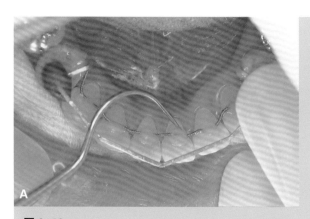
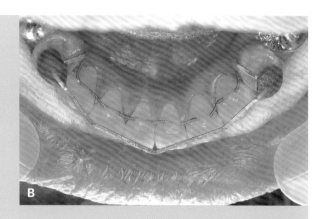

图 9-10
A. 转移架和保持丝在口内就位时去除多余的黏结剂
B. 光固化后

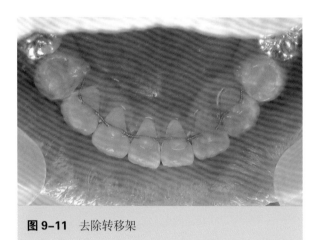

图 9-11　去除转移架

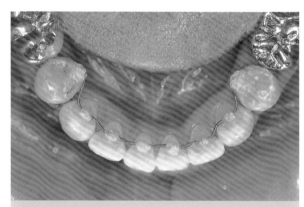

图 9-12　去除转移架和保持丝连接处的残余树脂，保持丝黏结完成

优势

尽管此技术需要技工室的大量工作，但保持丝间接黏结技术还是比其他方法要具有相当多的优势：

－口内黏结时视野佳，保持丝就位准确。

－口内黏结时可在未固化时去除多余的黏结剂，不会影响黏结强度。

－转移托盘的稳定性得到提高。

有矫治作用的保持器

针对下前牙拥挤在矫治后的复发，尝试使用了很多种不同的有矫治作用的保持器。对于舌侧矫治的患者来说，美观性好的正位器值得推荐。它是由 0.020 英寸厚的聚乙烯塑料制成（图 9-13）。在工作模型上重新排齐牙齿，按新的牙列位置制作有矫治作用的保持器。

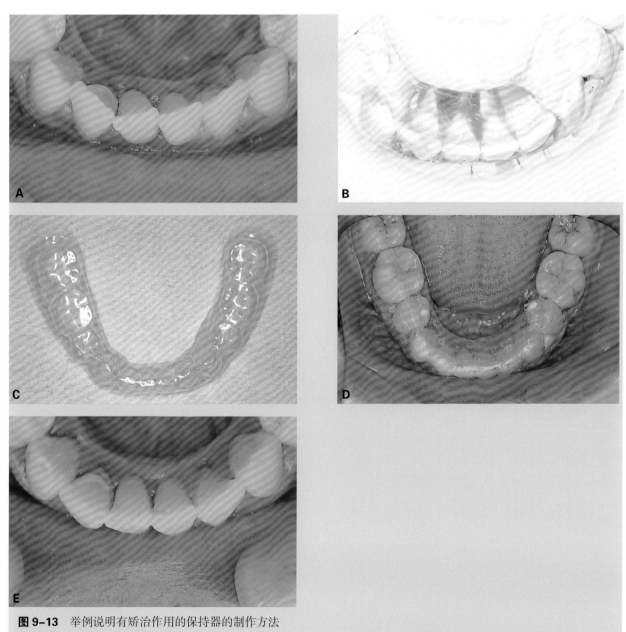

图 9-13 举例说明有矫治作用的保持器的制作方法
A. 下前牙拥挤轻微复发
B. 在工作模型上重新排齐下前牙
C. 有矫治作用的保持器。用压膜机将 0.020 英寸厚的聚乙烯塑料在工作模上精确压制成型
D. 保持器戴入口内
E. 戴用保持器 2 个月后的口内相，牙列排齐

参考文献

1. Zachrisson BU. The bonded lingual reainer and multiple spacing of anterior teeth. J Clin Orthod 1983;17:838–44.

2. Orsborn DB. Bonded lingual retainers. Am J Orthod 1983;83:218–20.

3. Paulson RC. A functional rationale for routine maxillary bonded retention. Angle Orthod 1992;62:223–6.

4. Meyers CE, Vogel S. Stabilization of retainer wire for direct bonding. J Clin Orthod 1982;16:412.

5. Read MJF. The bonding of orthodontic attachments using a visible light cured adhesive. Br J Orthod 1984;11 :16–20.

6. Wasuita ML. Simplified technique for mandibular bonded retainers. J Clin Orthod 1982;15:182.

7. Zachrisson BU. Clinical experience with direct–bonded orthodontic retainers. Am J Orthod 1977;71:440–8.

8. Adenwalla ST, Attarzadeh F. The bonded mandibular lingual retainer. Br J Orthod 1986;13:159–63.

9. Lee SJ, Ihm JA, Ahn SJ. Time–saving fixed lingual retainer using DuraLay resin transfer. Am J Orthod Dentofacial Orthop 2004;125:203–5.

10. Ferguson JW. Multistrand wire retainers: an indirect technique. Br J Orthod 1987;15:51–4.

11. Bantleon HP, Droschl H. A precise and time–saving method of setting up an indirectly bonded retainer. Am J Orthod Dentofacial Orthop 1988;93:78–82.

12. Corti AF. An indirect–bonded lingual retainer. J Clin Orthod 1991;25:631–2.

13. Haydar B, Haydar S. An indirect Method For Bonding Lingual Retainers. J Clin Orthod 2001;35:608–11.

14. Karaman AI, Polat Ö, Büyükyilmaz T. A practical method of fabricating a lingual retainer. Am J Orthod Dentofac Orthod 2003;124:327–30.

15. Lim SM, Hong RK, Park JY. A new indirect bonding technique for lingual retainers. J Clin Orthod 2004;38:652–5.

正畸舌侧矫治技术蘑菇型弓丝技术与舌侧托槽